临床内分泌疾病

诊断与治疗

LINCHUANG NEIFENMI JIBING ZHENDUAN YU ZHILIAO

主编 李 伟 师凌云 李琳娜

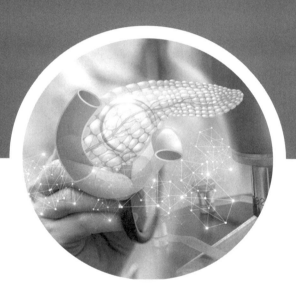

 中国出版集团有限公司

 世界图书出版公司
广州·上海·西安·北京

图书在版编目（CIP）数据

临床内分泌疾病诊断与治疗 / 李伟, 师凌云, 李琳娜主编. — 广州 : 世界图书出版广东有限公司, 2023.10

ISBN 978-7-5232-0940-0

Ⅰ. ①临… Ⅱ. ①李… ②师… ③李… Ⅲ. ①内分泌病—诊疗 Ⅳ. ①R58

中国国家版本馆CIP数据核字(2023)第215331号

书　　名	临床内分泌疾病诊断与治疗	
	LINCHUANG NEIFENMI JIBING ZHENDUAN YU ZHILIAO	
主　　编	李　伟　师凌云　李琳娜	
责任编辑	刘　旭	
责任技编	刘上锦	
装帧设计	品雅传媒	
出版发行	世界图书出版有限公司　世界图书出版广东有限公司	
地　　址	广州市海珠区新港西路大江冲25号	
邮　　编	510300	
电　　话	（020）84460408	
网　　址	http://www.gdst.com.cn/	
邮　　箱	wpc_gdst@163.com	
经　　销	新华书店	
印　　刷	深圳市福圣印刷有限公司	
开　　本	889 mm×1 194 mm　1/16	
印　　张	11	
字　　数	312千字	
版　　次	2023年10月第1版　2023年10月第1次印刷	
国际书号	ISBN 978-7-5232-0940-0	
定　　价	138.00元	

编 委 会

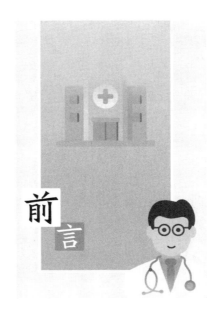

前言

分　子和细胞生物学技术的迅猛发展和广泛应用，使内分泌领域从广度到深度，全方位地获得了突飞猛进的发展，内分泌学的面貌已焕然一新。内分泌学在医学中的地位也从临床内科的一个分支成为渗透医学各个领域的基础医学，内分泌系统成为机体内外环境平衡的神经－内分泌－免疫三大调控系统之一。为了适应内分泌学的发展变化及满足继续教育发展的需要，我们组织编写了本书。

全书内容丰富，详略得当地介绍了内分泌疾病的常用检查知识，以及内分泌常见疾病的病因、病理、临床表现和诊疗方法。本书既陈述了一般理论知识，又具有较强的实用性；既有近几年来国内外本专业新的进展，又总结了较丰富的临床实践，对内分泌学专科医师正确掌握临床诊疗规律和充分运用所得的知识信息解决临床上极其复杂的现象提供了重要参考。

编　者
2023 年 8 月

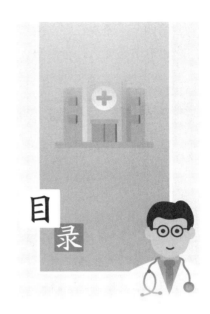

目 录

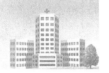

第一章

内分泌疾病常用检查

第一节　内分泌疾病的实验室检查

内分泌疾病诊断的步骤首先是确定内分泌的功能状态。检测体内激素水平的高低，是确定内分泌功能状态的一项重要手段。但体液中绝大多数激素的含量很低，用一般的生物法和化学比色法很难检测到。1956 年，Yalow 和 Berson 建立的放射免疫分析法（RIA）应用于体液中的激素、微量蛋白质及药物等的测定。1966 年，Nakane 等首次建立了用酶取代放射性核素标记抗体与底物显色的方法，标志着酶联免疫法（EIA）的诞生，为日后酶免疫分析法的发展奠定了基础。RIA 和 EIA 在临床内分泌代谢疾病诊断中的推广和应用，为内分泌等生命科学领域的发展起到巨大的推动作用。虽然 RIA 测定方法具有灵敏度高、测定方法特异性强等优点，但存在放射性污染、标记试剂的放射性强度随时间而衰变等制约因素，近年来，RIA 已逐步被化学发光免疫分析法（chemiluminescence immunoassay，CLIA）、电化学发光免疫分析（electrochemiluminescence immunoassay，ECLIA）等方法所替代。

一、内分泌疾病实验室检查原理

（一）RIA 基本原理

RIA 是放射性核素标记抗原和非标记抗原对限量的特异性抗体进行竞争性结合反应，RIA 反应式见图 1 – 1。

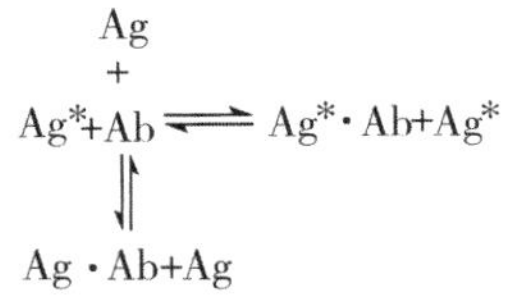

$$
\begin{array}{c}
Ag \\
+ \\
Ag^* + Ab \rightleftharpoons Ag^* \cdot Ab + Ag^* \\
\Updownarrow \\
Ag \cdot Ab + Ag
\end{array}
$$

Ag* 为放射性核素标记抗原（试剂），Ag 为非标记抗原（待测成分），
Ab 为限量抗体，Ag* · Ab 为标记抗原与抗体形成的复合物；Ag · Ab
为非标记抗原与抗体形成的复合物

图 1 – 1　RIA 反应式

在反应体系中 Ag* · Ab 形成的量受 Ag · Ab 的量所制约。当待测样品中 Ag 含量高，则对限量抗体 Ab 的竞争能力强，未标记抗原抗体复合物的形成量就增多，标记抗原抗体复合物的形成量相对减少，反之亦然。

（二）ELISA 测定原理

酶联免疫吸附测定（enzyme-linked immunosorbent assay，ELISA）是在免疫酶技术的基础上发展起来的一种新型的免疫测定技术。ELISA 过程包括抗原（抗体）吸附在固相载体上（称为"包被"），加待测抗体（抗原），再加相应酶标抗人 IgG 抗体（或相应抗体），生成抗原（抗体）-待测抗体（抗原）-酶标记抗体的复合物，再与该酶的底物反应生成有色产物。借助酶标仪计算抗体（抗原）的量。待测抗体（抗原）的量与有色产物的产生成正比。ELISA 的基础是抗原或抗体的固相化及抗原或抗体的酶标记。结合在固相载体表面的抗原或抗体仍保持其免疫学活性，酶标记的抗原或抗体既保留其免疫学活性，又保留酶的活性。在测定时，受检标本（测定其中的抗体或抗原）与固相载体表面的抗原或抗体起反应。用洗涤的方法使固相载体上形成的抗原抗体复合物与液体中的其他物质分开。再加入酶标记的抗原或抗体，也通过反应而结合在固相载体上。此时固相上的酶量与标本中受检物质的量呈一定的比例。加入酶反应的底物后，底物被酶催化成为有色产物，产物的量与标本中受检物质的量直接相关，故可根据呈色的深浅进行定性或定量分析。酶的催化效率很高，间接地放大了免疫反应的结果，使测定方法达到很高的敏感度。

（三）CLIA 基本原理

CLIA 是将具有高灵敏度的化学发光测定技术与高特异性的免疫反应相结合，用于各种抗原、半抗原、抗体、激素、酶、脂肪酸、维生素和药物等的检测分析技术。这是继放免分析、酶免分析、荧光免疫分析和时间分辨荧光免疫分析之后发展起来的一项最新免疫测定技术。

（四）ECLIA 基本原理

ECLIA 是电化学发光和免疫测定相结合的产物，是一种在电极表面由电化学引发的特异性化学发光反应。ECLIA 测定具有检测灵敏度高、线性范围广、反应时间短的特点，是其他免疫分析技术无法比拟的。

二、激素的实验室测定

（一）甲状腺激素的测定

甲状腺激素的测定方法及参考值见表 1-1。血清中 99.9% 的 T_4 及 99.6% 的 T_3 与甲状腺结合球蛋白（thyroid-binding globulin，TBG）结合，不具生物活性。在 TBG 正常情况下，血清总三碘甲状腺原氨酸（TT_3）、血清总甲状腺素（TT_4）浓度可反映甲状腺功能，TBG 浓度的增减均可影响其测定结果。游离 T_4（free T_4，FT_4）和游离 T_3（free T_3，FT_3）不受血清中 TBG 变化的影响，直接反映了甲状腺的功能状态。其敏感性和特异性均高于 TT_3 和 TT_4。

表 1-1 甲状腺激素的测定方法与参考值

项目	测定方法		
	TRFIA	CLIA	ECLIA
TT_3	1.3 ~ 2.5[A]	1.34 ~ 2.73[A]	1.30 ~ 3.10[A]
TT_4	69.0 ~ 141.0[A]	78.4 ~ 157.4[A]	66.0 ~ 181.0[A]
FT_3	4.7 ~ 7.8[B]	3.67 ~ 10.43[B]	2.8 ~ 7.1[B]
FT_4	8.7 ~ 17.3[B]	1.2 ~ 20.1[B]	12.0 ~ 22.0[B]
促甲状腺素（TSH）	0.63 ~ 4.19[C]	0.2 ~ 7.0[D]	0.27 ~ 4.20[D]

注：浓度单位 A 为 nmol/L；B 为 pmol/L；C 为 μU/mL；D 为 mIU/L。

（二）甲状旁腺激素（PTH）的测定

PTH 以 ECLIA 法测定，测定的参考值为 1.6 ~ 6.9 pmol/L。在测 PFH 的同时应测钙离子，二者一并分析有助于临床诊断和治疗。由于厂商的产品不同以及各地区的实验室差异，各实验室均建有自己的参考值。

（三）肾上腺激素的测定

由于 ACTH 和皮质醇的分泌有昼夜节律性，甲状腺激素的测定值（表 1 - 2）因测定方法、测定时间不同而各异。在测定 ACTH 和皮质醇时，应准确记录取血时间。

表 1 - 2　肾上腺激素的测定方法与参考值

项目	测定方法			
	RIA	CLIA	ECLIA	测定时间
醛固酮	9.4 ~ 35.2^A			24 小时
肾素	0.55 ± 0.09^E			1 小时
血管紧张素 II	26.0 ± 1.9^E			
ACTH	2.64 ~ 13.2^E			6 ~ 10 小时
		0.17 ~ 0.44^F		8 小时
皮质醇		0.06 ~ 0.25^F		16 小时
			71.0 ~ 536.0^A	7 ~ 10 小时
			64.0 ~ 340.0^A	16 ~ 20 小时

注：浓度单位 A 为 nmol/L；E 为 pg/mL；F 为 μmol/L。

（四）性腺激素测定

不同生理状态黄体生成素（LH）、促卵泡激素（FSH）、雌二醇（E$_2$）、黄体酮（P）采用 TRFIA、CLIA、ECLIA 三种方法测定的参考值见表 1 - 3 至表 1 - 5。

表 1 - 3　TRFIA 测定的性腺激素参考值

性腺激素	生理状态					
	青春期	卵泡期	排卵期	黄体期	绝经期	成年男性
LH/（U/L）		1.6 ~ 9.3	13.8 ~ 71.8	0.5 ~ 12.8	15 ~ 640	1.8 ~ 8.4
FSH/（U/L）	<2.5	2.4 ~ 9.3	3.9 ~ 13.3	0.6 ~ 8.0	31 ~ 134	<2.0
E$_2$/（nmol/L）		0.08 ~ 2.1	0.7 ~ 2.1	0.08 ~ 0.85	0 ~ 0.09	0 ~ 0.13
P/（nmol/L）		1.3 ~ 3.4	1.7 ~ 2.4	11.6 ~ 68.9	0 ~ 3.0	0.7 ~ 3.0

表 1 - 4　CLIA 测定的性腺激素参考值

性腺激素	生理状态				
	卵泡期	排卵期	黄体期	绝经期	成年男性
LH/（nmol/L）	2 ~ 30	40 ~ 200	0 ~ 20	40 ~ 200	5 ~ 20
FSH/（nmol/L）	5 ~ 20	12 ~ 30	6 ~ 15	20 ~ 320	5 ~ 20
E$_2$/（U/L）	0.18 ~ 0.27	0.34 ~ 1.55	0.15 ~ 1.08	0.01 ~ 0.14	0.19 ~ 0.24
P/（μg/L）	0.2 ~ 1.2	0.6 ~ 2.6	5.8 ~ 22.1	0.2 ~ 0.9	0.4 ~ 1.1

表1-5 ECLIA 测定的性腺激素参考值

性腺激素	生理状态				
	卵泡期	排卵期	黄体期	绝经期	成年男性
LH/（nmol/L）	2.4~30	14.0~95.6	1.0~11.4	7.7~58.5	1.7~8.6
FSH/（nmol/L）	3.5~12.5	4.7~21.5	1.7~7.7	25.8~134.8	1.5~12.4
E_2/（U/L）	0.09~0.72	0.24~1.51	0.15~0.96	0.04~0.15	0.05~0.22
P/（μg/L）	0.6~4.7	2.4~9.4	5.3~86.0	0.3~2.5	0.7~4.3

儿童及不同性别者睾酮（T）、催乳素（PRL）和绒毛膜促性腺激素（hCG）的测定方法与参考值见表1-6。

表1-6 三种性激素的测定方法与参考值

激素	测定方法	参考值		
		男	女	儿童
T/（nmol/L）	TRFIA	8.7~33	0~30	
	CLIA	9.4~37.0	0.18~1.78	
	ECLIA	9.0~27.8	0.22~2.9	0.42~38.5
PRL	TRFIA/（ng/mL）	2.3~11.5	2.5~14.6	
	ECLIA/（mIU/L）	86.0~390.0	72.0~511.0	
hCG/（nmol/L）	TRFIA		<50 岁：0~0.27 ≥50 岁：0~5.36	
	CLIA		<50（成年）	
	ECLIA		<6（成年）	

（五）胃肠内分泌激素测定

以 RIA 法测定胃泌素和胰泌素时，空腹时的参考值分别是 25~160 pg/mL 和 3~15 pg/mL。

（六）胰腺内分泌激素测定

以 CLIA 方法测定空腹时胰岛素水平是 4.0~15.6 U/L，ECLIA 测定值为 17.8~173.0 pmol/L。ECLIA 法测定的 C 肽水平为 250.0~600.0 pmol/L。

（李　伟）

第二节　内分泌疾病的病理检查

病理学是一门研究疾病的病因、发病机制、病理改变和转归的医学基础科学。组织病理学是内分泌疾病病理诊断的基础，病理标本的常规染色和光镜检查仍然是大多数内分泌疾病（尤其是炎症和肿瘤性疾病）最常用的诊断方法。

一、免疫组织化学技术及应用

免疫具有特异性强、灵敏度高、定位准确等特点，且能将形态研究与功能研究有机地结合在一起，所以这门新技术已被广泛地应用于生物学和医学研究的许多领域。在病理学研究中，免疫组织化学技术的作用和意义更为重要。以肿瘤研究为例，在免疫组织化学技术出现以前，对肿瘤的诊断和分类还局限于细胞水平，而引入免疫组织化学技术后，研究的深度提高到了生物化学水平、分子水平。

（一）免疫金法

免疫金法是将胶体金颗粒（直径 > 20 nm）作为呈色示踪物标记在第二抗体或 SPA（葡萄球菌 A 蛋白）上，反应过程中不需要经过显色步骤。但免疫金液的浓度要高，否则不易显示出光镜下可见的抗原抗体反应。

（二）多重免疫组织化学法

在内分泌病理中，应用最多的是多重免疫组织化学法。多重免疫组织化学法是根据多个染色系统显色剂的差异加以组合，以不同的颜色反应来代表不同的阳性定位和/或定量。激素分泌细胞的分布和激素种类等的鉴定，主要采用双重染色。近几年已有报道用三重或四重染色获得成功。各种免疫组织化学染色方法的敏感性和特异性直接影响着诊断的敏感度和特异度。链霉菌抗生物素蛋白－过氧化物酶连结法（SP 法）由于链霉菌抗生物素的等电点近中性，不与组织中的内源性物质发生非特异性结合，因此，背景清晰，放大效果好，所需抗体量小，敏感性较卵白素－生物素法（ABC）高 4～8 倍，比辣根过氧化物酶－抗辣根过氧化物酶法（PAP）高 25～50 倍，其应用最为广泛。

将病变组织制成切片，或将脱落细胞制成涂片，经不同的方法染色后用显微镜观察，从而千百倍地提高了肉眼观察的分辨能力。组织切片最常用伊红染色法（HE 染色法），迄今，这种传统的方法仍然是研究和诊断疾病最常用的基本方法。如仍不能诊断或需进行更深一步的研究，可以采用一些特殊染色和新技术（如电子显微镜）。一般认为特殊染色的目的是通过应用某些能与组织细胞化学成分特异性结合的显色试剂（即组织化学染色），显示病变组织细胞的化学成分（如蛋白质、酶类、核酸、糖类、脂类等）的改变，特别是对一些代谢性疾病的诊断有一定的参考价值。例如，戈谢（Gaucher）病，是由于β－葡萄糖脑苷脂酶缺乏，致使大量葡萄糖脑苷脂酶在细胞内堆积，可用组织化学染色证实。在肿瘤的诊断和鉴别诊断中有的特殊染色方法十分简单，实用。例如，过碘酸 schiff 反应可用来区别骨内尤文肉瘤（ewing 肉瘤）和恶性淋巴瘤，前者含有糖原而呈阳性，而后者不含糖原呈阴性。又如，磷钨酸苏木素染色在横纹肌肉瘤中可显示瘤细胞胞浆内有横纹，多巴反应可诊断黑色素瘤等。

通过特定抗体标记出细胞内相应抗原成分，以确定细胞类型。例如，角蛋白是上皮性标记，前列腺特异性抗原仅见于前列腺上皮，甲状腺球蛋白抗体是甲状腺滤泡型癌的敏感标记，而降钙素抗体是甲状腺髓样癌的特有标记。表皮内朗格汉斯细胞、黑色素细胞、淋巴结内指突状和树突状网织细胞等细胞在光镜下不易辨认，但免疫组化标记却能清楚显示其形态。

利用某些细胞产物为抗原制备的抗体，可作为相应产物的特殊标记。例如，内分泌细胞产生的各种激素，大多数可用免疫组化技术标记出来，据此可对内分泌肿瘤作功能分类，检测分泌异位激素的肿瘤等。一些来源不明的肿瘤长期争论不休，最后通过免疫组化标记取得共识。如颗粒性肌母细胞瘤，曾被认为是肌源性的，但该肿瘤肌源性标记阴性，而神经性标记阳性，证明为神经来源（可能来自神经鞘细胞）。免疫组织化学被广泛应用于病理学研究和诊断，而且发展迅猛，除了可用于病因学诊断（如病毒）和免疫性疾病的诊断外，更多的是用于肿瘤病理诊断。其原理是利用抗原与抗体的特异性结合反应来检测组织中的未知抗原或抗体，借以判断肿瘤的组织来源或分化方向，从而进行病理诊断和鉴别诊断。

将抗原－抗体结合、受体－配体结合、激素－激素结合蛋白结合、DNA（RNA）单链－配对链结合的原理以及单克隆抗体和免疫 PCR（immuno polymerase chain reaction，IM-PCR）技术的原理应用于病理学诊断，迅速拓展了免疫组织化学的领域，也不断提高了免疫组化法的敏感性和特异性。过去对于肿瘤形态学有争议的疑难病例，在应用免疫组化技术后大部分都可获得统一而正确的诊断。免疫组化还可用于肿瘤或其他疾病预后的判断与治疗指导。例如，雌激素受体阳性乳腺癌者的预后优于阴性者，阳性者对内分泌激素治疗有较好反应。类似的情况在所谓的"激素依赖性肿瘤"中屡见不鲜，如甲状腺癌、子宫内膜癌、乳腺癌、卵巢癌、前列腺癌、垂体瘤和睾丸肿瘤等。

二、病理学与 CT、MRI 以及核素显像的联合应用

电子计算机断层扫描（CT）和核磁共振成像（MRI）具有分辨力强、空间定位准确等优点，但在同组织密度条件下，难以分辨轻微和微小病变。内分泌腺由于体积小，且多与周围组织缺乏密度差，故难以发挥其优点。增强对比可提高对部分病变的分辨力，采用放射示踪剂标记特异的内分泌细胞或组织，能明显提高其对疾病的诊断率。

将激素、激素结合蛋白、激素受体、癌基因蛋白等用核素标记做显像检查或定量分析，有助于内分泌肿瘤的分型、鉴别。甲状腺滤泡细胞癌对生长抑素受体有高的表达量，用 ^{111}铟造影剂显像可了解肿瘤所表达生长抑素受体的量，并对肿瘤病灶有放射治疗作用。

上皮细胞来源的癌肿与肿瘤细胞表达 EGF 受体和 TGF 受体有关，用放射核素标记的抗 EGF 受体抗体或抗 TGF 受体抗体与癌细胞结合，可达到靶向放疗的目的。同样，根据肿瘤细胞的表达特征，采用放射免疫靶向治疗可使许多患者的疗效明显提高。

三、超微病理及应用

超微病理学是利用电镜研究细胞的超微结构及其病变，它不仅研究细胞超微结构的损伤和变化，而且有助于临床对某些难以确诊的疾病做出诊断，其从亚细胞水平探讨疾病的发病机制，对未分化肿瘤的分类有协助作用。在确定肿瘤细胞的分化程度、鉴别肿瘤的类型和组织发生上，超微结构的研究常常起到重要作用。

虽然迅速发展的免疫组化病理在某些方面取代了电镜在病理学上的应用，但是，由于免疫病理有许多固有缺点（交叉免疫反应、假阳性和假阴性等），而电子显微镜较光学显微镜的分辨力高千倍以上，在观察亚细胞结构（如细胞器、细胞骨架等）或大分子水平的变化方面有明显优势。一般用电镜、免疫电镜来弥补单独免疫病理之不足。多数情况下可提供更多的诊断信息，如果常规病理检查怀疑的诊断需要超微结构特征来佐证，或缺乏特异的免疫组化标志物时，电镜可发挥独到的诊断作用。

（李　伟）

第三节　内分泌腺超声检查

超声显像检查自 20 世纪四五十年代初开始应用于临床。由于超声显像技术具有实时动态、灵敏度高、无特殊禁忌证、可重复性强、无放射性损伤等优点，因此，这一诊断技术成为现今内分泌疾病的检查、诊断和治疗中不可或缺的重要手段之一。随着电子技术和生物工程学的飞速发展，具有细微组织分

辨力和高敏感血流检测能力的超声诊断仪研制成功，其功能越来越完善，提供的诊断信息也越来越丰富。超声检查与 CT、单光子发射计算机断层扫描（SPECT）、MRI 和正电子发射型计算机断层扫描（PET）已成为内分泌疾病的五种重要影像诊断技术，它们各有所长，取长补短，大大地提高了临床诊断水平。超声检查在体外操作、观察体内脏器的结构及其活动规律方面，是一种操作简便、安全无痛的检查方法。

一、超声检查诊断原理

超声诊断仪是利用人体不同类型组织之间、病理组织与正常组织之间的声学特性差异，或生理结构在运动变化中的物理效应，经超声波扫描探查、接收、处理所得信息，并以图像、图形或数字形式为医学诊断提供依据的技术设备。

二、常用超声检查诊断法

（一）B 型超声诊断法

B 型超声诊断法又称 B 超诊断法，是将人体组织器官界面的反射回声变成强弱不同的光点，根据超声探头的不断移动扫查，使反射光点连续出现在示波屏上，显示出组织脏器及其病变的切面图像。它是一种非侵入性诊断技术，已用于多种脏器病变的探测，对肝脏疾病的诊断有较高的临床价值。

（二）多普勒超声诊断法

常用的多普勒超声诊断有脉冲波多普勒和连续波多普勒两种。脉冲波多普勒能定点检测血流，但无检测 2 m/s 以上高速血流的能力；连续波多普勒则能检测 10 m/s 以内的高速异常血流，但不能提供距离信息，无定位检测能力。临床一般两者并用，各取所长。

（三）彩色多普勒血流显像

彩色多普勒血流显像（color doppler flow image，CDFI）是在二维切面声像图的基础上，采用自相关技术将所获得的血流信息转变成可视影像。不同方向的血流以不同的颜色表示。

三、超声检查前的准备

大多数内分泌腺的超声检查无须特殊准备，但有时为了获得内分泌腺更清晰的图像，须做好检查前的准备工作。

（一）胰腺检查

检查前，要求患者空腹 8 ~ 12 小时，即晨起禁食，前一天要少吃油腻食物，检查前 8 小时（即检查前一天晚餐后）不应再进食，以减少胃内食物引起过多气体，干扰超声传入。对腹腔胀气或便秘的患者，睡前可服缓泻剂，晨起排便或灌肠后进行超声检查。如检查时胃内仍有较多的气体，胰腺显示不清楚时，可饮水 500 ~ 800 mL，让胃内充满液体作为透声窗，便于显示胰腺。若患者同期还要接受胃肠或胆囊的 X 线造影，超声检查应安排在它们之前，或在胃肠钡餐三日之后、胆管造影两日之后进行。

（二）卵巢与子宫检查

为了避免肠道内气体的影响，检查前 2 ~ 3 小时应停止排尿，必要时饮水 500 ~ 800 mL，必须使膀胱有发胀的感觉。必要时口服或注射利尿药使膀胱快速充盈。适度充盈膀胱的标准以能显示子宫底部时为宜，过度充盈则可使子宫位置发生改变，不利于图像观察。如果是在怀孕初期，则不必饮水，以免膀胱过度充盈而压迫子宫。如果经腹壁扫查，卵巢显示不满意或肿块来源不明显时，可采用经阴道超声检查，此时无须特别饮水。但体积较大的盆腔肿块则不适于做经阴道超声检查，未婚、月经期、阴道畸形、炎症等妇女亦受限制。经阴道检查时，应严格注意消毒，防止交叉感染。

（三）睾丸检查

睾丸超声检查时，为了避免交叉感染，应在检查时将探头套一个极薄的塑料膜，在塑料膜与探头之间涂耦合剂，不影响图像质量。做睾丸检查时，可采用仰卧位或站立位。

（四）肾上腺检查

由于肾上腺位置较深，一般彩色多普勒血流图对深部组织的显示效果差，故对肾上腺的检查不必强调采用彩色超声仪。肾上腺的超声检查，也应在空腹 8 小时后进行，腹部胀气患者需用轻泻剂、灌肠或消胀片才能得到较好的效果。

（五）甲状腺检查

甲状腺的超声检查，无须做特殊的准备。必要时可嘱患者做吞咽动作，以确定甲状腺与病变的关系。

四、超声检查的优点与适应证

（一）超声检查的优点

超声诊断作为形态学检查方法之一，具有以下优点：

1. 超声声像图是切面图，其图像直观，对内部结构显示良好，即使腺体丰富，病灶仍清晰显示。

2. 属于非侵入性检查，对患者无痛苦。

3. 穿透性强、指向性好、分辨率高，且无 X 线辐射，无须应用造影剂，一般无须特殊的检查前准备。

4. 操作时间短，诊断快速。

5. 实用、简便、无创伤并可重复检查，反复用于追踪观察与疗效评价。

6. 容易鉴别囊性抑或实质性病变，对良恶性肿块的判断亦具有一定价值。

7. 可测量某些内分泌腺的大小，估测其体积，评价其功能并可以清晰地显示其病灶的轮廓和形态。

8. 可提供内分泌腺的血流信息。

9. 费用相对低廉，易于普及。

（二）超声检查的适应证

1. 甲状腺　弥漫性甲状腺肿、非毒性甲状腺肿、结节性甲状腺肿、甲状腺功能低下、甲状腺炎、甲状腺肿块。

2. 甲状旁腺　甲状旁腺瘤、甲状旁腺增生、甲状旁腺癌。

3. 胰腺　胰岛素瘤、胰腺炎、胰腺囊肿、胰腺癌。

4. 肾上腺　皮质腺瘤和腺癌、肾上腺性征异常症、皮质功能不全、新生儿肾上腺血肿、嗜铬细胞瘤、髓样脂肪瘤、肾上腺囊肿。

5. 睾丸　睾丸肿瘤、睾丸萎缩、附睾炎、附睾结核。

6. 卵巢　多囊卵巢综合征、黄体囊肿、畸胎瘤、卵巢实质性肿块。

7. 异位甲状腺、肾上腺外嗜铬细胞瘤。

8. 甲亢性心脏病、糖尿病周围血管疾病和肾脏病变等。

（李 伟）

第四节 骨骼检查

一、骨密度测量

骨密度（bone mineral density，BMD），即骨矿盐量/骨面积。骨密度测量用来检查是否患有骨质疏松症（osteoporosis，OP）。骨质疏松症是一种以骨量降低、骨折风险增加为特征的疾病。通过骨密度测量，分析骨骼中骨矿物质含量的多少，了解早期骨量减少，预测骨折发生的可能性和检测给予防治药物或措施后的骨量改变，可为诊断、治疗及疗效观察提供依据。

常用的骨密度测量方法有：单光子吸收法（single photon absorptiometry，SPA）、双光子吸收法（dual photon absorptiometry，DPA）、超声骨密度仪、定量 CT 测定法（quantitative CT，QCT）和双能 X 线吸收法（dual energy X-ray absorptiometry，DEXA）等。骨密度测量是目前准确性最高的骨折危险性的预测指标，测量任何部位的 BMD，对身体各部位骨折都是一项有效的预测指标。

BMD 测定仪其原理是利用 γ 射线、超声波或 X 线穿过人体骨骼后发生衰减或吸收，来测量穿透后射线或声波的强度变化，经过数据处理，将软组织的影响扣除，得到人体骨骼中矿物质的含量和人体骨骼的疏松程度。放射学方法测定体内骨矿物质含量（bone mineral content，BMC）和 BMD 是目前评估骨质疏松的重要手段。

（一）光子吸收法

光子吸收法是利用核素产生的单光子或双光子能量——γ 射线作为放射源，通过放射源和探测器平行移动、探测晶体进行检测计数、计算机分析处理获得 BMC 和 BMD。

（二）超声骨密度仪

超声骨密度仪是利用超声波穿过机体不同组织时发生衰减量不同进行测定。此种仪器通过超声波传导速度和振幅衰减来定量，以检测骨矿含量、骨结构及强度。其特点是无创，无辐射和携带方便。

（三）定量 CT 测定法

定量 CT 测定法是利用常规 CT 机扫描，选择特定部位测量骨密度，放射剂量相对较大，价格高，临床上不常用。

（四）X 线吸收法

X 线吸收法的原理基于 X 线穿透人体骨组织时，对于不同骨矿含量组织 X 线吸收量的不同，经计算机将穿透骨组织的 X 线强度转换为骨矿含量数值。

DEXA 是一种能准确测量 BMD 的仪器，其根据 X 线的差别吸收特性（即 X 线穿过机体时，不同密度的组织对 X 线吸收量不同）进行 BMD 测量。其具有测量准确性高、校正性稳定及辐射剂量低等优点。

DEXA 是目前公认测量 BMD 的最佳方法，选择性测量部位也较多，其结果可代表 80% 的 BMD

变化。

二、骨组织形态计量

骨组织形态计量是一种应用数学和几何的方法研究骨组织水平的质（骨结构）和量（骨量）等形态学静态特性测量技术，是对骨组织形态进行定量分析的研究领域，属体视学、生物医学组织形态计量学中的一个特殊分支。这种方法能将形态学观察到的骨组织结构改变，用定性、定量的计量方法获得细胞水平、组织水平以及器官水平上活的信息。

骨形态计量方法可测量骨小梁之间的距离、骨小梁的厚度以及破骨细胞穿孔所留下的窗孔数量，以判定在显微结构水平上的骨丢失情况。此方法目前主要用于骨质疏松的研究，它是唯一能将细胞活性与细胞数量变化区分开来的方法，其测定的结果能提供骨组织中骨基质、骨小梁及细胞活动的各种参数值，为骨质疏松症做出正确的判断。

骨组织形态计量主要用于下列研究：①骨骼病变，如骨质软化等的诊断和骨转换率的评价。②评价骨质疏松症的发病机制和病变过程。③评估药物治疗的效果，与骨密度或骨矿物质含量测量相比，具有早期诊断和敏感性高等优越性。④骨量的评估。⑤骨组织工程和替代材料的研制与性能评价。另外，应用骨组织形态计量可明确骨病变的特征，为进一步的病因研究提供方向和思路。

三、骨的微损伤分析

骨的微损伤分析用于临床，对损伤是否采取早期干预以及预后有一定意义。骨具有应力－应变关系，骨的应力－应变特征取决于与负荷方向有关的骨微结构。皮质骨在纵向（骨单位的排列方向）的强度比横向要大，硬度也较强。负荷力与骨单位方向垂直时，易于发生骨损伤。疲劳性微损伤是一种正常现象，而且是促进骨重建的一种刺激因素，但如果负荷过大，负荷时间过长，或骨的微结构紊乱则可导致微损伤积蓄。无弹性的应力－应变曲线对于纵向排列的骨单位来说，可反映骨结构不可逆性的微损伤。骨微损伤能启动骨重建，骨重建障碍而导致微损伤积蓄可引发骨折。长期应用二磷酸盐对骨的微结构和骨微损伤积蓄以及骨小梁的生物力学特性有明显影响，由于骨吸收功能的长期抑制，微损伤积蓄增加，但也因为 BMD 增加和骨微结构的改善而使增多的微损伤被代偿，故骨的脆性和骨折风险不一定增加。

（李　伟）

第二章

垂体疾病

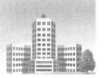

第一节　垂体瘤

垂体瘤（pituitary tumor）或称"垂体腺瘤"（pituitary adenomas），是指一组来源于腺垂体和后叶及胚胎期颅咽管囊残余鳞状上皮细胞的肿瘤。垂体瘤是常见的鞍区肿瘤，占颅内肿瘤的 10% ~ 20%。在普通人群，无论是尸检还是利用高分辨率 CT 或 MRI，证实垂体瘤的患病率为 20% ~ 25%。垂体瘤可起源于垂体内部的各种细胞，故临床表现多样化。

一、发病机制

目前并不完全清楚。垂体瘤的发病过程可分为起始和促进两个阶段。在疾病起始阶段，细胞出现单克隆基因异常；在促进阶段，下丘脑调控等因素发挥主要作用。即某一垂体细胞发生突变，导致癌基因激活和（或）抑癌基因失活，然后在体内外因素的促进下，单克隆的突变细胞不断增殖，逐渐发展为垂体瘤。

1. 细胞的单克隆异常

（1）近年来，在基因学和遗传学研究中，利用重组 DNA 技术追踪 X - 染色体灭活分析法作为一种细胞体系的指标来研究，发现大多数垂体瘤如生长激素腺瘤（GH 瘤）、泌乳素瘤（PRL 瘤）、促肾上腺皮质激素腺瘤（ACTH 瘤）及无功能垂体瘤（NFPA）源于某个单一突变细胞的无限制增殖。单克隆扩增的其他佐证为：肿瘤切除后复发率甚低；大部分垂体瘤患者的下丘脑促激素或神经递质水平不高，甚而下降。另外，如一组细胞受外部促发因素（生长因子、下丘脑促激素）的刺激而增生，则形成克隆来源的垂体瘤。因此基因突变可能是肿瘤形成的最根本原因。已查明的主要原癌基因有 gsp、gip2、ras、hst 及垂体瘤转化基因（pituitary tumor-transforming gene，PTTG）等，抑癌基因有 MEN - 1、p53、nm23 及 CDKN2A 等。

（2）gsp 基因及 gip2 基因的激活使内源性 GTP 酶活性受到抑制，于是 Gs 蛋白及 G12 蛋白的 α - 亚基持续活化，从而激活腺苷酸环化酶，使肿瘤细胞的 cAMP 含量升高，进而通过 cAMP/PKA 途径使肿瘤细胞大量分泌生长激素（GH），并促使其细胞增生。PTTG 是一种肿瘤转化基因，能诱发肿瘤形成，现认为 PTTG 是垂体瘤是否具有侵袭性的一种生物学标记。

（3）抑癌基因 MEN - 1 基因位于 11 号染色体长臂 13 区（11q13）。在散发性垂体瘤中约有 20% 的肿瘤组织中存在 11q13 位点上的杂合子状态缺失，提示 11q13 区内的抑癌基因失活可能是 MEN - 1 有关的遗传性和散发性内分泌肿瘤发生的原因。另外，视网膜母细胞瘤（Rb）基因、嘌呤结合蛋白（nm23）基因在垂体瘤发生中也发挥重要作用。

2. 旁分泌与自分泌功能紊乱　下丘脑的促垂体激素和垂体内的旁分泌或自分泌激素可能在垂体瘤形成的促进阶段起一定作用。生长激素释放激素（GHRH）有促进 GH 分泌和 GH 细胞有丝分裂的作用，长期的 GHRH 可以导致垂体 GH 细胞增生和肥大。有些研究发现正常垂体本身或垂体瘤患者的垂体在局部释放 GHRH，且局部的 GHRH 可能促进肿瘤的生长速度。植入 GHRH 基因的动物可导致 GH 细胞增生，进而诱发垂体瘤。以上研究表明 GHRH 增多可以诱导垂体瘤形成。某些生长因子如胰岛素样生长因子（insulin growth factor，IGF）1 和 2、转化生长因子（transforming growth factor，TGF）α 和 β、PTH 相关肽（PTHrP）等在不同垂体瘤中有较高的表达。它们可能以自分泌或旁分泌的方式促进垂体瘤细胞的生长和分化。TGF - α 作为一种膜蛋白在正常垂体细胞和垂体瘤细胞表达，利用 PRL 启动子定向过度表达 TGF - α 可以导致 PRL 瘤的形成，提示 TGF - α 在 PRL 瘤形成中的作用。

3. 下丘脑调节功能紊乱　下丘脑抑制因子的作用减弱对肿瘤的发生可能有促进作用。研究发现，在深入 PRL 细胞群而生长的新生血管中，多巴胺的浓度很低，因此，作为抑制因子的多巴胺作用不足可能与 PRL 瘤发病有关。肾上腺性 Cushing 综合征患者做肾上腺切除术后，皮质醇对下丘脑促肾上腺皮质激素释放激素（CRH）分泌的负反馈抑制减弱，CRH 分泌增多，患者很快出现 ACTH 瘤。慢性原发性甲状腺功能减退症患者也常发生垂体 TSH 瘤。这些足以说明，缺乏正常的靶腺激素负反馈调节机制及随后的下丘脑调节功能紊乱对垂体瘤可以起促进作用。

二、分类

1. 按功能分类　根据肿瘤细胞有无合成和分泌具有生物活性激素的功能，将垂体瘤分为功能性垂体瘤和无功能性垂体瘤（non-functioning pituitary adenomas，NFPA）。功能性垂体瘤分泌相应的激素，使其血浆水平升高，导致靶腺功能亢进或出现激素过多的临床表现，以 PRL 瘤多见，占 50% ~ 55%，女性患者可出现闭经、泌乳、不孕，男性患者可出现性功能减退等表现；其次为 GH 瘤，占 20% ~ 23%，患者可出现肢端肥大症、糖尿病与高血压；ACTH 瘤为 5% ~ 8%，患者可出现 Cushing 综合征表现，TSH 瘤与 LH/FSH 瘤较少见。

2. 按形态学分类　根据垂体瘤的生长解剖和影像学特点可分为微腺瘤（肿瘤直径 <1 cm）和大腺瘤（肿瘤直径 >1 cm）。根据瘤体大小和与周围组织的关系将垂体分为以下 5 级。Ⅰ级：垂体内微腺瘤，鞍区结构未受侵犯；Ⅱ级：垂体内微腺瘤，瘤体与蝶鞍接触，鞍壁局限性凸起；Ⅲ级：垂体内大腺瘤，蝶鞍弥漫性扩大，对周围结构无侵犯；Ⅳ级：大腺瘤，以及对周围结构的局限性侵犯和破坏；Ⅴ级：大腺瘤，以及对周围结构广泛侵犯。

3. 按术后病理学分类　是目前公认的比较合理的分类方法，该方法将垂体瘤分为 GH 瘤、泌乳生长细胞瘤（包括 PRL 和 GH 混合腺瘤）、PRL 瘤、嗜酸干细胞瘤、TSH 瘤、ACTH 瘤、GnRH 瘤、零位细胞瘤（包括嗜酸细胞瘤）及多激素腺瘤 9 种。

三、临床表现

1. 压迫症状

（1）头痛：见于 1/3 ~ 2/3 的患者，胀痛为主，间歇性加重。头痛部位多在两颞部、额部、眼球后或鼻根部。引起头痛的主要原因是鞍膈与周围硬脑膜因肿瘤向上生长而受到牵连。当肿瘤穿破鞍膈后，疼痛可减轻或消失。肿瘤压迫邻近的痛觉敏感组织如硬脑膜、大血管壁等，可引起剧烈疼痛，呈弥漫性，常伴有呕吐。垂体瘤梗死可出现剧烈头痛，伴恶心、呕吐以及意识改变。

（2）视神经通路受压：垂体肿瘤可引起以下5种类型视野缺损及视力减退。①双颞侧偏盲，最常见的视野缺损类型，约占80%。因垂体肿瘤压迫视交叉的前缘，损害了来自视网膜鼻侧下方、继而鼻侧上方的神经纤维。患者视力一般不受影响。②双颞侧中心视野暗点，占10%～15%。垂体瘤压迫视交叉后部，损害了黄斑神经纤维。③同向偏盲，较少见。肿瘤向后上方扩展或患者为前置型视交叉导致一侧视束受压。患者视力正常。④单眼失明。见于垂体瘤向前上方扩展或患者为后置型视交叉变异，扩展的肿瘤压迫一侧视神经引起该侧中心视力下降甚至失明，对侧视野和视力正常。⑤一侧视力下降对侧颞侧上部视野缺损，由于向上扩展的肿瘤压迫一侧视神经近端与视交叉结合的部位。

因视神经受压，血液循环障碍，视神经逐渐萎缩，导致视力减退。视力减退与视野缺损的出现时间及病情程度不一定平行。

2. 垂体激素分泌减少

（1）表现一般较轻，进展缓慢，直到腺体有3/4被破坏后，临床才出现明显的腺垂体功能减退症状。但在儿童患者中，垂体激素减少的症状可能较为突出，表现为身材矮小和性发育不全，有时肿瘤影响到下丘脑和神经垂体，血管升压素的合成和排泌障碍引起尿崩症。

（2）出现腺垂体功能减退症时，性腺功能减退约见于3/4的患者。其次为甲状腺功能减退症，但以亚临床型甲状腺功能减退症较为多见。如不出现严重应激，肾上腺皮质功能通常正常。但在严重应激时，由于垂体ACTH储备不足，可能出现急性肾上腺功能减退。

（3）通常面色苍白，皮肤色素较浅，腋毛、阴毛稀少，毛发稀疏、细柔，男性患者的阴毛可呈女性分布。女性患者闭经、月经稀少，性欲减退；男性除性欲减退、性功能障碍外，尚可出现生殖器官萎缩，睾丸较软。

（4）垂体瘤，尤其是大腺瘤易发生瘤内出血，诱发因素多为外伤、放射治疗等。垂体瘤有时可因出血、梗死而发生垂体卒中，其发生率为5%～10%。垂体卒中起病急骤，表现为额部或一侧眶后剧痛，可放射至面部，并迅速出现不同程度的视力减退，严重者可在数小时内双目失明，常伴眼外肌麻痹，尤以第Ⅲ对脑神经受累最为多见，也可累及第Ⅳ对、第Ⅵ对脑神经。严重者可出现神志模糊，定向力障碍、颈项强直，甚至昏迷。有的患者出现急性肾上腺皮质功能衰竭的表现。CT或MRI示蝶鞍扩大。

3. 垂体激素分泌增多　由于不同功能腺瘤分泌的激素不同，临床表现各异，相应的垂体激素分泌增多的表现详见各有关章节。

4. 其他症状　当肿瘤向蝶鞍两侧扩展压迫海绵窦时可引起海绵窦综合征（第Ⅲ、Ⅳ、Ⅴ及Ⅵ对脑神经损害）。损害位于其内侧的眼球运动神经时，可出现复视。一般单侧眼球运动神经麻痹较少见，如发生则提示有浸润性肿瘤侵犯海绵窦可能。第Ⅵ对脑神经因受颈内动脉保护，受损的机会较少。若肿瘤侵犯下丘脑，可出现尿崩症、嗜睡、体温调节紊乱等一系列症状。如肿瘤压迫第三脑室，阻塞室间孔，则引起脑积水和颅内压增高，头痛加剧。

四、辅助检查

1. 实验室检查　可根据患者的临床表现选择相应的垂体激素基础值和动态试验。一般应该检查6种腺垂体激素。当某一激素水平变化时，应检查相应的靶腺或靶器官、组织的激素水平。

2. 影像学检查　高分辨率 CT 和 MRI 可显示直径 > 2 mm 的微腺瘤。极少数高度怀疑垂体瘤而 CT 和 MRI 阴性的病例，可以于岩下窦取血进行肿瘤相对定位。CT 的优点是对骨质显像清楚，能观察周围骨质受肿瘤侵犯和破坏的情况，也能发现肿瘤是否有钙化灶。CT 显示垂体瘤呈等密度或低密度表现，等密度肿瘤通常显影不佳，与正常垂体组织分界不清。MRI 对软组织显影良好，其能更好地显示肿瘤及其与周围组织的解剖关系，是垂体瘤影像学检查的首选。垂体微腺瘤在 MRI 检查 T_1 相多表现低信号或等信号，在 T_2 相为高信号，直接征象为垂体内小结节，间接征象为垂体上缘隆起，垂体高度增加，垂体柄偏斜，鞍底塌陷。垂体大腺瘤在 T_1 相多为等信号，T_2 相呈等信号或高信号，向上生长的肿瘤可有明显的鞍膈切迹，肿瘤向上生长可压迫视交叉和垂体柄，向后上方可压迫脑干，向下可使蝶鞍加深、蝶窦受侵犯，向侧方压迫可浸润海绵窦。大腺瘤内可出现出血或坏死，呈 T_1 相高信号改变，与周围等信号或低信号形成鲜明对比。

3. 视力、视野检查　可以了解肿瘤向鞍上扩展的程度。

五、诊断

诊断一般并不困难。根据临床表现、内分泌功能实验室检查和影像学改变一般可做出诊断。但部分微腺瘤激素分泌增多不显著，激素检测值高出正常范围上限不多，可能较难做出诊断。

六、鉴别诊断

1. 颅咽管瘤　最常见的先天性肿瘤，可发生于任何年龄，以儿童和青少年多见。视野缺损不对称，往往先出现颞侧下象限缺损。诉头痛，可出现发育迟缓，性功能障碍，女性闭经，男性可有性欲减退。下丘脑损害者伴多种下丘脑功能紊乱的表现，如尿崩症、多食、发热、肥胖等。头颅 MRI 呈多种不同信号强度，实质性者 T_1 加权图像为等信号而 T_2 加权图像为高信号。

2. 淋巴细胞性垂体炎　多见于妊娠或产后妇女。病因未明，可能是病毒引起的自身免疫性疾病。临床表现有垂体功能减退症和垂体肿块。确诊有赖病理组织检查。

3. 视神经胶质瘤　多见于儿童，尤以女孩多见。视力改变常先发生于一侧，视力丧失发展较快，无内分泌功能障碍。

4. 异位松果体瘤　多见于儿童及青少年，患者可出现视力减退、双颞侧偏盲，以及渴感消失、慢性高钠血症等下丘脑功能紊乱的表现。

5. 其他　垂体腺瘤还需和另一些伴蝶鞍增大的疾病相鉴别，如空泡蝶鞍综合征、鞍上生殖细胞瘤、垂体转移癌等。

七、治疗

应根据患者的年龄、一般情况、肿瘤的性质和大小、扩展和压迫的情况及以往的治疗、对生育和发育的影响进行综合考虑，并需要多学科包括神经外科、内分泌科、肿瘤外科等协作。主要目的：①尽可能去除肿瘤组织。②缓解肿瘤引起的占位效应。③纠正肿瘤自主性的高分泌功能，缓解临床表现。④尽可能保持垂体的固有功能，恢复受到影响的激素分泌紊乱，恢复下丘脑－垂体－靶腺之间的自身调节功能。⑤防治肿瘤复发和临床、生化检查无复发。治疗手段主要包括手术治疗、药物治疗和放射治疗 3 种。除了 PRL 瘤，垂体肿瘤以经蝶手术治疗为主。垂体大腺瘤和侵袭性肿瘤若手术不能完全切除干净，需辅助放疗和药物治疗。

1. 手术治疗　主要为经蝶手术切除，手术的优点是创伤小，并发症少而且轻，住院时间短，术后恢复快，可迅速减轻或解除由肿瘤压迫引起的一系列临床症状。经额手术仅用于少数对经蝶手术有禁忌证的患者。经蝶手术的主要指征为鞍内肿瘤、伴脑脊液漏的肿瘤、垂体卒中、向蝶窦扩张的肿瘤、向鞍上轻度扩张的肿瘤、囊性肿瘤放液后向鞍内塌陷者。手术的并发症较少见，包括一过性尿崩症、垂体激素分泌不足、脑脊液漏、术后出血、脑膜炎和永久性尿崩症。

2. 放射治疗　主要用于手术辅助治疗。

（1）主要指征：①手术后肿瘤残余比较大，药物不能控制。②肿瘤于术后复发。③鞍上病变，患者拒绝经额手术。④影像学检查阴性，但临床表现和生化检查明显异常者，也可放射治疗。根据患者的病情，目前有多种放射治疗方法可供不同医疗单位进行选择。

（2）常规放射治疗法：使用^{60}Co 治疗机或直线加速器给予垂体肿瘤位置以适当剂量的外照射。该种类高能射线装置完全取代了传统的深部 X 线治疗机，适用于手术或药物治疗后的辅助治疗及复发病例。标准的视野是等中心三野照射，分割剂量为每次 180～200 cGy，总剂量 45～50Gy。上述条件下脑坏死及视神经损伤发生率相对较低。对 PRL 腺瘤药物治疗后和 GH 腺瘤、ACTH 腺瘤及无功能垂体腺瘤术后放射治疗均显示出良好控制效果。对放疗后复发再次放疗病例总剂量应控制在 100Gy 以下并间隔 1 年以上。

（3）重粒子放射治疗：治疗装置包括 α 粒子、负 π 介子、快中子及质子束等回旋加速器。质子束治疗总剂量为 35～100Gy，12 次照射，2 周内完成。由于该类装置价格昂贵，国外应用较多。

（4）立体定向放射外科：γ 刀技术将现代影像学、立体定向聚焦和放射治疗巧妙地结合为一体，实现了对病灶的单次大剂量照射。主要适应证为：①直径 <10 mm 的垂体微腺瘤。②直径 >10 mm 的大腺瘤，但视力、视野无明显受损，MRI 检查肿瘤和视交叉之间应有 3 mm 以上的距离。③手术残留或肿瘤复发患者。④高龄，身体状况不能耐受手术者。微腺瘤和中小垂体瘤周边剂量应控制在 25～30Gy 以内，以免治疗后出现视神经损伤及垂体功能低下。垂体大腺瘤，瘤体靠近视交叉者，应确保视神经吸收剂量 <10Gy，一般可采取降低视神经周围覆盖曲线，重点治疗远离视交叉的瘤组织。

（5）放射治疗主要并发症：部分或全垂体功能低下。据报道称约 50% 的放疗患者发生全垂体功能低下。其他一些研究发现 35%～45% 的患者出现 ACTH 缺乏，40%～50% 的患者出现 GnRH 缺乏，5%～20% 出现 TSH 缺乏。在放疗前应充分评估垂体功能，在放疗后应密切随访，如果发生垂体功能不全，应及早给予替代治疗。其他的并发症包括视神经和视交叉的放射性损伤、大脑皮质放射性损伤、放射诱发肿瘤等。

3. 药物治疗　最常用的药物是多巴胺激动药（溴隐亭、卡麦角林）和生长抑素类似物。前者可在 PRL 瘤、GH 瘤、ACTH 瘤，以及 GHRH 瘤中使用，但在 PRL 瘤和 GH 瘤中使用最多，特别是对 PRL 瘤，多巴胺激动药卡麦角林是 2011 年内分泌学会分会临床实践指南（GCS）治疗 PRL 瘤的首选药物；后者主要用于 GH 瘤、TSH 瘤，以及 GHRH 瘤。药物治疗是 PRL 瘤和 GH 瘤的主要治疗方法，其他肿瘤仅作为辅助治疗。

八、预后

绝大部分为良性肿瘤，预后良好。垂体癌罕见。

（师凌云）

第二节　无功能垂体瘤

无功能垂体瘤（NFPA）是指无垂体瘤相关的激素分泌亢进的临床综合征，约占垂体瘤的30%。因为缺乏临床表现，NFPA通常在尸检或者因其他原因行头颅MRI或CT检查时发现，又称为"垂体偶发瘤"（pituitary incidentalomas）。无功能垂体瘤患病率约为10.7%，垂体微腺瘤的患病率有研究报道为3%~27%，垂体大腺瘤约为0.2%。患病率无性别、年龄差异。绝大部分NFPA不分泌具有生物活性的激素，有的患者甚至终身无任何症状。肿瘤细胞主要来源于PRL、ACTH或FSH/LH细胞。

一、发病机制

有研究认为，细胞特异性转录因子可作为识别垂体肿瘤细胞形成的标志物，阿片－黑素－促皮质素原（POMC）表达调节因子是垂体瘤POMC分泌细胞特异性标志物。SF-1，DXA-1在NFPA促性腺激素细胞上表达。

虽然无激素过多引起的内分泌症状，但NFPA瘤细胞是一组不同的细胞群，不仅包括可以合成无生物活性的完整的糖蛋白激素和或游离的α或β亚单位的瘤细胞，还包括那些分化差、功能低下的零位细胞瘤（null cell adenoma）和嗜酸细胞癌。约50%的NFPA免疫染色阴性，20%为多激素瘤，15%的NFPA术后经免疫细胞化学检查或肿瘤mRNA检查证实为促性腺激素瘤。小部分NFPA的肿瘤细胞亦可分泌少量的ACTH、GH、PRL或TSH，但产量不多，不至于引起相关的临床表现，病理学上亦称为"静止型垂体瘤"。静止型垂体瘤细胞的分泌颗粒比功能性肿瘤细胞的分泌颗粒小，促性腺激素细胞中的高尔基体异常可能造成分泌颗粒包裹缺陷。

二、分型

根据肿瘤细胞的免疫染色特点，可分为以下几种亚型。

1. 静止型PRL瘤　PRL瘤不伴症状的患者较少见。据报道，在Cushing病患者的肿瘤细胞中PRL免疫染色阳性。约2%的鞍区结节被证实为静止型PRL瘤。

2. 静止型TSH瘤　少见。

3. 静止型促性腺激素瘤　是NFPA中最常见的类型，约占垂体腺瘤的10%。肿瘤细胞可出现FSH/LH或α亚单位免疫染色阳性，但不分泌激素入血，或者所分泌的激素不引起相关的临床表现。

4. 静止型ACTH瘤　约20%的ACTH瘤为无功能性，有的患者ACTH升高，但皮质醇水平正常。大腺瘤患者可有肿瘤压迫症状，60%的患者术前发现有腺垂体功能减退，静止型ACTH瘤较易出现海绵窦浸润，且术后较易复发。

5. 静止型GH瘤　无肢端肥大症的表现。实验室检查可检测到轻度升高的IGF-1或者GH水平不受葡萄糖抑制。根据术后病理标本免疫染色GH阳性，或原位杂交显示GH mRNA阳性，或GH细胞形态学改变，诊断为静止型GH瘤。

6. 静止型3亚型　部分NFPA不只分泌一种垂体激素，是比较少见的一种亚型，通常在电镜下诊断。该亚型细胞更具浸润性。

三、临床表现

无功能垂体瘤通常无激素增多相关的临床表现，多数患者在因其他原因行头颅 MRI 或 CT 检查时发现垂体肿瘤。微腺瘤可无任何临床症状，大腺瘤患者因肿瘤增长的质块效应（mass effect）出现肿瘤向鞍外扩展压迫邻近组织结构的表现，如头痛、视野缺损和肿瘤周围的正常垂体组织受压或破坏引起的不同程度的腺垂体功能减退的表现。

四、辅助检查

1. 实验室检查　2011 年《内分泌学会临床实践指南》推荐对所有垂体偶发瘤患者进行相应的实验室检查评价腺垂体功能和检测有无高分泌激素的存在。检测内容包括腺垂体分泌激素 PRL、TSH、GH、FSH/LH、ACTH；靶腺激素水平 IGF－1、游离 T_4、血尿皮质醇、睾酮。

2. 视力、视野检查　MRI 显示垂体偶发瘤邻近或压迫视交叉的患者，需进行专业的视力和视野检查。

3. 影像学检查　垂体偶发瘤的患者有条件者宜首选 MRI 检查，因其能更好地显示肿瘤及其与周围组织的解剖关系。若无相应设备，常规 X 线体层摄影对大腺瘤也有一定的诊断价值。

五、诊断

无功能垂体瘤因缺乏明显的临床表现，多数是因其他原因行头颅 MRI 或 CT 检查而发现，故诊断应包括明确垂体来源的肿瘤，并明确垂体瘤是否具有分泌内分泌活性激素的功能。

2011 年，CGS 推荐无功能垂体微腺瘤和没有手术指征的大腺瘤以随访观察为主，推荐微腺瘤在诊断后 1 年，大腺瘤在诊断后 6 个月复查垂体 MRI，若肿瘤没有增大，则每 1～2 年复查 1 次，连续 3 年后逐渐减少复查频率。若肿瘤毗邻或压迫视交叉，随访期间需同时进行视野检查。大腺瘤患者在诊断后 6 个月和 1 年时应结合临床表现和实验室检查评价腺垂体功能状态。图 2－1 列出了 CGS 推荐的垂体偶发瘤的诊疗流程。

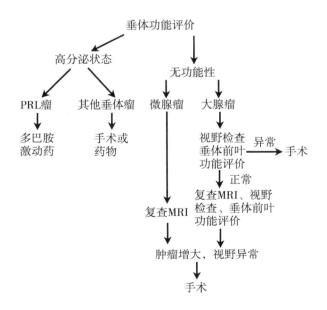

图 2－1　垂体偶发瘤的诊疗流程

六、治疗

1. 手术治疗

（1）手术指征：CGS 推荐出现以下情况应选择手术治疗。①由于肿瘤病变引起视野缺损。②由于肿瘤压迫引起眼肌麻痹或其他神经症状。③MRI 显示病变毗邻或压迫视交叉。④伴有视力缺陷的垂体卒中。⑤除外 PRL 瘤的其他高分泌功能肿瘤。

（2）手术适应证：肿瘤增大、内分泌功能缺失、病变靠近视交叉、计划怀孕妇女、持续头痛。文献报道垂体无功能瘤的术后复发率在 5% ~20%，Ranhut 等跟踪调查了 210 例非分泌性垂体肿瘤，经蝶手术全部切除肿瘤的患者复发率为 10.4%，平均复发时间为 43 个月。现在认为，绝大多数手术后复发的肿瘤来源于手术未能完全切除的肿瘤残余组织，而新发生的肿瘤罕见。术前应对有 T_4、皮质醇和睾酮水平减低者行替代治疗以保证手术的安全性。

2. 放射治疗　对于不能耐受手术的患者，可选择放射治疗。一般用于不能够耐受手术的患者或手术未能完全切除肿瘤的垂体无功能瘤患者，防止肿瘤的复发。垂体外照射的放射剂量一般在 40 ~50Gy。有些患者可能在放射治疗数年后逐渐出现垂体功能减退的表现，故患者需要定期做垂体及其靶腺激素水平的测定，以便及时予以激素替代治疗。放射治疗有时也与药物治疗联合应用，以增强疗效。

3. 药物治疗　垂体无功能瘤由于无过量激素分泌，药物治疗纠正激素过多的作用相对不大，主要用于缩小肿瘤和替代治疗。

（1）溴隐亭：20% 的患者可见肿瘤缩小，特别是分泌 α - 亚基及 FSH/LH 的肿瘤。

（2）长效生长抑素类似物：先接受 ^{125}I 酪氨酸化的奥曲肽的检查，若垂体肿瘤具有生长抑素受体者，奥曲肽治疗可能有效。

（3）垂体功能减退者，根据激素缺乏的种类和程度，分别给予不同的激素，如甲状腺激素、肾上腺皮质激素、性腺激素及生长激素等替代治疗。

七、预后

多数无功能垂体瘤终身无症状，且大部分肿瘤的大小保持不变，约 10.6% 的无功能垂体微腺瘤和 24% 的垂体大腺瘤可能会出现肿瘤体积增大。因此，有必要对无功能垂体瘤进行长期的 MRI 随访检查。

（李琳娜）

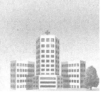

第三章 甲状腺疾病

第一节　碘缺乏病

一、碘的生态学

碘是合成甲状腺激素的重要原料，因此了解碘的生态学对研究碘缺乏病的病因、流行病学及防治具有重要意义。碘的生态学是研究碘在自然界的分布，碘在自然环境与生物间的传递、转移以及碘与生物体之间关系的科学。碘的原子序数53，原子量126.9，化学符号 I。它是一种活泼元素，属强氧化剂，常温下以晶体形式存在，呈蓝色，高温下发生升华，不易溶于水但易溶于有机溶剂。自然界中的碘多以化合物形式存在。

1. 碘在自然界中的分布　碘广泛分布于岩石、土壤、空气和水中，在地球元素的含量居第47位。碘含量在无机界中（表3－1）以火成岩土壤含量最高（9 000 μg/L）；空气以海洋上空的空气含量最高（100 μg/L），而沿海地区的空气含量则大大下降，大陆空气一般低于1 μg/L；海水的碘含量大大高于河水，河水中的碘主要来自土壤，因此河的上游含碘量低，而下游较高，丰水期高于枯水期。居民饮用水（河水或井水）在一定程度上反映了土壤中的碘含量，因此常常作为外环境碘含量的主要指标。从流行病学上看，水碘低于5 μg/L 则可能会有碘缺乏病的发生。

表3－1　无机界中的碘含量

无机物	碘含量（μg/L）
海洋空气	100
陆地空气	0.7～1
海水	50
河水	5
火成岩土壤	9 000
沉积岩土壤	4 000
变质岩土壤	5 000
一般泥土	400

常见食物的碘含量见表3－2。植物从土壤和水中吸收碘，因此碘被浓集。故植物的含碘量高于外环境，被称为碘的一级浓集。动物吃了植物，使动物体内含碘量高于植物，是碘的二级浓集。人类进食动植物，使碘再次浓缩，这是碘的三级浓集。由于海水的碘含量很高，因此海产品的碘含量高于陆生动

植物。动物性食物的碘含量大于植物性食物，奶、蛋则大于一般肉类。同样的缺碘环境，如果以动物性食品为主，碘缺乏病发生的可能性就会变小，如在我国青海省，同样是缺碘，但牧民很少患碘缺乏病，而该病多集中在农业区。缺碘病区多分布在山区，交通不便、人民生活水平低的地区，通常以当地出产的植物性食物为主，因此发病率高，在这个意义上讲，碘缺乏病是一种"穷病"。朱宪彝教授曾经预言，如果将来人民生活水平提高，交通发达，食物来源多样化（外地食品进入病区），以动物性食品为主，大多数轻、中度缺碘地区的碘缺乏病会自然消失。

表 3-2 常见食物的碘含量

食物	碘含量（范围）
海带	2 000
海鱼	832（163~3 180）
贝类	789（308~1 300）
淡水鱼	30（17~40）
鸡蛋	93
牛奶	47（35~56）
肉类	50（29~97）
水果	18（10~29）
蔬菜	29（12~201）
豆类	30（23~36）
谷物类	47（22~72）

注：以上为鲜重时的碘含量。单位：μg/kg。

2. 碘在自然界的循环　图 3-1 显示了碘在自然界的循环。自然环境中的碘是随水的流动而转移的，河水的碘来自土壤，随着水流向下游流动，碘浓度有所增加。陆地上碘的分布呈山区 < 半山区 < 平原，而河水碘浓度恰好是下游大于上游，这与碘缺乏病的地理分布是一致的。河水流入大海，使海水碘浓度上升，加上岩石中的碘溶解于海水中，因而海洋成为自然界的碘库。海水中的碘通过蒸发每年以 400 000 吨的量进入大气，空气的碘又以雨水形式回落到土壤，使得土壤中的碘得到补充。

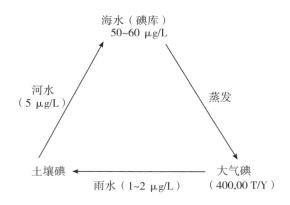

图 3-1　碘在自然界的循环

3. 碘的代谢　人体含碘总量为 30 mg（20~50 mg）。甲状腺浓集碘的能力很强，故甲状腺含碘量最多（8~15 mg），其他脏器如唾液腺、乳腺、生殖腺、胃黏膜也可浓集碘。人体碘的来源如下：80%~90% 来自食物，10%~20% 来自饮用水，约 5% 来自空气。消化道、皮肤、黏膜、呼吸道均能吸收碘。碘在消化道以碘离子形式被吸收，胃肠道过多的钙、氟、镁会阻碍碘的吸收。进入血液的碘大多为甲状腺所浓集，多余的碘将从体内排出。排出途径主要是通过肾脏以尿的形式排出，大约占碘排出量的85%，粪便排碘量占10%，其余通过汗液和毛发排出。但哺乳期妇女，乳汁的排碘量很多，乳腺能浓集碘以满足婴幼儿对碘的需要，每日约排出 25 μg 碘。人体每日碘需要量为 60～100 μg。由于食物中的碘因储存或烹调会有所损失，而碘的吸收要受多种因素影响，故碘的供给量要大于需要量，一般为需要量的 2 倍。美国国家科学院粮食营养局建议碘的供给量为：成人（男、女）150 μg/d，孕妇 175 μg/d，乳母 200 μg/d。

在一个稳定条件下，人体碘的排出量基本上反映碘的摄入量。由于碘主要经尿排出，因此尿碘则基本反映了碘的摄入量。人体尿碘低于 100 μg/L 即提示碘摄入不足，流行病学资料显示，尿碘低于 50 μg/L，则会出现地方性甲状腺肿，低于 20 μg/L 则几乎肯定会出现地方性克汀病。

二、地方性甲状腺肿

地方性甲状腺肿是由于长期居住在缺碘环境造成机体缺碘而形成的单纯性甲状腺肿。我国约有 3.7 亿人仍居住在地方性甲状腺肿流行地区，占世界缺碘地区总人口的 37.4%。约有 3 500 万人患地方性甲状腺肿，所以我国地方性甲状腺肿的防治和研究工作比较艰巨。

（一）病因

1. 碘缺乏　缺碘的概念最初始于含碘食物和碘剂对本病的疗效，我国古代医学家葛洪（晋代）和孙思邈（唐代）采用海藻、昆布治疗瘿病。1950 年 Chating 通过流行地区和非流行地区的土壤、水源和空气的碘含量测定，才真正明确缺碘与地方性甲状腺肿的关系。动物实验也证明，缺碘食物饲养的动物将发生此病，而给予一定量的碘剂后可防止此病的发生。

缺碘是指流行地区的土壤、饮水和空气中缺少碘而言，缺碘引起的地方性甲状腺肿的学说为世界公认。人体摄入的碘，大部分由尿排出，因此通过测定尿中碘的排出量基本上可反映碘的摄入量。流行地区居民尿中含碘量明显低于非流行地区，说明流行地区居民处于缺碘状态，在地方性甲状腺肿地区推行碘化食物和碘盐后，患病率明显下降，证明人体碘缺乏是造成地方性甲状腺肿的主要原因。在碘缺乏地区，居民碘摄入量不足，造成合成甲状腺激素所需的碘缺乏。对此，机体产生代偿反应，这种代偿主要通过甲状腺组织增生，并加强其摄碘功能，尽量在低碘状态下使甲状腺能从血液中摄取足够的碘，分泌机体正常需要量的甲状腺素。此外，地方性甲状腺肿患者血清 T_3/T_4 比值增高，提示甲状腺优先合成需碘较少且活性较强的 T_3（T_3 是 T_4 生物活性的 3～4 倍，且含碘为 T_4 的 3/4）。结果，机体通过增加高效 T_3 的合成，既节约了碘，又保证机体不发生甲状腺机能减退症。

甲状腺对缺碘的代偿作用是由垂体 – 甲状腺轴系统调节的。当环境缺碘时，血液中无机碘浓度下降，甲状腺对 TSH 敏感性提高，虽然血液中 TSH 浓度正常，甲状腺组织也开始增生，摄碘功能增强，以保证合成足量的甲状腺素。当缺碘进一步加重时，甲状腺合成 T_3 增多，T_4 减少。血液中 T_4 的浓度是调节垂体分泌 TSH 的主要因素，T_4 减少造成 TSH 分泌增多，甲状腺组织进一步增生。碘缺乏并不都引起甲状腺肿，即使在地方性甲状腺肿发病率达 90% 的重度流行区，仍有 10% 的居民不发病。原因可能是其甲状腺具有更强的摄碘能力，无须甲状腺增生即可获得足够的碘。

2. 生甲状腺肿物质　生甲状腺肿的物质很多，一般可分为药用化学品、食用植物类和微量元素三类。药用化学品如硫氰酸盐、过氯酸盐和硫脲嘧啶等。硫脲嘧啶类药品通过抑制甲状腺细胞内的过氧化酶系，使碘化物不能氧化成活性碘分子，从而抑制甲状腺激素的合成。因此，只有给予甲状腺制剂才能防止甲状腺肿。某些单价阴离子，在碘缺乏的情况下与少量的碘竞争。所以临床上补碘或给甲状腺制剂都能防止其致甲状腺肿作用。

植物类致甲状腺肿物质较多，主要的是芸苔类植物，如洋白菜、包心菜、花椰菜、黄芽菜以及菜油和大豆制品等，这些植物含有硫葡萄糖甙（如硫氰酸盐，2－5－乙烯－2－硫代噁唑酮），能抑制碘的有机化，使甲状腺激素的合成受阻。另外有些热带地区以木薯为主食，可产生地方性甲状腺肿。木薯在体内被水解后能产生氰化物，并转化成硫氰酸盐，从而引起甲状腺肿。在甲状腺肿流行地区，如用未煮沸的水饲养动物，动物会发生甲状腺肿，而用煮沸后的水饲养则不发生甲状腺肿。相似的情况对居民也一样。由于甲状腺肿流行地区多为陆山区，山水中含有多量的致甲状腺肿的重碳酸盐，经煮沸后形成碳酸钙沉淀下去，就不会产生甲状腺肿。重碳酸盐所致甲状腺肿的作用不强，仅在缺碘的条件下才发生。此外，有人认为钙和镁可抑制碘的吸收，氟和碘在体内有抵抗作用，锰能促进甲状腺肿大，钴能促进甲状腺素的合成，因此饮水中钙、镁、锰、氟含量增高，钴缺乏时可以引起甲状腺肿。

总之，生甲状腺肿物质通过干扰碘的利用和抑制甲状腺素的合成而引起甲状腺肿，是本病的另一重要原因。

3. 营养物质缺乏 流行地区多分布于经济条件较差的贫困山区，居民存在蛋白质营养不良问题。动物实验证明，用低蛋白饮食，可以诱发甲状腺肿，给予酪蛋白后甲状腺肿消失。有人研究营养不良婴儿存在甲状腺功能低下趋势。有少数贫困的地方性甲状腺肿流行地区，供碘后其发病率并不下降，而某些城市居民摄碘率低到地方性甲状腺肿流行地区水平，但无地方性甲状腺肿发生。因此，营养因素对地方性甲状腺肿的发生起一定的作用。

（二）病理

缺碘可造成甲状腺滤泡的上皮细胞肥大和增生，由扁平形变成立方形或高柱形，甚至增生的上皮细胞形成乳头状折叠，突入滤泡腔，使滤泡腔扩大，胶质减少。缺碘缓解后，甲状腺滤泡的上皮细胞重新恢复到原来的形状结构。随着缺碘时间延长，滤泡上皮细胞以胞大增生为主，形成甲状腺弥漫性肿大，质地软，表面光滑，无结节。实际上地方性甲状腺肿患者摄碘量可能时多时少。因此，甲状腺的肥大增生和退化复原反复发生，而且甲状腺组织各个部分对 TSH 的敏感性不一致，较敏感部表现为过度增生，不敏感区域则以退化复原为主，随着病程延长，最终形成结节性甲状腺肿。结节性甲状腺肿多数为多结节型，少数可为单发结节。结节根据组织学结构，可分为胶性结节和实质性结节。胶性结节是甲状腺组织由退化或增生转为退化过程所致，由若干扩大、充满胶质的滤泡腔组成，与周围组织无包膜分隔。实质性结节是甲状腺滤泡上皮细胞过度增生，细胞成团堆积而成，滤泡腔胶质很多，一般无包膜，有的实质性结节可发展为腺瘤或癌变，有些可出现功能自主性而形成甲亢。结节性甲状腺肿内常见小动脉壁增厚及管腔闭锁，周围静脉受压，使结节内血液循环障碍，导致钙盐沉着，组织细胞变性、坏死，出现结节钙化、纤维化和囊性变。

（三）临床表现

地方性甲状腺肿主要表现为颈部增粗，影响美观，严重者可产生压迫症状，一般无甲状腺功能的改变。

1. 甲状腺肿 甲状腺肿早期为弥漫性肿大，质软，表面光滑，可随吞咽而上下移动，无血管杂音及震颤，局部皮肤无改变。发病往往在青春期前，青春期、妊娠和哺乳期加重。随着年龄增长和病程延长，甲状腺可出现结节，常为多发性。结节多数为实质性，也可有囊性变、钙化和纤维化。甲状腺呈结节状，结节质地不一、大小不等，偶可发生癌变，此时甲状腺肿大发展迅速、质硬，并有浸润症状。

2. 压迫症状 当地方性甲状腺肿患者年龄大，病程长，肿大明显或伴有较大结节时可出现压迫症状：①压迫气管，气管可一侧受压使其移位或弯曲，两侧受压使其变扁，长期受压可造成气管软骨软化，形成气管软化症。主要表现为气管刺激症状和呼吸困难，当颈部过伸或仰卧时呼吸困难加重，严重者可有窒息的危险。②喉返神经受压，常为一侧受压，引起声嘶。如两侧受压可引起失声和窒息。③血管受压，多见于胸骨后甲状腺肿，压迫上腔静脉，造成头部血液回流受阻，颜面浮肿，同时颈部和胸部表浅静脉扩张。④食管受压，较少见，当甲状腺伸展至食管和气管之间时，才出现食管压迫而产生吞咽困难。

（四）检查

1. 血清甲状腺激素 TT_3 多数正常或轻度升高，TT_4 正常或正常低值，TT_3/TT_4 比值增高。缺碘严重地区，部分患者甲状腺功能失代偿，可出现 TT_3、TT_4 下降。

2. 血清 TSH 多数在正常范围，部分 TSH 升高，处于甲状腺功能代偿状态。

3. 尿碘 正常成人尿碘排出量为 $50 \sim 100\ \mu g/g$ 肌酐。地方性甲状腺肿患者碘摄入量减少，尿碘量明显下降。

4. 摄^{131}I 率 地方性甲状腺肿患者处于碘饥饿状态，摄^{131}I 率增高，但高峰常在 24 小时或 24 小时后出现，少数患者可出现高峰前移，类似甲状腺功能亢进症的吸碘改变。

5. 甲状腺激素抑制试验 患者摄^{131}I 率增高，尤其出现高峰前移者，必须行此试验，可以和甲状腺功能亢进症患者鉴别。地方性甲状腺肿患者甲状腺激素抑制试验呈阳性。

6. 放射性核素显像 甲状腺弥漫性增大，早期放射性分布均匀，随着病程延长和结节、囊肿及钙化形成，放射性分布常不均匀。

7. 超声波检查 甲状腺触诊法对甲状腺肿大的分度，特别是学龄儿童生理性肿大的 I 度肿大准确性较差。甲状腺超声波检查能较客观、准确地反映甲状腺体积，并能发现甲状腺较小结节及囊肿，且容易普及。目前世界卫生组织（WHO）在地方性甲状腺肿流行病学研究中推荐此方法。

8. X 线检查 见颈部软组织肿大，部分患者见甲状腺钙化影。当甲状腺压迫气管，可造成气管移位、弯曲、狭窄以及气管软化。

（五）防治工作标准

我国 1980 年 9 月在河南省召开地方性甲状腺肿和地方性克汀病学术交流和科研协作会议，制定地方性甲状腺肿防治工作标准如下。

1. 诊断 ①居住在地方性甲状腺肿地区。②甲状腺肿大超过本人拇指末节或有小于拇指末节的结节。③排除甲状腺功能亢进、甲状腺癌等其他疾病。

尿碘低于 $50\ \mu g/g$ 肌酐，甲状腺摄^{131}I 率呈饥饿曲线，可作参考标准。

2. 分型 ①弥漫型，甲状腺均匀增大，摸不到结节。②结节型，在甲状腺上摸到一个或几个结节。③混合型，在弥漫肿大的甲状腺上，摸到一个或几个结节。

3. 分度

正常人：甲状腺看不见，摸不着。

生理增大：头部保持正常位置时，甲状腺容易摸到，相当于本人拇指末节，特点是"摸得着"。

I 度：头部保持正常位置时，甲状腺容易看到，大小为超过本人拇指末节到相当于 1/3 个拳头，特点是"看得见"。甲状腺不超过本人拇指末节，能摸到结节时也归为 I 度。

Ⅱ度：由于甲状腺肿大，脖根明显变粗，大于本人 1/3 个拳头到相当于 2/3 个拳头。特点是"脖根粗"。

Ⅲ度：颈部失去正常形状，甲状腺大于本人 2/3 个拳头到相当于一个拳头大小，特点是"颈变形"。

Ⅳ度：甲状腺大于本人一个拳头，多带有结节。

4. 病区划分　以乡村为单位，按上述分度标准普查，居民甲状腺肿患病率 >3% ，或 7 ~ 14 岁中小学生肿大率 >20% 来划分病区轻重标准（表 3 - 4）。

表 3 - 4　轻重病区划分标准

	居民患病率（%）	7 ~ 14 岁中小学生肿大率（%）	尿碘（μg/g 肌酐）
轻病区	3 ~ 10	20 ~ 50	25 ~ 50
重病区	>10	>50	<25

5. 地方性甲状腺肿统计指标

（1）患病率

患病率 = Ⅰ ~ Ⅳ度病例数/受检总人数 ×100%

（2）肿大率

肿大率 = （生理性肿大人数 + Ⅰ ~ Ⅳ度病例数）/受检人数 ×100%

（3）发病率

患病率 = 再检时出现 Ⅰ ~ Ⅳ度病例数/初检时属于正常或生理增大总人数 ×100%

6. 防治效果观察标准

（1）治愈：防治后，各度甲状腺肿恢复到生理性肿大。如残留硬结，大小不超过本人拇指末节。

（2）有效：肿大度下降 Ⅰ 度或 Ⅰ 度以上，尚未恢复到生理增大。

（3）无效：原肿大度数无改变。

（4）增大：肿大度增加 Ⅰ 度或 Ⅰ 度以上。

（5）发病：原为正常，发展到 Ⅰ 度或 Ⅰ 度以上。

（6）复发：治愈后，经过一段时间，又展到 Ⅰ 度或 Ⅰ 度以上。

7. 基本控制和基本消灭指标　在确保以食盐加碘为重点的综合防治措施落实后，以乡村为单位，居民患病率重病区等于或 <5% ，轻病区等于或 <3% ，轻重病区 7 ~ 14 岁中小学生甲状腺肿大率等于或 <20% （居民尿碘高于 50 μg/g 肌酐）为基本控制和基本消灭。

（六）预防和治疗

地方性甲状腺肿主要是碘缺乏所致，因此防治的最好办法是补充适量的碘。早在晋代我国就采用海藻、海带防治本病。1940 年瑞士首先应用碘盐预防地方性甲状腺肿，取得满意效果。目前已有 30 多个国家立法使用碘盐，我国于 1994 年 3 月通过应用碘盐的法规。国外曾一度用碘化饮水、碘化面粉和碘化糖果等方法，均因种种原因而被淘汰。

1. 碘盐　碘盐，即在食盐中加入碘化物。目前各国加入碘化物的浓度极不一致，从 1/200 000 ~ 1/10 000，联合国卫生组织推荐剂量为 1/100 000。我国的碘化物浓度波动在 1/100 000 ~ 1/10 000 之间。由于我国各省区病情轻重不一，居民食盐消费量不等，且碘盐的加工和包装方法不同，因此各省标准不一致。1980 年于志恒提出我国碘盐的浓度在 1/50 000 ~ 1/40 000，即可达到防治地方性甲状腺肿的要求，但甲状腺肿患者应用碘剂后有诱发碘甲亢的危险。

2. 碘油　新几内亚一位胸科医生发现支气管碘油造影后，患者血清蛋白结合碘长期升高，因而发明碘油防治地方性甲状腺肿的方法。碘油注射可发挥长效作用，可能是吸收的碘油部分储存在甲状腺内和其他组织内，例如网状内皮系统、脂肪组织等，形成一个碘库，尔后慢慢从这些组织释放出来，长期供给机体碘，且可随身体需碘量自行调节。自1957年新几内亚应用碘油防治地方性甲状腺肿取得满意效果后。许多国家已相继采用。

（1）碘油的种类：乙碘油，每毫升含碘475 mg。碘化核桃油，每毫升含碘507.3 mg。碘化豆油，每毫升含碘485.2 mg。

（2）碘油的注射剂量及方法：儿童注射臀部，成人注射三角肌，乙碘油注射0.5 mL可纠正缺碘1.5年，注射1.5 mL纠正缺碘2年，注射5 mL约持续5年。碘核桃油和碘化豆油注射1 mL可纠正缺碘3.5年。

（3）适应证与不良反应：流行地区居民不分性别、年龄，在0～45岁间均可注射碘油。由于结节性甲状腺肿患者的甲状腺具有功能自主调节的趋势，易诱发甲亢，因此用量可减半。大结节型甲状腺肿一般不采用碘油注射法。

我国在地方性甲状腺肿防治中，也曾采用此法，取得较好疗效。总之，此法简便、长效、经济、可靠，尤其适用于边远、交通不便地区。

3. 甲状腺制剂　通过补充甲状腺激素，抑制TSH分泌从而使甲状腺缩小。主要适用于存在甲状腺机能低下趋势的患者，特别是妊娠、哺乳期妇女，在补充碘剂的基础上加用甲状腺制剂。也适用于经补充碘剂无效者。常用甲状腺制剂有甲状腺片，每天口服60～80 mg；左甲状腺素钠（LT$_4$），每天口服100～300 mg；三碘甲状腺原氨酸钠（T$_3$），每天口服25～100 μg。应用甲状腺制剂，应从小剂量开始，逐渐加量。对于有心血管疾病的患者和老年人，应慎重使用。

4. 手术治疗　手术治疗的目的是切除失去正常生理功能和结构以及疑有恶变的甲状腺组织，解除压迫症状。

（1）适应证：①较大结节型和混合型甲状腺肿。②疑恶变者。③出现各种压迫症状。④巨大甲状腺肿影响生活和美观。⑤伴有甲状腺功能亢进症。

（2）禁忌证：①轻度弥漫性肿大，无并发症者。②合并各种严重心脏病、高血压和肝、肾疾病患者。③儿童青春期及老年人。④妊娠期妇女暂不考虑手术治疗。

三、地方性克汀病

地方性克汀病又称"地方性呆小病"，简称"地克病"，是指出生在地方性甲状腺肿流行区，具有身体发育障碍和智力障碍的甲减患者。地克病与地方性甲状腺肿有密切的关系。我国是地方性甲状腺肿病情严重的国家之一，患地克病的人数达20多万。

（一）病因

地克病均发生在地方性甲状腺肿流行区。凡是地方性甲状腺肿发病率越高的地区，饮食中含碘越低，地克病的发生率就越高。流行区应用碘化物预防后，新发生的地克病明显减少，消灭了地方性甲状腺肿的地区，地克病不再出现，说明缺碘是地克病的主要原因。

有资料表明，环境缺碘的严重程度与地克病的发病率并不总是一致的。如爪哇，缺碘严重，地方性甲状腺肿发病率高，但地克病罕见。再如喜马拉雅山区，不同乡村缺碘同样严重，但地克病的发病率差异很大。另外，地克病常有家族集中性，故认为地克病的发病和遗传因素有关。但有些遗传学调查，如同卵双生子调查、家族调查等结果，则否定与遗传有关。因此地克病与遗传因素的关系目前尚无定论。

正常状态下，在胚胎发育的 10～12 周，胎儿甲状腺即开始合成甲状腺激素。在此之前，胎儿发育所需的甲状腺素由母体通过胎盘供给。此后胎儿的部分甲状腺素和合成甲状腺素所需的碘也由母体通过胎盘提供，怀孕期缺碘和母体甲减使胎儿甲状腺激素供给不足。甲状腺激素缺乏，使中枢神经系统的发育、分化和成熟障碍，同时也影响其他组织的分化和发育，如骨骼系统。缺碘造成胎儿甲状腺激素不足的同时，细胞内元素碘供给也缺乏，直接影响脑细胞的发育和分化。总之，地克病的脑发育障碍，与缺碘的直接影响和甲状腺功能低下均有密切关系。

（二）病理

多数患者甲状腺萎缩，呈广泛的纤维化，滤泡数量减少，体积缩小。部分患者有代偿性甲状腺肿大，即甲状腺呈弥漫性或结节性肿大，滤泡增多，上皮细胞增生，呈立方状或高柱状。大脑呈萎缩性改变，其重量和体积明显小于正常，镜下见神经细胞排列紊乱，神经胶质细胞增生，锥体细胞可有异位现象，体积小，尼氏小体减少或消失。脑垂体体积增大，嗜碱性粒细胞数量增多，细胞肥大，嗜酸细胞减少。骨骼系统可见骨化不全，骨骼成熟障碍，骨龄延迟。

（三）临床表现

地克病在不同地区发病率差别很大。男女之间发病率无差异。临床上表现为不同程度的神经系统功能障碍和甲状腺功能低下。根据临床表现的差异分为神经型、黏液性水肿型和混合型。神经型主要特点是智力低下和神经综合征，如听力、语言和运动神经障碍等；黏液性水肿型出现以黏液性水肿为特点的甲状腺功能低下症状，不同程度的身体发育障碍、性发育障碍及克汀病形象等；混合型兼具上述两种主要症状。临床上以混合型多见。

地克病临床表现差异较大，不同的临床类型其表现也不一样，典型地克病的临床表现有：

1. **智力障碍** 智力障碍是诊断地克病的必备条件，但临床上智力障碍的程度轻重不等，一般分为 4 度。

（1）弱智：智商 50～69，无明显语言障碍，记忆力、理解力差，不能顺利完成小学教育，能学会一定的谋生技能。

（2）愚笨：智商 35～49，能掌握日常生活用语，但词汇缺乏，不能适应普通学校学习，动作迟钝，但可学会生活自理和简单劳动。

（3）痴呆：智商 20～34，言语功能严重受损，不能进行有效的语言交流，能认人和理解简单意思，除饮食、大小便外，生活不能自理。

（4）白痴：智商 0～20，言语功能缺乏，生活完全不能自理。

2. **聋哑** 聋指听力障碍，可分为全聋、半聋和听力减退。哑指语言障碍，分为全哑、半哑和语言不清。

3. **运动功能障碍** 运动功能障碍可表现为步态不稳、爬行和瘫痪。一般肌张力增强，腱反射亢进，可出现病理反射，常以下肢表现突出，有时可见下运动神经元损伤的肌肉萎缩。

4. **身体矮小** 不同的临床类型患者，体格发育障碍的程度不同。神经型患者体格发育迟缓，但最终可正常或接近正常。黏液水肿型体格发育明显落后，四肢、手指、足趾较短，上身长明显大于下身长，骨骼发育迟缓，骨龄落后于实际年龄，多数成年后身高在 1.2~1.4 m 之间，甚至更矮。

5. 性发育落后 神经型患者仅少数有性发育落后，表现为外生殖器和第二性征的发育迟缓，但以后仍能成熟，多数可结婚并生育。黏液性水肿型患者绝大多数性发育落后，外生殖器呈儿童型，缺乏第二性征，一般不能结婚或生育。

6. 甲状腺肿 患者甲状腺可肿大、正常或萎缩。一般神经型甲状腺肿大多见，可为结节性。黏液性水肿型甲状腺多不肿大，甚至萎缩。

7. 甲状腺功能低下和克汀病面容 神经型克汀病患者，多数甲减表现轻微或没有症状，但实验室检查往往有甲减的证据。黏液水肿型甲减的临床表现较明显。典型患者表现为方颅，方脸，额低短，眉间宽，眼裂狭窄，鼻梁塌陷，鼻翼宽，唇厚，张口伸舌，舌体肥大，流涎，面容呆笨，颈部粗短，临床上称之为克汀病面容。此外可见患者头发稀疏、易折断及脱落，皮肤粗糙、干厚、脱屑，体温低，患者畏寒嗜暖，心率缓慢，血压低，常见脐疝和腹股沟疝，肠蠕动减弱，便秘，2~3 天大便一次，严重者可达 7~10 天一次。

（四）检查

1. 甲状腺功能检查 几乎所有患者都有不同程度甲状腺功能低下的实验室改变，即使无甲减临床表现的神经型患者，95% 可表现为 TT_4 降低，TSH 升高，这两种指标的变化对甲减的诊断最为灵敏可靠。典型患者 TT_4、TT_3、FT_4、FT_3 均下降，TSH 升高。由于地克病发生在重度缺碘地区，摄 ^{131}I 率多增高，呈碘饥饿曲线。黏液水肿型摄 ^{131}I 率多降低。基础代谢率（BMR）下降，跟腱反射时间延长，血清胆固醇可正常或升高。

2. 骨骼 X 线检查 可见骨骼发育延迟，明显落后于实际年龄，长骨骨皮质增厚，髓腔狭窄，骨骼发育不良，指骨、胫腓骨骨端膨大，颅底短小，脑回压迹减少，蝶鞍变宽，乳突、副鼻窦气化不良。

（五）诊断

我国 1980 年 9 月在河南辉县召开地方性甲状腺肿和地方性克汀病学术交流和科研协作会议，并制定了地方性克汀病诊断标准，其主要内容介绍如下。

1. 地方性克汀病的诊断

（1）必备条件：①出生、居住于低碘、地方性甲状腺肿病区。②有精神发育不全，主要表现为不同程度的智力障碍。

（2）辅助条件：①神经系统症状，不同程度的智力障碍；不同程度的语言障碍；不同程度的运动神经障碍。②甲状腺功能低下症，不同程度的身体发育障碍；不同程度的克汀病形象，如傻相，面宽，眼距宽，塌鼻梁，耳软，腹部膨隆等；不同程度的甲减表现，如黏液性水肿，皮肤、毛发干燥，X 线骨龄落后和骨骺愈合延迟及血浆蛋白结合碘（PBI）降低，血清 TT_4 降低，TSH 升高。

有上述的必备条件，再具有辅助条件中神经系统或甲状腺功能低下症任何一项或几项，而又可排除分娩损伤、脑炎、脑膜炎及药物中毒者，即可诊断为地方性克汀病。如单有上述必备条件，但不能排除类似本症的其他疾病者，可诊断为疑似患者。

2. 地方性克汀病智力分度标准 地方性克汀病智力分度标准见表 3-5。

3. 婴幼儿地方性克汀病诊断 婴幼儿地方性克汀病诊断指征见表 3-6。

表 3 – 5　地方性克汀病智力分度标准

	重（智龄 0 ~ 5 岁）	中（智龄 5 ~ 8 岁）	轻（智能 8 ~ 11 岁）
生活能力	完全或部分不能自理个人生活	能自理生活	能自理生活
劳动能力	不能完成或仅能完成简单的家务劳动	能参加一般家务劳动或简单田间劳动	能经常执行一般家务劳动或田间劳动，但难以学会较复杂的家务或田间劳动
语言能力	有明显语言障碍	用单词或简单名字表达简单事务，语句联系松弛	说话可连结，但语句简单，内容贫乏，抓不住事物关系的中心
认识能力	不能或仅在一定程度上分辨大小、颜色、形状	能认识大小、颜色、形状，不能从事文化学习或学习有明显困难	能在相当程度上认识环境处理问题，但较同龄儿童幼稚，不恰当；能初步参加文化学习，但难以学习较复杂或抽象的文化知识
计算能力	无数概念	能借助实物认 10 以内的数。无抽象概念，不能运算	可以学会脱离实物的数的概念，可掌握到 10 以内的数，借助或不借助实物做 10 以内或 10 以上的加减法，但心算困难

表 3 – 6　婴幼儿地方性克汀病诊断指征

	一般症状体征	神经体征	化验检查	X 线表现
新生儿期	哭声微弱，吸乳困难或呛奶，食量少，整日嗜睡，醒时也不动或少动，便秘，有脐疝，克汀病形象	吸吮反射（－） 强握反射（－） 拥抱反射（－）	PBI 降低，血清 T_4 降低，血清 TSH 升高	股骨远端骨骺不出现
3 个月左右	无反应性微笑，不会发笑声，对铃声无反应，不能俯卧抬头至 45°，不能跟注视物转头至 90°，有脐疝，克汀病形象	吸吮反射（－） 强握反射（－） 拥抱反射（－） 可有斜视	同上	骨龄落后
半岁左右	不会自发微笑，不会伸手抓东西，不会两手抓在一起，不会发尖叫声，不会翻身，俯卧不能抬头至 90°和不会用手撑起胸，不能跟注视物转头至 180°	可用斜视和眼球震颤	同上	同上
1 岁左右	对生人无反应，不会自己吃东西，不会做躲猫游戏，不会将一手中之物传递给另一手，不会有所指叫妈妈和咿呀学语，不能独坐，不能扶站，有脐疝，克汀病形象	吸吮反射（＋） 强握反射（＋） 抬躯反射（－） 可有斜视和眼震	同上	腕关节的头骨和钩骨骨骺未出现
2 岁左右	不会脱衣、脱鞋，不会用杯子喝水，不会做拍手、再见等动作，不会说 3 个字的话，不会走，不会后退走，不会上台阶，有脐疝，克汀病形象	吸吮反射（＋） 强握反射（＋） 拥抱反射（＋） 可有斜视和眼球震颤	同上	

注：任何年龄各部位长骨两端的骨骺，如呈点彩状或泡沫状，在流行区均应考虑地方性克汀病。

（六）鉴别诊断

1. 先天愚型　先天愚型与克汀病不同，是由于染色体畸变所致，即第 21 染色体三体，患者头小而短，鼻梁平坦，鼻小，眼裂小，两侧眼角上吊，舌长，舌尖伸出舌外，表情愚钝，小指短并内弯，掌纹贯通于手，第一、第二趾分开，肌张力低，关节松弛易屈，皮肤温暖、细腻。先天愚型患者身材矮小不如克汀病严重，表情较活跃，对周围事物较感兴趣，但性腺发育较克汀病严重，多数不育，甲状腺功能检查正常，有染色体异常，可与克汀病鉴别。

2. 脂肪软骨营养不良（又称"黏多糖病""承溜病"）　因遗传性黏多糖代谢障碍，造成大量黏多糖沉积在网状内皮系统，其外形颇似克汀病，身材矮小，智力发育障碍，颈短，头大，唇厚，皮肤粗糙。由于脊柱软骨发育不良较四肢严重，故躯干较四肢为短。因脊柱短和肝脾肿大，患者腹部膨隆，常伴脐疝，手指弯曲不能伸展呈"爪状"，半数有角膜混浊及视力障碍。X 线检查示软骨营养不良。尿黏多糖阳性，甲状腺功能正常。

3. 苯丙酮尿症　苯丙酮尿症是遗传性苯丙氨酸代谢缺陷。患者智力低下明显，出生 4~6 月内可出现症状，头发由黑渐变黄，皮肤嫩白，不安，多动，肌张力及反射增强，汗、尿有霉臭味，尿三氯化铁试验阳性，血苯丙氨酸浓度升高，无甲状腺功能改变。

4. 脑性瘫痪　大脑性瘫痪是颅内非进行性病灶所引起的运动障碍，可因产前或产后缺氧损伤等因素引起，部分原因不明。患者有明显的智力低下，以痉挛性瘫痪为主，运动障碍明显，甲状腺功能正常。

5. 软骨营养不良　患者身材矮小，由于病变主要在四肢，四肢与躯干相比明显较短，腰椎前凸，臀部向后突起，肌肉发达，智力正常，无甲状腺功能减退。

6. 垂体性侏儒　垂体性侏儒是因垂体前叶生长激素分泌不足，造成机体的生长发育障碍。患者智力正常，一般 2~4 岁开始较同龄儿童生长缓慢，但身体各部分比例正常，性发育不全，第二性征缺乏或低下，到成年后仍保持儿童外貌，生长激素水平下降，血清 TSH 正常或降低。甲状腺制剂治疗无明显效果。

7. 佝偻病　患者智力正常，有方颅、鸡胸、串珠肋，"X"或"O"形腿等，血钙、血磷降低，有典型的佝偻病 X 线征象，容易与克汀病区别。但有时两者可同时存在。

（七）预防和治疗

地克病一旦出现神经损害往往难以恢复，给家庭和社会带来很大的负担，因此，地克病预防更为重要。预防主要措施是补充碘盐、碘油等。随着地方性甲状腺肿的消失，地克病发生率明显减少或消失，地克病一经确诊，应补充碘剂，具体方法同地方性甲状腺肿的防治，同时应给予甲状腺激素的替代治疗，方法同成人甲减，但剂量与成人不同。替代治疗的疗效与地克病的临床类型有密切的关系，黏液水肿型疗效明显，甲减的症状可消失。年幼者身高明显增长，智力有所进步，但对原有的神经损伤则不能得到恢复。年龄较大者，智商无法改变。神经型地克病疗效不佳。对地克病患者应进行长期耐心教育和训练，可以改善其智力水平，提高其工作和生活自理能力。此外要加强营养，补充蛋白质、维生素 A、维生素 B、维生素 C 和钙剂等。

总之，地克病的治疗应强调早期发现、早期治疗，才能减轻神经系统损伤，促进患者体格发育。但关键在于预防。

四、亚临床型克汀病

亚临床型克汀病是一种由缺碘引起的极轻型的克汀病患者，这些人不能诊断为典型的地克病，但他们又不正常，常以轻度智力落后为主要特征而影响病区人口素质。1936 年 DeQuervain 和 Wegelin 首先在缺碘病区把非典型的克汀病患者称为"半克汀病"。1980 年，Iaggasse 明确使用"类克汀病"这个术语，定义为：①可疑甲减。②可疑智力落后。③二者均有。他认为具备上述一项者可诊断为类克汀病。1985 年，碘缺乏病专家组在山西忻州召开了一次专题学术会议，在这个会议上，与会人员同意"地方性亚临床型克汀病"的命名，简称"亚克汀病"。

（一）临床表现

1. 轻度智力落后　就智力落后而言，智商（IQ）小于 50 可诊断为地克病；其 IQ 为 50~69 属轻度智力落后（MMR），即所谓弱智，这是亚克汀病的主要特征。MMR 的患儿常表现为计算能力差；记忆力尤其是长期记忆功能不良；抽象运算能力差；注意力、认识力和理解能力均低于正常儿童，有的还伴有一定的情感障碍。

2. 轻度的神经损伤　亚克汀病的神经损伤较轻，往往需采用精细的检查方法才能检出。

（1）神经运动功能异常亚克汀病患者往往表现异常，如反应时延长，动作易疲劳，准确性差。

（2）轻度听力障碍患者常不表现为耳聋，但有不同程度的听力受损，严重的儿童在上课时只能坐在前排才能听清教师的讲课。

（3）其他阳性发现有的亚克汀病患者伴有腱反射亢进，巴宾斯基症阳性等锥体束症状，有的脑电图发现慢波增多，多数听觉诱发电位异常，有的还有视觉诱发电位异常。

3. 激素性甲状腺功能减退　少数患者表现为 T_4 下降、TSH 升高，但多数人显示 T_3 正常、T_4 稍低（可在正常范围内）、TSH 升高等亚临床甲减的改变。故亚克汀病患者可表现为身高、体重、头围低于正常人。骨龄落后或骨骺愈合不良往往是一种检出亚克汀病较敏感的指标。

（二）诊断

目前没有全国的统一标准。1985 年的亚克汀病学术研讨会上，碘缺乏病专家咨询组建议提出了下列试用的诊断标准。

1. 必备条件

（1）出生、居住于低碘性地方性甲状腺肿病区。

（2）有精神发育迟滞，主要表现为轻度智力落后 4 岁以下 DDST 异常者；4 岁以上 IQ 为 50~69 者。

2. 辅助条件

（1）神经系统障碍

1）轻度听力障碍（电测听高频或低频有异常）。

2）极轻度言语障碍。

3）精神运动发育障碍或运动技能障碍。

（2）甲状腺功能障碍

1）极轻度的身体发育障碍。

2）极轻度的骨龄发育落后。

3）激素性甲状腺功能减退。

有上述必备条件，再具有辅助条件中神经系统障碍或甲状腺功能障碍的任何一项或一项以上，而又能排除其他原因，如营养不良、锌缺乏等可能影响智力，中耳炎等可影响听力，以及影响骨龄和身体发育的因素均排除后，可诊断为地方性亚临床型克汀病。

（三）临床意义

亚克汀病由于以轻度智力落后为主要临床表现，因此它属于有结构异常的精神发育迟滞病。所谓结构异常是指这种智力落后是有一定的病理改变、结构异常和神经系统损伤。该病的发病机理与地克病是相同的，轻度缺碘或缺碘导致的轻度损伤是其发病的基本环节。值得重视的是，近年来由于碘盐浓度不稳定或不合格以及非碘盐进入病区，人群碘缺乏的纠正并不彻底，因此地方性甲状腺肿和地克病虽然得到了基本控制，但却不能根除亚克汀病的发生。因此碘缺乏纠正不足，特别是孕妇供碘不足是导致亚克汀病发病的重要原因。

亚克汀病的发病率远远高于典型的克汀病，并严重影响人口素质和阻碍社会经济的发展，因此病区人群的智力水平正在成为衡量碘缺乏病防治好坏的重要标志。过多的争论其诊断问题不如着眼于本病的防治。严格的食盐加碘或育龄妇女强化补碘（碘油口服或肌内注射）是防治本病的主要手段。由于亚克汀病系先天性脑损伤所致，不可能完全逆转，所以加强教育和训练、改善营养状况可能有所裨益，对有激素性甲减者可用碘油或适量的甲状腺素治疗，但本病主要在于预防。

五、碘缺乏病的监测

对碘缺乏病来讲，监测的目的及意义在于：

1. 确定一个人群的缺碘程度及碘缺乏病的分布状况，为长期评估或监测提供一个基线。

2. 识别出高发病区及高危险人群，以便迅速争取干预措施，即何处应优先采取措施，以便更有效地利用资源。

3. 对已实行的防治计划进行评估，即防治计划的效果如何，对出现的问题及时进行分析并反馈到相应的执行部门，以便迅速争取对策。

从以上意义讲，监测是个长期、常规性的工作。在制定监测计划时，首先要选择进行监测的指标，监测的目标人群（这部分人群有代表性、对碘缺乏敏感易伤性、容易进行监测易接近性），并且采取最符合流行病学原则的最佳抽样调查方法。

1. 对碘盐质量进行监测要从工厂、销售商店和居民户三个水平上检查盐中的碘浓度，合格的碘盐要在90%以上。

2. 甲状腺　大小这是对病情的监测。目标人群以7～14岁儿童为好，这部分人群在学校中上学，故容易接近、调查方便；他们正处于生长发育时期，对碘缺乏敏感；他们的甲状腺肿大情况对整个人群有代表性。在我国，专家们普遍认为7～14岁的甲肿率应在5%以下；大于5%被认为碘缺乏纠正不彻底。

3. 尿碘　这是反映居民碘营养水平的敏感指标。一般50例标本就具有代表性。尿碘值以中位数表示，正常应大于100 μg/L。

以上三个指标是最基本的指标，也是容易施行的。下面的指标是可供选择的，有条件有能力的地方可以采用：①新生儿TSH>5 mU/L的比率应小于3%。②血清Tg的中位数应小于10 mg/mL。③对学龄儿童进行智力评估。

碘缺乏病是一种病因明确、防治方法有效、完全可以预防或根除的地方病。它是一种全球性的营养缺乏病，目前主要危害发展中国家。碘缺乏病的根除是涉及政府多部门、多学科的系统工程，任何环节的纰漏都会导致碘缺乏病的流行。只要多部门合作，卫计委、盐业、商业、工商、教育部、公安部等通力协作，确保食盐加碘的落实，将可以在全球实际消除碘缺乏病。

（郭　婧）

第二节 甲状腺功能亢进症

甲状腺功能亢进症，简称"甲亢"。指由多种病因引起甲状腺功能增强，合成分泌甲状腺激素（TH）过多引起的临床综合征。甲亢的分类很多（表3-7），但以毒性弥漫性甲状腺肿（Graves病）为多见（约85%以上）。本节主要讨论该种疾病。

表3-7 甲亢的分类

1. 甲状腺性甲亢
   （1）毒性弥漫性甲状腺肿，又称"弥漫性甲状腺肿伴甲亢"，Graves病
   （2）毒性多结节性甲状腺肿，又称"多结节性甲状腺肿伴甲亢"
   （3）自主性高功能甲状腺结节或腺瘤，又称"毒性甲状腺腺瘤"
   （4）甲状腺癌甲亢
   （5）碘甲亢
   （6）新生儿甲亢
2. 垂体性甲亢（TSH甲亢）
   （1）垂体瘤（TSH瘤）致甲亢
   （2）非垂体瘤致甲亢（下丘脑 - 垂体功能紊乱）
3. 异位性TSH综合征（绒毛癌、葡萄胎、支气管癌及直肠癌等均可分泌TSH样物质引起甲亢）
4. 卵巢甲状腺肿甲亢
5. 症状性甲亢又称甲状腺毒症、假性甲亢
   （1）药源性甲亢（甲状腺激素服用过多）
   （2）甲状腺炎（亚急性甲状腺炎、无痛性甲状腺炎、放射性甲状腺炎等）

对甲亢这一综合征，还有一个常用的名称为"甲状腺毒症"，是对机体在过多的甲状腺激素的刺激下，处于一种"中毒"状态的阐述。有些学者认为，"甲状腺功能亢进症"一词与"甲状腺毒症"一词本质无区别，都是甲状腺激素过多所致的高代谢症候，故两词可以互相通用。有的学者认为两者的区别是，甲状腺功能亢进时，甲状腺本身亢进，合成、分泌甲状腺激素过多，导致高代谢症；而甲状腺毒症除包括甲亢（如Graves病）外，还包括只引起血循环中TH暂时性增高的因素，如桥本氏甲状腺炎、亚急性甲状腺炎、过量服用甲状腺激素或异位促甲状腺激素分泌等，此时甲状腺功能可以正常，甚至偏低。

一、毒性弥漫性甲状腺肿

毒性弥漫性甲状腺肿又称"Graves病"，是一种合成分泌过多的甲状腺激素的甲状腺自身免疫性疾病。本病是最常见的一种甲状腺功能亢进症，约占甲亢总数的85%以上，可发病于各种年龄，但以20～40岁女性多见，男女之比为1 ：（4～6）。Graves首先描述了本病，具有高代谢、弥漫性甲状腺肿和突眼三大特点。其实本病是一种累及多个系统的综合征，除以上特点外，还可出现胫前黏液性水肿、指端病及肌肉病变等。而且有些病例典型症状相继出现或临床表现可不典型，如可有突眼，也可没有突眼；也可以有严重突眼而甲状腺功能正常。

（一）病因和发病机制

本病已确定是一种自身免疫性疾病，但其病因和发病机制尚未完全阐明。Graves 病的基本病理是甲状腺功能亢进，合成及分泌甲状腺激素过多。而这一变化是基于血液存在类似 TSH 的刺激物，刺激甲状腺导致功能亢进。现在认为这种刺激物质就是 TSH 受体抗体（TRAb），该物质能刺激甲状腺增强功能，促进组织增生，作用缓慢而持久。许多证据提示 TRAb 是由于辅助 T 淋巴细胞致敏，刺激 B 淋巴细胞分泌的。它是本病淋巴细胞分泌的 IgG，其对应抗原为 TSH 受体或邻近甲状腺细胞浆膜面部分。TRAb 为一种多克隆抗体，分为两类，一类是兴奋型或刺激型抗体：①甲状腺刺激免疫球蛋白（TSI）或称甲状腺刺激抗体（TSAb）。②甲状腺生长免疫球蛋白（TGI）。另一类是抑制型或封闭型抗体：①甲状腺刺激抑制免疫球蛋白（TSII）或称甲状腺刺激阻断抗体（TSBAb）。②甲状腺生长抑制免疫球蛋白（TGII）。当 TSI 与甲状腺细胞结合时，TSH 受体被激活，导致腺苷环化酶被激活，致使 cAMP 增多。cAMP 作为"第二信使"，促使甲状腺激素合成、分泌增多，表现临床甲亢，其作用与 TSH 酷似。而 TGI 对甲状腺的刺激作用，只表现甲状腺细胞的增生肿大，不促进甲状腺激素的合成及释放。当 TSI 及 TGI 同时增高时，患者既有甲亢又有甲状腺肿大，而以 TSI 增高为主时，则可只有甲亢而无甲状腺肿大。

综前所述，甲亢发病的自身免疫监护缺陷假说的主要内容是，甲亢患者体内特异性抑制 T 淋巴细胞存在基因缺陷，致使辅助 T 淋巴细胞与抑制 T 淋巴细胞的平衡功能失调，导致辅助 T 淋巴细胞不受监护、抑制，不适当地致敏、刺激 B 淋巴细胞产生抗自身抗体（TRAb），引发甲亢。尽管这一假说对甲亢某些特异免疫变化不能完全解释，但 TRAb 在甲亢致病的意义是肯定的。

甲亢的家族聚集、遗传易感性是明显的，因自身免疫监护缺陷也受基因控制，同卵双胞儿甲亢的共显率可达 50%，异卵者 3%～9%。有人发现本病发病与特定某些组织相溶抗原（HLA）有关。同一疾病不同人种 HLA 类型各异，如高加索人为 HLA-138，日本人为 HLA-B35，中国人为 HLA-Bw46。基因位点 Gm 是控制 IgG 的同种异形决定簇，甲亢与 Gm 基因有关。有试验表明 T 细胞受体基因也存在甲亢易感性的位点。以上均说明甲亢与遗传有关。

临床上经常遇到因重大精神创伤而诱发甲亢的病例，常见的有惊恐、悲愤、暴怒等突发情绪亢奋或长期劳累及抑郁等。目前认为情感变化可导致抑制 T 淋巴细胞群功能失常，也可促进细胞毒性产生，继而引起一系列自身免疫学改变，最后引发甲亢。

感染引起甲亢是人们很感兴趣的课题，近年来进行了感染因子与自身免疫性甲状腺疾病的大量研究，观察到细菌或病毒可通过三类机制引发甲状腺自身免疫性疾病。①分子模拟，感染因子和 TSH 受体间在抗原决定簇上有相似的分子结构，感染因子引起 TSH 抗体对自身 TSH 受体的交叉反应。如近年来发现甲亢患者中，结肠炎耶尔森菌抗体检出率很高（72%），它具有与 TSH 受体相似的抗原决定簇。②感染因子直接作用于甲状腺和 T 淋巴细胞，通过细胞因子诱导二类 HLA-DR 在甲状腺细胞表达，向 T 细胞提供自身抗原作为免疫反应对象。③感染因子产生超抗原分子，诱导 T 淋巴细胞对自身组织起反应。

（二）病理

1. 甲状腺　多呈弥漫性、对称性肿大，以双叶增大为主，或伴有峡部肿大。质脆软至坚韧，包膜表面光滑、透亮，也可不平或呈分叶状。甲状腺内血管增生、充血，使其外观呈鲜牛肉或猪肝色。腺滤泡细胞增生肥大，从立方形变为柱形，并可形成乳头状皱褶突入泡腔，腔内胶质常减少或消失。细胞核位于底部，可有分裂象。高尔基器肥大，内质网发育良好，核糖体、线粒体常增多。这些现象均提示腺细胞功能活跃，处于分泌功能亢进状态。滤泡间组织中淋巴组织呈现不同程度的增生，可以是弥漫性淋巴细胞浸润或是形成淋巴滤泡，或表现淋巴组织生发中心。

2. 眼　突眼患者，球后组织常有脂肪浸润、眼肌水肿增大，纤维组织增多，炎细胞浸润，糖胺聚糖（GAG）沉积及透明质酸酶增多，并有淋巴细胞及浆细胞浸润。眼球肌纤维增粗、纹理模糊、脂肪增多、肌纤维透明变性、断裂及破坏，肌细胞内也有 GAG 增多。

3. 胫前黏液性水肿　病变皮损光镜下可见黏蛋白样透明质酸沉积，伴多数带有颗粒的肥大细胞、吞噬细胞和含有增大的内质网的纤维母细胞浸润；电镜下见大量微纤维，伴糖蛋白及酸性糖胺聚糖沉积。

4. 其他　骨骼肌及心肌有类似眼肌的上述变化，但改变较轻。久病者肝内可有脂肪浸润、灶状或弥漫性坏死、萎缩、门脉周围纤维化乃至肝硬化。少数患者可有骨质疏松。

（三）病理生理

甲状腺激素分泌过多的病理生理作用是多方面的，近年研究认为，甲状腺激素可促进磷酸化，主要通过刺激细胞膜的 $Na^+ - K^+ - ATP$ 酶（即 $Na^+ - K^+$ 泵），该酶在维持细胞内外 $Na^+ - K^+$ 梯度过程中，需大量能量以促进 Na^+ 的主动转移，以致 ATP 水解增多，从而促进线粒体氧化磷酸化反应，结果氧耗及产热均增加。甲状腺激素主要促进蛋白质合成，促进产热作用，与儿茶酚胺具有相互促进作用，从而影响各种代谢和脏器功能，如甲状腺激素增加代谢率，加速多种营养物质的消耗，肌肉也易消耗。两者的协同作用，还可加强儿茶酚胺在神经、血管和胃肠道上的直接刺激作用。非浸润性突眼可能由交感神经兴奋性增高引起，浸润性突眼原因不明，可能和自身免疫有关（甲状腺球蛋白－抗甲状腺球蛋白免疫复合物与球外肌肉结合后引起肌肉病变），球后组织淋巴细胞浸润，以及血中存在突眼抗体均为自身免疫病变说法的佐证。

（四）一般临床表现

本病多数发病缓慢，少数在精神创伤、感染等刺激后急性起病。临床表现多样，老年、小儿患者多表现不典型，典型者表现甲状腺激素过多所致高代谢症候群，甲状腺肿及突眼。

1. 甲状腺激素过多症候群

（1）高代谢症：由于 T_3、T_4 分泌过多，促进物质代谢加快，氧化加速、产热、散热明显增多，表现怕热、多汗，皮肤潮湿红润（特别于手足掌、脸、颈、胸前、腋下明显）。低热、甲亢危象可表现高热，T_3、T_4 可促进肠道吸收碳水化合物加速糖原分解，使血糖升高；T_3、T_4 可促进脂肪分解、氧化，胆固醇合成转化增加，表现消瘦、乏力，血胆固醇含量降低。

（2）神经系统：神经过敏，容易激动，多言多动、多疑多虑，失眠难入睡，思想不集中，记忆力减退，有时有幻觉，甚至有亚躁狂症。偶有表现为神情淡漠、寡言抑郁。也可有手、眼睑和舌的细微震颤，腱反射亢进。

（3）心血管系统：可有心悸、胸闷、气短，严重者可发生心脏病。体征有：①心动过速（90～120 次/分钟），常为窦性，休息及睡眠时仍快。②心尖部第一音亢进，常有Ⅰ～Ⅱ级收缩期杂音。③心律失常以期前收缩，尤其房性多见，也可为室性及交界性，还可发生阵发性或持久性心房纤维颤动或心房扑动，偶有房室传导阻滞。④心脏增大，如有房颤或增加心脏负荷时则易发生心力衰竭。⑤收缩压上升舒张压下降脉压增大，有时出现周围血管征，如水冲脉、毛细血管搏动等。

（4）消化系统：常有食欲亢进、多食消瘦。老年甲亢及有胃肠道疾病的人可有食欲减退，甚至厌食。由于胃肠道蠕动快，消化吸收不良而排便次数增多，大便不成形含较多不消化食物，少有脂肪泻。病情重者，可有肝肿大、肝损害，偶发黄疸。

（5）肌肉骨骼系统：多数患者有肌无力和肌萎缩，呈现慢性甲状腺亢进性肌病，首先受累主要是肩胛与骨盆带近躯体的肌群。有不少的病例伴周期性麻痹症。我国及东方黄种人青年男性多见，原因不明。有人认为甲亢是甲状腺激素增进 $Na^+ - K^+ - ATP$ 酶活性可以引起钾进入细胞增加，而钠移出细胞增加，结果出现血钾降低，导致肢体麻痹。其发作诱因往往是饱食、甜食、疲劳、精神紧张等，多于夜间发作。伴重症肌无力者，可发生在甲亢前后，或同时起病，二者同属自身免疫性疾病，可发生于同一有自身免疫缺陷的患者。

本病可影响骨代谢，使钙脱失过多导致骨质疏松，尿钙增多血钙多正常，病程长久患者可发生病理性骨折，故应测量骨密度。偶可见到甲亢患者的手指、足趾肥大粗厚，外形杵状，甲软与甲床分离，X线片上显示骨膜下新骨增生，似肥皂泡沫样粗糙突起，是一种增生性骨膜下骨炎，称"Graves 病肢端病"，确切病因尚未明了。

（6）生殖系统：女性患者常有月经减少，周期延长，甚至闭经，但仍有部分患者可妊娠、生育。男性多有阳痿，偶有男子乳房发育症，催乳素及雌激素水平增高。

（7）内分泌系统：T_3、T_4 过多除影响性腺外，尚促肾上腺皮质功能早期活跃。而重症、危象时，功能相对减退甚至不全，垂体分泌 ACTH 增多，血浆皮质醇正常，但运转和利用增快，清除率可增大。

（8）造血系统：周围血中白细胞总数偏低，淋巴细胞的绝对值及百分比及单核细胞增多，血小板寿命较短，有时出现紫癜，血容量大，偶可见贫血。

（9）皮肤：少部分患者可有典型对称性黏液水肿样皮损，不是甲功减低。多见于小腿胫前下段，有时也可见于足背、膝部、上肢，甚至面部。初起呈紫红色皮肤粗糙，以后呈片状或结节状突起，最后呈树皮状，可有继发感染和色素沉着。

2. 甲状腺肿　多数患者呈弥漫性对称性肿大，少数为非对称性肿大，个别患者甲状脖可无明显肿大，甲亢病情轻重与肿大程度无明显关系。病程早期甲状腺软如豆腐，病程长者可韧如橡胶。左右叶上下极可触及震颤和听及血管杂音，是诊断本病的重要特殊性体征，但要注意甲状腺血管杂音与颈静脉杂音加以区别。罕见有甲状腺肿大延伸于胸骨后者，核素甲状腺显像可确诊。

3. 单纯性突眼

单纯性突眼，又称"良性突眼"，是甲亢突眼的大多数，眼球突出度一般不超过 18 mm（正常 < 16 mm），且多为两侧对称性突出，可一侧突眼发病先于另一侧。突眼为交感神经兴奋眼外肌群和上睑肌张力增高所致，眼球后组织病变不明显，主要改变为眼睑及眼外部的表现，有四个眼症：①Stellwag 征，眼裂增宽，少瞬凝视炯炯有神。②Mobius 征，眼球内侧聚合不能或欠佳。③Grade 征，因上睑后缩，向下看时眼睑不能随眼球下落。④Joffroy 征，眼向上看时，前额皮肤不能皱起。

（五）特殊临床表现

1. 甲状腺危象　甲状腺危象是甲亢病情严重的表现，可危及生命。在甲亢未予治疗或治疗不当未有效控制情况下，遇到以下诱因：精神创伤、过度劳累、急性感染、心肌梗死、药物中毒、高温酷热、大中手术及甲亢术前准备不充分等，均有可能发生甲亢危象。除淡漠型甲亢外，危象发生前往往可有危象先兆，主要有：①全身症状，严重乏力、烦躁不安、多汗、体重明显下降、发热体温在 39℃ 以下。

②心血管症状，明显心悸，活动后气短、心率加快，常超过 120 次/分钟、脉压增大，出现心律不齐。③食欲亢进消失、食欲不振、恶心、呕吐、腹泻、肝功能受损。当出现先兆未予重视或及时处理则可发生危象。临床表现有：

（1）全身表现：高热 39℃以上，极度多汗、皮肤潮红、脱水者则可出现汗闭、面色苍白。

（2）心血管系统：心速更快，在 140~160 次/分钟以上，常伴有早搏、房颤、心房扑动、室上性心动过速、房室传导阻滞，可出现心衰。

（3）消化系统：恶心、呕吐、腹泻加剧，可出现黄疸，肝功受损明显。

（4）神经系统：极度烦躁不安、精神变态，严重者昏迷或谵妄。淡漠型甲亢的危象，则可表现神志淡漠、嗜睡、软弱无力、体温低、心率慢，重者也可昏迷。

危象实验检测与甲亢相仿，T_3 增高较明显，故不能单纯认为危象是由甲状腺激素产生过多造成的，而可能是患者体内与蛋白结合的甲状腺激素转化为游离的甲状腺激素过多所致，因只有游离激素具有生物活性。另外原因可能与交感神经兴奋性或反应性增高有关。此外白细胞增高，肝、肾功能可出现异常。

2. 浸润性突眼　浸润性突眼又称"恶性突眼性 Graves 病""水肿性突眼""眼球麻痹性突眼""甲功正常性 Graves 病"。为区别其他疾病造成的突眼，有的学者建议称"内分泌性浸润性突眼"。本病是 Graves 病的特殊临床体征之一，发病率占甲亢的 5%~10%，男性多于女性，40 岁以上多发。其发病与体液免疫和细胞免疫的联合作用有关：①体液免疫，一般认为本病是自身免疫性疾病，眼部及甲状腺存在着共同的抗原决定簇，TSH 受体抗原，甲状腺球蛋白 - 抗甲状腺球蛋白抗体免疫复合物，抗某些细菌及病毒等外来抗原的抗体等可能参与发病。最近有资料支持眼窝组织内有脏器特异性抗原，属独立的脏器特异性自身免疫性疾病。本病患者的血清中已检出眼外肌的 64 kDa 蛋白及其特异抗体，推测该种蛋白与突眼症发病有关。②细胞免疫，对患者的眼外肌内浸润的 T 细胞的研究表明，该种 T 细胞有认别眼外肌抗原的功能，能刺激 T 细胞增殖和产生移动抑制因子。约有半数患者存有抗体依赖性细胞介导细胞毒作用（ADCC）。突眼症患者自然杀伤细胞（NK 细胞）活性多低下，故自身抗体生成亢进。③球后成纤维细胞的作用，IGF - 1 和成纤维细胞生成因子（FGF）有刺激成纤维细胞作用。免疫组化染色证明眼外肌、脂肪细胞、炎症浸润细胞中存在 IGF - 1，考虑与发病有关。成纤维细胞活性增强，特别是黏多糖有较强的吸水性，进而使脂肪组织、眼外肌间质水肿。浸润性突眼发病可急可缓，可伴有高代谢症群也可不伴有，突眼可出现于高代谢症群之前，也可在其后。突眼可为进行性双侧或单侧，双侧突眼往往不一致，眼突度多较良性突眼为高，可在 19~20 mm 以上，且多有眼部症状，如眶内、眶周围组织充血、眼睑水肿、伴有眼球转动受限、伴斜视、复视，严重时球结膜膨出、红肿胀痛、畏光、流泪、视力减退等。由于眼睑收缩，眼球突出，眼睑不能完全闭合，角膜暴露时，可引起角膜干燥，发生炎症、溃疡，继发感染。可因角膜穿孔而失明，当然角膜受累可因治疗而不出现严重结果。少数患者眶内压力增高，影响视神经血供，可引起一侧或双侧视神经盘水肿、视神经炎及球后神经炎，乃至神经萎缩丧失视力。突眼轻重与甲亢病情轻重无一定关系，部分浸润性突眼患者伴发胫前黏液性水肿皮损或伴发甲亢肢端病，部分突眼不重者也可有眼肌麻痹，而眼球转动失灵。为了估计病情和判断疗效，根据突眼的临床表现，将内分泌突眼分为两类 6 个级别（表 3-8）。

表 3 - 8　内分泌突眼分类及分级

分类	分级	临床表现
单纯性突眼	（1）	有眼症，上睑收缩、凝视、轻度突眼，突眼度 <18 mm，无明显症状
浸润性突眼	（2）	有明显症状，异物感、怕光、流泪、球结膜充血及水肿，眼睑增厚，眼突度 18 ~ 22 mm
	（3）	突眼明显，眼突度 >22 mm
	（4）	眼肌受累，眼球活动障碍
	（5）	角膜受累，角膜炎、溃疡等
	（6）	视神经病变，视力低下或丧失

内分泌突眼的诊断一般较易确定，但临床遇到无明显甲亢症状体征，实验室资料又不明确时，要进行鉴别诊断。单侧突眼可见于眼眶肿瘤、血液病眼眶内浸润、眼球后出血、海绵窦或眼静脉血栓形成，静动脉—海绵窦瘘；双侧突眼可见于尿毒症、肝硬化、慢性肺部疾病、家族遗传性突眼；可单可双侧突眼可见于近视及某些垂体瘤。关键的鉴别检测是 T_3 抑制试验和促甲状腺激素释放激素试验（TRH 兴奋试验），当 T_3 抑制试验显示不受抑制或 TRH 兴奋呈低平曲线时，往往内分泌突眼就可成立。而 X - CT、MRI 等影像检查也有助于鉴别。一般认为以下因素可加重突眼：①甲亢控制过快，抗甲药物用量过大，又未加用甲状腺片。②甲亢控制过头产生甲减。③原有浸润性突眼，采用手术治疗。④严重甲亢伴突眼未予以治疗。

浸润性突眼的转归及结局，一般如得到适当的保护和治疗，常在半年到三年内逐渐稳定和缓解，软组织受累症状和体征往往消失或减轻，但常遗留眼睑挛缩及肥厚，眼突及眼肌纤维化 0 ~ 5 级、6 级突眼遗留问题可能更多。

3. 甲亢肌病

（1）慢性甲亢性肌病：临床较多见，甲亢患者多有消瘦，包括肌肉不同程度的无力萎缩，并有进行性加重趋势，称此种情况为慢性甲亢性肌病。起病缓慢，早期最多累及近端肌群和肩或髋带肌群，其次是远端肌群进行性肌无力、消瘦，甚至萎缩，患者以肌无力表现突出，严重者日常生活都受到影响，如上楼困难，甚至蹲下不能迅速起立，需扶物借助上肢力量才能站起，梳头和提物都会出现困难，用新斯的明治疗无效。此病与甲亢关系未明，可能由于过多的 T_3、T_4 作用于肌肉细胞线粒体，发生肌细胞水肿变性。因近端肌群的肌肉由红肌组成，此红肌肉有丰富的线粒体，故本病最早受累为近端肌群。

（2）甲亢伴周期性麻痹：甲亢患者中约有 4% 出现下肢或四肢麻痹，患者多见于东方年轻男性，发作时多有血钾过低，发病的可能机制为，甲亢时 $Na^+ - K^+ - ATP$ 酶活性增高，可引起钾进入细胞内增加，钠移出细胞增加，从而出现血钾降低，而导致肢体麻痹。主要诱因有饱食、甜食、劳累、精神紧张和胰岛素静脉滴注。本病多于夜间发作，发作频度不尽一致，少者一年仅数次，多者一天数次，发作时间和长短不一。本病大多为可逆病变，甲亢治愈后往往不再发作，若仍频发者，甲亢可能不是肢体麻痹的病因，因家族性周围性麻痹常与甲亢同时存在。

（3）甲亢伴重症肌无力：重症肌无力是一种肌肉神经间传递功能障碍的疾病。肌肉中可检出自身性抗体，发病可能与自身免疫失常有关。主要累及眼部肌群，有睑下垂、眼球转动障碍和复视，还可累及呼吸肌、颈肌和肩胛肌，主要表现受累肌肉易疲劳，越活动肌无力越重，休息后力量恢复，故有朝轻暮重，用新斯的明有良好疗效。甲亢与重症肌无力可同时存在，但多数学者认为甲亢不直接引起重症肌无力，仅是一种偶合，可能两者先后或同时存在于对自身免疫有遗传缺陷的同一患者中，故甲亢治愈后，重症肌无力多无明显改善。

（4）急性甲亢肌病：临床较罕见。甲亢未及时治疗并发生感冒、肝炎等诱发因素，以致出现甲亢危象。病情急骤，可影响延脑及脑神经，出现说话和吞咽困难、发音不准、呼吸困难。由于甲亢危象还可出现神志不清、谵妄、躁动，有人称此为"急性甲亢肌病"或"急性甲亢脑病"。本病如能迅速确诊，并有效控制甲亢，临床症状可以消失，病情可能恢复。

（5）眼球麻痹性突眼：本病系浸润性突眼的表现。当眼部肌群受累及而出现麻痹后，眼球活动障碍或眼球偏于一侧，伴斜视或复视。本病治疗效果不十分理想。

4. 老年性甲亢　大多起病缓慢，甲亢不典型，1/3 患者甲状腺不肿大，仅有 1/5～1/4 可闻甲状腺血管杂音，很少伴有突眼症。但淡漠型甲亢多见（30%～40%），原因可能是甲亢不典型，长期未予诊断和治疗，机体消耗所致，也有人解释为老年人交感神经对甲状腺激素不敏感或是儿茶酚胺耗竭所致。心血管系统表现：心率多不快，40% 在 100 次/分钟以下，11% 在 80 次/分钟以下，常伴有缺血性心脏病、心绞痛、节律紊乱，如心房颤动发生率很高可达 1/2，有随年龄增加而增多趋势。房颤时心率仍不超过 100 次/分钟，老年甲亢心脏异常约占 70%。消化系统主要出现厌食，而食欲亢进者少见。厌食原因：老年人胃酸缺乏或有萎缩性胃炎或抗胃壁细胞存在，或 TH 作用下蛋白基质不足，脱钙血钙升高及心衰等。神经、肌肉、骨骼改变较具特点，肌肉软弱无力和筋疲力尽是老年甲亢主要症状，上楼、起立都感困难，腱反射消失或减弱，老年震颤存在，但可由多种原因引起，不具有诊断特殊性。骨骼脱钙，是老年甲亢的特点，尤其绝经期妇女，可表现骨质疏松及病理性骨折。此外，老年甲亢临床表现常以一个系统为主，称为单一系统性。由于老年甲亢临床特异性差，因此实验室检查至关重要，如 sTSH、FL、FT_4、TSAb 测定，甲状腺吸 ^{131}I 试验及甲状腺核素显像对诊断和鉴别诊断有重要意义。

5. 儿童甲亢

（1）新生儿甲亢：主要见于母亲患甲亢，甲亢孕妇血中存在促甲状腺素受体抗体（TRAb），可通过胎盘传给胎儿，使之发生甲亢，故出生时已有甲亢。一般多为暂时性，出生后 1～3 月自行缓解，少数可迁延数年。轻度无症状不必治疗，重者表现极度烦躁不安、易激惹、易饥饿、皮肤潮红、呼吸心率加快，可有突眼、甲状腺肿大、肝肿大，偶见黄疸，需治疗。第二型较少见，孕妇可无甲亢，多有家族史，症状可在婴儿期出现，往往不能自行缓解，可有智力障碍及颅骨发育异常，应及早治疗。

（2）儿童期甲亢：儿童期甲亢占甲亢发病数 1%～3%，3 岁以下少见，3～4 岁渐多，11～16 岁发病的儿童甲亢最多。其临床表现类似成人，可有甲状腺肿大、高代谢症群及突眼。儿童甲亢以毒性弥漫性甲状腺肿多见，几乎所有患儿生长速度明显增加，且青春发育期年龄比一般儿童提早。儿童甲亢治疗宜采用抗甲状腺药物治疗，一般不用外科手术或核素治疗。

6. 甲亢与妊娠　甲亢患者与妊娠同时存在的情况，在临床上时有发生，如何诊断和处理至关重要，因正常妊娠时可有高代谢症群表现，如心率可增至 100 次/分钟，甲状腺稍增大，基础代谢明显增高，妊娠时雌激素水平增多，血中甲状腺结合球蛋白（TBG）明显增高，总 T_3、总 T_4 也可增高，但并非甲亢，这给诊断造成困难。一般认为妊娠期甲亢诊断有以下特点：①代谢增高和交感神经兴奋的症状更明显。②甲状腺肿大更显著，可伴有血管杂音及震颤。③伴有内分泌性突眼。④血清游离 T_3 及游离 T_4 增高，sTSH 明显降低，TSAb 检测阳性。甲亢对妊娠不利影响为早产、流产、妊毒症或死胎，而妊娠又可加重甲亢症状及增加心脏负担。妊娠不利影响为早产、流产、妊毒症或死胎，而妊娠又可加重甲亢症状及增加心脏负担。一般认为病情中度以下的甲亢可继续妊娠，因妊娠为一免疫相对静止期，甲亢此时多减轻和缓解，但重度甲亢则宜终止妊娠。治疗应采用抗甲药物丙基硫氧嘧啶且剂量不要过大，放射性核素体内检查及治疗绝对禁止。

7. 甲亢与糖尿病　甲亢对糖代谢的影响有两个方面，即甲状腺激素过多时可有升糖作用也有降糖作用。前者的作用机制为：促进肠道吸收葡萄糖入血；促进肝糖原异生；拮抗胰岛素作用。后者的作用机制为：促进胰腺分泌胰岛素，其数量增加降糖作用加强；促进外周组织利用葡萄糖。但临床上甲亢患者血糖表现偏高，多数患者未达到糖尿病血糖水平。少数甲亢患者血糖升高可达到糖尿病较高水平，有人对此类患者称为"甲亢继发性糖尿病"，是由于超高量甲状腺激素拮抗胰岛素作用更强，并促进肠道吸收糖及糖原异生更多引起的血糖增高，导致糖尿病。经抗甲药物治疗，甲亢控制后，虽未加降糖药，血糖可完全恢复正常。

另一种情况，患者既有甲亢又有糖尿病，两者并存的解释是，两病可能具有和遗传有关的自身免疫共同基础，如甲亢患者近亲中糖尿病患病率高；甲亢与糖尿病可发生在同卵双胎中，糖尿病患者血中TRAb增高，甲亢妇女巨大儿阳性率高，糖尿病发病率也高等。本种糖尿病甲亢控制后，糖尿病不能痊愈，相反甲亢还可加重糖尿病，必须进行降糖药物治疗及同时进行甲亢治疗，因抗甲状腺治疗可减轻糖尿病。

（六）实验室检查

1. 血清甲状腺激素测定

（1）血清游离甲状腺素（FT_4）及游离三碘甲状腺原氨酸（FT_3）：FT_3、FT_4是血中甲状腺激素的活性部分，它不受血中TBG含量的影响，真实反映甲状腺功能状态。现已广泛用于临床，其敏感性及特异性明显超过TT_3及TT_4。由于FT_3的生物活性比FT_4强3～5倍，甲亢时代谢旺盛，FT_4转变为FT_3加速，故甲亢FT_3升高较FT_4早且增高幅度大，因而FT_3比FT_4诊断甲亢更灵敏。

（2）血清总三碘甲状腺原氨酸（TT_3）及总甲状腺素（TT_4）：TT_3、TT_4测定是传统的判定甲状腺功能，尤其是临床筛选甲亢的重要指标，其结果虽然受到TBG含量的影响，但临床上影响TBG含量的情况不太多，再加上本测定技术成熟、较准确，与甲亢符合率较高，故目前仍常规应用，是判定甲状腺功能的重要检测。TT_3与TT_4变化常是一致的，但甲亢早期或甲亢复发初期TT_3上升比TT_4更明显，故认为TT_3是诊断本病的敏感指标，对甲亢早期诊断、疗效观察及作为复发先兆均有较大意义。

（3）血清反T_3（rT_3）：rT_3是甲状腺素在代谢中脱碘后的产物，在其结构式中与T_3仅是碘原子的位置不同，故称反T_3。它无生物活性，但在血中与T_3、T_4维持一定比例，含量与T_3、T_4变化一致。甲亢患者rT_3明显升高，抗甲状腺治疗后，病情好转rT_3下降，rT_3不下降者复发率高，但要注意在低T_3综合征及服用乙胺碘呋酮后，rT_3也明显增高。

2. TSH免疫放射测定分析（sTSH IRMA）　免疫放射测定分析（IRMA）是检测TSH目前最灵敏的方法，因此又称高灵敏TSH测定（sTSH, sensitive TSH）。一般TSH正常值为0.4～3 μU/mL，本法灵敏度可达0.03 μU/mL，甲亢时TSH明显降低，因此TSH检测对甲亢诊断意义较大。由于RIA（放射免疫分析）法测定的TSH下限值太高，对甲亢诊断意义不大，因此目前RIA测定TSH法已不适于甲亢诊断。目前各大医院开展的自动发光法也是高灵敏的TSH检测法。

3. 促甲状腺素释放激素（TRH）兴奋试验　对于临床不典型、一般检测也难确诊的甲亢可疑者，可进行本试验。其基本原理为，甲亢时，T_3、T_4增高，反馈抑制TSH分泌，注射TRH后，垂体不被兴奋，TSH分泌不增高，表现弱反应或无反应曲线。但甲功正常Graves病、垂体TSH分泌不足者，均可出现类似结果。本试验较甲状腺激素抑制试验安全，无不良反应，故可用于伴有冠心病及甲亢心脏病的患者。

4. 甲状腺吸^{131}I试验　初诊甲亢（未用含碘及抗甲状腺药物），本检测符合率可高达90%，其表现为吸^{131}I量多，速度快，即吸^{131}I值高及高峰在24小时以前出现。吸^{131}I数值大小与病情无关系，甲亢严重者多有吸^{131}I高峰前移。本试验对亚急性甲状腺炎、无痛性甲状腺炎等的诊断也有较大意义，因为这些疾病可有血中甲状腺激素升高，表现部分甲亢症状，但吸^{131}I率明显低于正常（<5%），出现吸^{131}I降低，T_3、T_4升高的分离现象。判断结果时要注意排除影响甲状腺吸^{131}I的疾病外各种因素。

5. 甲状腺核素显像　甲亢患者进行核素甲状腺显像的意义在于：①了解甲状腺形态、大小及摄取核素功能，以辅助Graves病诊断。②发现甲状腺热结节，提供自主性高功能甲状腺腺瘤的诊断依据。③某些甲状腺炎引起的症状性甲亢，甲状腺核素显像可出现三种图像，放射性普遍性稀疏，放射性疏密（峰谷）相间分布，结节处放射性局部稀疏。④发现甲状腺癌及转移灶甲亢（滤泡癌）。

6. 甲状腺抗体测定

（1）甲状腺过氧化酶抗体（TPO－Ab）、甲状腺球蛋白抗体（TGAb）：大多呈中等水平升高，但无诊断特异性。

（2）甲状腺刺激抗体（TSAb）：测定有重要意义，如可对初诊甲亢确立诊断；对Graves病与其他类甲亢进行鉴别；抗甲亢治疗后判定病情估计复发；对甲功正常Graves病确立诊断；对新生儿甲亢及产后甲亢确立诊断。

（七）诊断和鉴别诊断

1. 诊断　典型病例诊断的确立是不困难的。对临床表现不典型的初期甲亢，老年、儿童甲亢等要密切结合实验室检查进行诊断。通常具有甲亢诊断意义的临床表现是怕热、多汗、易于激动、食多伴瘦、静息时心动过速、特殊眼征、甲状腺肿，如伴甲状腺血管杂音、震颤更有诊断意义。甲亢的检验检查表现为T_3、rT_3及T_4血含量增高，尤其FT_3、FT_4结果更为可靠，T_3升高比T_4升高更明显，因而甲亢早期T_4尚未升高时，T_3及rT_3已有明显升高。高灵敏TSH检测对甲亢的诊断也很敏感，甲亢时TSH含量明显降低，而TRH兴奋试验，甲亢时则出现弱反应或无反应曲线。

2. 鉴别诊断

（1）甲亢病因鉴别：有甲状腺结节的甲亢患者要与自主性高功能甲状腺腺瘤及毒性多结节甲状腺肿鉴别。前者甲亢较轻，无突眼，甲状腺核素显像出现热结节，结节外甲状腺组织被抑制；后者甲亢也较轻，起病缓慢甲亢症状多在结节形成后的数年出现，50岁以上患者多见，核素显像放射性分布不均匀，可集中于数个散在的结节上，结节外组织有轻度抑制；亚急性甲状腺炎甲亢症状不典型，甲状腺疼痛明显，且甲状腺吸^{131}I明显低于正常（5%以下）；桥本氏甲状腺炎甲亢时，除症状较轻外，TPOAb或TMAb及TGAb明显增高；地方性碘甲亢有明显的高碘饮水、高碘饮食的地域性分布，散在性碘甲亢则有明显的高碘摄入病史，除临床表现轻、无突眼外，去除碘源后多能自行缓解；甲状腺癌甲亢可有三种情况：①甲状腺癌为滤泡癌。②甲状腺癌灶与甲亢病变同时存在。③转移癌甲亢。在病因学鉴别时都要有所了解。

（2）其他疾病鉴别：①单纯性甲状腺肿，有甲状腺弥漫性或结节性肿大，但无甲亢症状和体征，T_3、T_4多正常，sTSH及TRH兴奋试验正常。②自主性高功能甲状腺结节，结节核素显像呈热结节，周围甲状腺组织为完全或部分抑制，T_3或TSH介入显像，显示热结节不受TSH调节呈自主性。③神经官能症，可有部分甲亢症状如精神神经、心血管症候，但无典型高代谢症群，甲状腺肿及突眼，实验检测甲功正常。④其他，低热、盗汗及消瘦、衰弱，要与结核及肿瘤鉴别；腹泻长期不愈，要与慢性结肠炎鉴别；心速、心律失常，要排除其他心脏病；单侧突眼要排除眶内肿瘤、血液病眶内浸润、眼球后出血等症。

（八）治疗

1. 一般治疗　由于甲亢时机体代谢加快，消耗增加，应适当休息，避免重体力劳动，并要补充足够的热量及营养。为此，要增加糖、蛋白质及维生素 B 的摄入，补充的主要手段应为饮食，这是最经济、方便的。有精神紧张、不安和失眠较重患者，可给予普萘洛尔、镇静药物对症治疗。

2. 甲亢主要治疗　甲亢主要治疗有三种方法：药物治疗、放射性核素（^{131}I）治疗及手术治疗。三种方法各有优缺点，每种方法有特定的适应证，临床医师要正确掌握适应证，根据患者具体情况，建议选择最佳治疗方案。

（1）抗甲状腺药物治疗：抗甲状腺药物种类较多，临床应用最多的是硫脲类药物，主要有甲基硫氧嘧啶（MTU）、丙基硫氧嘧啶（PTU）、他巴唑（MI）及甲亢平（CMZ）。过氯酸钾及硫氰酸盐也曾用于临床，因毒性大，如引起肾病和再生障碍性贫血，现已不用于治疗甲亢。锂化合物因可阻止 TSH 和 TRAb 对甲状腺作用，故也单独或与放射性碘联合应用治疗甲亢，也因毒性作用较大，如引起肾性尿崩症、精神抑制等严重副反应，现已不经常应用。作为第一线抗甲状腺药物，他巴唑及丙基硫氧嘧啶临床应用最为普遍。硫脲类药物的药理作用为，抑制甲状腺过氧化物酶活性，抑制碘离子转化为活性碘，影响酪氨酸的碘化及碘化酪氨酸的偶联，从而妨碍甲状腺激素合成。近年研究发现丙基硫氧嘧啶尚有阻止 T_4 向 T_3 转化及改善自身免疫异常的功能。此类药物对已合成的甲状腺激素无作用，故用药后数日血中甲状腺激素降低时，才能出现临床效果。

1）适应证：原则上适于各种甲亢患者。主要有：①青少年、儿童及老年甲亢。②甲亢症状较轻，甲状腺肿大中度以下。③妊娠妇女。④术后复发又不适宜放射碘治疗。⑤甲亢伴严重突眼。⑥甲亢伴心脏病或出血性疾病。⑦手术及放射碘治疗的准备及辅助治疗。

2）禁忌证：①有严重过敏或毒性反应。②正规治疗两个疗程后又复发。③甲亢病情严重，且药物疗效不佳。④任何原因难以坚持长期用药及复诊。⑤甲状腺巨大或伴有多结节或自主高功能结节。

3）服药方法：治疗分控制、减量及维持 3 个阶段。控制症状的用药量要根据病情严重程度，一般剂量丙基硫氧嘧啶为 300 ~ 450 mg/d，他巴唑为 30 ~ 45 mg/d，病情较轻者丙基硫氧嘧啶 100 ~ 200 mg/d，他巴唑 10 ~ 20 mg/d，病情严重者亦以丙基硫氧嘧啶不超过 600 mg/d，他巴唑不超过 60 mg/d 为宜，尤其严重突眼及合伴妊娠者剂量更宜较小。控制症状阶段历时 4 ~ 12 周，一般控制症状及 T_3、T_4 恢复正常需 4 ~ 8 周，达到上述目标后，宜再巩固 2 周后方进入减量阶段。若服药 4 周后症状及检验均无改善，则应增加剂量。减量阶段历时 4 ~ 6 周，减量应逐渐减小，可每 5 天减 5 mg（他巴唑），直至减到维持量 5 ~ 10 mg/d，维持量阶段历时至少 1 年至数年，维持量结束前可减至 2.5 ~ 5 mg/d，再维持 4 周而停药。合适维持量的标准应为：①甲亢症状不复出现。②心率维持正常。③体重回升后稳定于病前标准。④T_3、T_4、TSH 检测正常。

关于服药方法，传统服药为日剂量分次服用，新方法为一次服入，有学者对比他巴唑两法疗效相似。但一般认为一次服入法仅适于他巴唑及甲亢平，而甲基硫氧嘧啶或丙基硫氧嘧啶仍以分次服入为好。因后者生物效应时间较短，另外有些学者主张小剂量治疗，他巴唑 15 mg/d，丙基硫氧嘧啶 150 mg/d，并将日剂量一次服入。但多数学者认为病情较重者，仍以传统剂量和服法为好。

坚持正规服药的病例可得到缓解，而长期缓解的病例，往往有以下条件：①剂量不大就可使病情缓解。②甲状腺较短时间就恢复正常大小，杂音消失。③突眼减轻明显。④血清 TSAb 恢复正常或下降明显。⑤T$_3$ 抑制试验或 TRH 兴奋试验恢复正常。近年来文献报告本类药物治疗甲亢复发率有上升趋势，可达 50% ~80%，分析与机体摄入碘量增加有关。有人观察到在长期缓解的 Graves 病患者中，甲减的发生率约为 20%，发病可早可晚，分析为桥本氏甲状腺炎造成。治疗后甲状腺肿或突眼加重者，要分析是药量不足，还是药量过大，采取相应措施。

4）药物毒副作用：各种硫脲类药物发生不良反应的种类及几率近似。主要有白细胞减少，严重时出现粒细胞缺乏症，以甲基硫氧嘧啶多见；他巴唑及丙基硫氧嘧啶相对较少。常见于用药后 1~3 个月内，也见于任何时间，故在用药初期每周应检测白细胞一次。当白细胞为 3.0×10^9 ~4.0×10^9/L 时，可在密切观察、监测下继续服用抗甲状腺药物，大多数病例经过一段时间，白细胞有所上升。而白血细胞低于 3.0×10^9/L 或中性粒细胞低于 1.5×10^9/L 时，应停药加用升白细胞药物，如维生素 B$_4$、鲨肝醇、利血平等，必要时应用泼尼松（10 mg，3 次/日）。白细胞回升后，可考虑改用另一种硫脲类药物或其他疗法。粒细胞缺乏症是严重的毒副作用，如发生或治疗不及时，可危及生命。此症可发生于服药后任何时间，但 4~8 周多发，表现为发热、咽痛或感染。常见于大于 40 岁和服药剂量过大者，一旦可疑本症就应立即停药，进行抢救。

5）其他不良反应：药疹多为轻型的红色皮疹，一般不必停药，但少数可发生剥脱性皮炎等严重周身性皮损，必须停药，治疗剥脱性皮炎。少数患者服药后可有发热、关节痛、肌肉痛、头痛、胃肠道症状、肝功能受损，出现黄疸、肝炎，甚至急性肝坏死。

（2）其他药物治疗

1）碘剂：碘剂治疗甲亢，可迅速显效，但作用短暂（4 周左右）不能持久。原因是：①碘可抑制合成的甲状腺激素释放到血中，服碘后 24 小时，患者往往就可出现症状好转。②碘可抑制甲状腺激素的合成，通过甲状腺的碘阻断作用（Wolff-Chaikoff 效应）抑制 T$_3$、T$_4$ 合成，但此效应持续 4 周左右就如现"脱逸"。对 T$_3$、T$_4$ 的合成不再抑制，因此碘治疗甲亢作用是短暂的。③碘剂可使亢进的甲状腺血流减少，腺体缩小变硬。故目前碘剂只用于手术前准备，减少手术出血过多，而不作为甲亢的单独使用的决定性治疗手段。原则上，甲亢患者服碘（包括中西药物和高碘饮食）不仅无益，而且有弊。因为：①碘治疗甲亢取得短暂疗效后，很快复发并加重，给硫脲类药物治疗造成困难，疗效降低。②用过碘的甲亢患者一旦出现危象，用碘合剂无效，给抢救造成困难。③长期服碘，给放射性碘诊疗造成困难。

2）β 受体阻滞剂：是一种有效的甲亢治疗药物，现临床上作为甲亢治疗辅助药物。本类药物可降低交感神经的兴奋性，减慢心脏的传导和对外周血中 T$_4$ 向 T$_3$ 转换有抑制作用，故可减轻患者心动过速、震颤、多汗、怕热等症状。但不能抑制甲状腺激素的合成或释放，甲状腺功能和肿大不能恢复。常用的药物为普萘洛尔 10~40 mg，3~4 次/天，有哮喘史、慢性肺心病、窦性心动过缓、Ⅱ度以上房室传导阻滞、充血性心力衰竭者禁用，可改为阿替洛尔、美托洛尔。甲状腺制剂，甲亢患者在抗甲状腺药物治疗过程中，部分患者出现甲状腺代偿性肿大，机制为抗甲状腺药物抑制甲状腺激素生成并阻止碘进入甲状腺，甲状腺以代偿性肿大补充摄碘不足及 T$_3$、T$_4$ 合成不足。加服甲状腺片则可防止血中甲状腺激素下降过快，进而防止甲状腺肿，并对突眼有缓解作用。因此，大部分医生主张在甲亢好转时加用小剂量甲状腺制剂。临床常用者为甲状腺素（T$_4$）和甲状腺片。

（3）放射性核素（^{131}I）治疗：放射性碘治疗甲亢已有 50 余年历史，至今世界上至少有 100 万例以上患者接受放射性碘治疗。经过半个多世纪的实践观察，证明^{131}I治疗甲亢是安全、简便、经济、疗效好及并发症少的方法。甲状腺具有高度选择性吸收^{131}I的功能，功能亢进的甲状腺组织吸收^{131}I更多。^{131}I放射的β射线，射程较短（2 mm），电离辐射仅限于甲状腺局部，不损伤周围组织。β射线使部分甲状腺组织抑制或破坏，减少甲状腺激素合成，达到缩小甲状腺、控制甲亢症状的目的。

1）适应证：①年龄20岁以上，病情中等的Graves病。②抗甲药物治疗无效，复发或药物过敏。③甲亢手术复发。④各种原因不能或不愿手术治疗。

2）禁忌证：①妊娠或哺乳期甲亢。②甲亢近期发生心肌梗死。

3）疗效及并发症：本法疗效已为国内外肯定，总有效率在90%以上，患者服^{131}I后3个月内逐渐改善症状，6～12个月症状消失及体征改善者占大多数。并发症主要有早发和晚发甲状腺功能减退症，服^{131}I后1年内发生的称"早发甲减"，大多可恢复，与服^{131}I量及个体敏感有关；服^{131}I后一年至数年产生晚发甲减，多难以恢复，要用甲状腺素替代治疗。此病发生与服^{131}I量无明显相关，可能与免疫功能异常有关，因Graves病、桥本氏病及特发性甲减同为甲状腺自身免疫性疾病，共存的自身免疫性抗体，可能是晚发甲减的致病原因。晚发甲减发病率，国内报告比国外低，第10年发病率13%～20%，年递增率1%～3%。

（4）手术治疗：手术治疗甲亢是一种很好的根治方法，缓解率在70%以上，但可引起多种并发症，复发率5%左右。

1）适应证：①中、重度甲亢，长期服药无效，停药后复发。②甲状腺巨大，有压迫症状。③毒性多结节性甲状腺肿，或毒性自主性高功能甲状腺腺瘤。④胸骨后甲状腺肿伴甲亢。

2）禁忌证：①浸润性突眼。②严重心、肾并发症。③妊娠早期（3个月前），晚期（6个月后）。

3）并发症：伤口出血、感染，甲亢危象，喉上、喉返神经损伤，甲状旁腺暂时或永久减退，甲减及恶性突眼加重。

3. 甲状腺危象治疗　甲状腺危象为少见而严重的甲亢并发症，死亡率高，应及时诊治，不能贻误。治疗原则为：

（1）减低甲状腺激素浓度治疗：①大剂量抗甲状腺药物，丙基硫氧嘧啶优于他巴唑，其有外周T_4转化T_3的抑制作用。丙基硫氧嘧啶150～300 mg或他巴唑15～30 mg，每4～6小时口服一次，不能口服者鼻饲给药。②碘剂，可迅速抑制T_3、T_4释放，疗效快捷。常用lugoll液，每次30～45滴，每6小时一次。也可静脉点滴碘化钠，每日1～3 g（碘化钠1 g溶于500 mL液体中）。如有胺碘苯酸效果更好，它尚可抑制外周T_4向T_3转化，从而降低甲状腺激素浓度。③换血浆或透析疗法，以上治疗2天仍无效者，可采用部分血浆交换或腹膜透析治疗，以清除血中过多的甲状腺激素。每次放血300～500 mL，离心去除血浆后，将白细胞悬浮于乳酸盐复方氯化钠溶液中，再重新输入患者体内；尿毒症的患者可考虑用透析治疗。

（2）降低周围组织对甲状腺激素－儿茶酚胺的反应：常选用普萘洛尔20～80 mg，每6小时口服一次，或利血平或胍乙啶，后两者有代替普萘洛尔之势，利血平肌注或口服每次2 mg，每6小时一次；胍乙啶1～2 mg/（kg·d），分次口服。用普萘洛尔监测心率，利血平及胍乙啶监测血压。

（3）其他治疗：降温、给氧。降温以物理降温为主，药物为辅，不要应用阿司匹林类，因阿司匹林可与TBG结合，使血中T_3、T_4被置换出，从而增加游离甲状腺激素水平。支持治疗不能忽视，补充水分、电解质、葡萄糖、维生素等。对兴奋、躁动、谵妄、抽搐患者，应给予镇静药物，苯巴比妥尚有加速T_3、T_4代谢作用，宜作为首选药物进行肌注，也可用安定肌注或水合氯醛保留灌肠。由于甲亢的

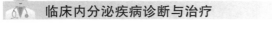
肾上腺皮质激素分解加速，应激状态皮质素需要量增加，危象时皮质功能低下，皮质激素相对不足，再加此激素可抑制外周 T_4 向 T_3 转化，并且具有非特异性退热、抗毒、抗休克作用，故国内多主张甲亢危象时应使用肾上腺皮质激素，如氢化可的松 24 小时滴注 200 ~ 400 mg，或地塞米松 24 小时滴注 10 ~ 30 mg。

4. 浸润性突眼治疗　因突眼病因和发病机制尚不十分明确，故尚无满意根治方法。在选择治疗时，应注意防止突眼恶化，如突眼严重者避免甲状腺次全切除术。有的资料证明突眼与吸烟有明显相关，故患者应戒烟以防止突眼加重。

（1）局部一般治疗：注意眼睛休息，戴保护眼镜，避免强光及外界各种刺激，睡眠时外用抗菌眼药水或药膏，用纱布或眼罩遮盖患眼，以防止角膜暴露干燥，继发炎症发生，单侧戴眼罩可减轻复视。高枕卧位，限制食盐及应用利尿剂可减轻眼睑水肿。用 0.5% 甲基纤维素或 0.5% 氢化可的松滴眼，可减轻局部刺激症状，严重病例如有结膜膨出明显如水泡者，可考虑暂时缝合患眼，以保护角膜，各种治疗无效时，可施行眼眶减压术。

（2）全身治疗：①甲状腺制剂，用于甲亢治疗过程中，同时对伴有突眼者，每日口服 40 ~ 80 mg 甲状腺片，直至收效，减量至每日 20 ~ 40 mg，维持一年以上。②糖皮质醇，目前应用广泛，因其具有抗炎及免疫抑制作用，可改善眼部软组织肿胀的症状和体征。常用药物泼尼松剂量适病情而定，一般口服量 40 ~ 120 mg/d，有眼外肌及视神经受累者，剂量更大。一般用药一个月见效后，可改为维持量每日 10 ~ 20 mg，维持 3 ~ 6 个月，甚至一年。不良反应往往不可避免，要密切观察，调整用药。一般用药物初期疗效较好。其他免疫抑制剂如环磷酰胺、硫嘌呤、环孢素也可酌情试用。③眶部放射治疗，现在认为本治疗在大剂量免疫抑制及糖皮质醇治疗无效的病例进行，本法疗效多表现在眼部水肿、充血好转，突眼度改善多不明显，一般总剂量 20Gy，分十次照射，每次 2Gy。本法与免疫抑制剂同用，效果更佳。④血浆换血法，有人报告血浆换血法对病程较短，眼突急骤伴有软组织浸润，角膜病变或视力障碍者有一定效果。换血浆的机制为，可迅速去除作为病因的血浆抗眼外肌抗体，免疫球蛋白及免疫复合物等。此法实践尚少，确切效果尚待进一步研究。

5. 妊娠期甲亢治疗　妊娠期合并甲亢如何处理，近年来有较新的认识，由于妊娠只加重甲亢患者的心血管负担，不加重甲状腺毒症本身的病情，而妊娠为一免疫相对静止期，即妊娠期间免疫反应趋于缓和，各种自身免疫疾病趋于缓解，甲亢也不例外。妊娠期 TSAb 含量下降，症状减轻或趋于缓解，抗甲状腺药物治疗需量很少。因此，妊娠合并甲亢的治疗原则是控制甲亢，而非终止妊娠，在选择治疗方案时，既要控制母亲的甲亢，又要照顾胎儿正常发育。

（1）抗甲状腺药物治疗是首选，但此类药物可通过胎盘，抑制胎儿甲状腺功能，造成胎儿甲状腺肿大、克汀病及难产等。因此，使用剂量要小，一般为正常成人剂量的 1/2 ~ 2/3。妊娠前已有甲亢，但已基本控制者，可用少量维持，妊娠时尚未控制或发现甲亢者，要有效控制。一般丙基硫氧嘧啶 100 mg 每日三次，4 ~ 6 周控制后，迅速改为维持量，这样极少有胎儿的不利影响。服药过程中定期检测 FT_3、FT_4 及 TSH。因丙基硫氧嘧啶通过胎盘最少，不会造成畸胎，所以为妊娠控制甲亢首选药物，而他巴唑有可致胎儿先天性皮肤发育不全一说，故此时慎用。甲状腺制剂是否合用看法尚不一致，不同意应用者认为合用甲状腺制剂时，要提高抗甲状腺药物剂量，对胎儿可能造成不利影响；主张联合应用者认为，尽管通过胎盘不多，但此量足以预防胎儿甲状腺肿及克汀病。普萘洛尔等 β 受体阻滞剂的应用也存在两种看法，主张不用者认为，可使子宫持续收缩而引起小胎盘及胎儿发育不良、心动过速、早产及新生儿呼吸抑制。大多数学者认为妊娠甲亢使用普萘洛尔是必要的，一般是安全的，尤其小剂量抗甲药物不能很好控制甲亢时，应加用普萘洛尔，20~40 mg/d，2~4 次服用，甲亢控制后减量、渐停。

（2）放射性碘及稳定性碘均为禁用，前者可造成胎儿克汀病，后者可造成胎儿甲状腺肿及甲状腺功能异常。

（3）外科手术治疗：个别妊娠甲亢者，服用丙基硫氧嘧啶不能控制病情或有严重药物反应，可选择在妊娠 4~6 个月进行手术。病情需要也可任何时间手术，但术前药物准备要小心慎重，如碘剂应用时间尽量缩短，术后密切监测母亲及胎儿。

二、毒性多结节性甲状腺肿

本病又称"多结节性甲状腺肿伴甲亢"。多为单纯性结节性甲状腺肿患病多年后发生甲亢，故也称"继发性甲亢"。它是一种独立疾病，还是某些致病因素导致一种临床综合征，尚不能肯定。在病理上毒性和非毒性多结节性甲状腺肿常难以区别，它的诊断主要靠临床表现及实验室检查。

（一）临床表现

多见于老年，突眼罕见，症状较 Graves 病为轻，女性多见，起病缓慢，甲状腺结节性肿大多年，可以因服碘剂而起病，临床表现可突出某一器官或系统，如在心血管系统表现心律失常，甚至出现心衰；也可表现消瘦、多汗、无力、颤抖；还可表现厌食、精神不振、极度衰弱的淡漠型甲亢。但都有可触及多个结节的甲状腺肿大，多无血管杂音或震颤。

（二）实验室检查

甲状腺激素 T_3、T_4 检测多为正常高值或略高值，sTSH 明显低于正常或测不出，甲状腺吸 ^{131}I 率多为正常高值，TMAb、TGAb 轻度增高，TRAb 阴性，TRH 兴奋试验无反应是本病重要诊断依据。甲状腺核素显像表现结节处放射性浓集，结节外组织放射性稀疏。

（三）治疗

本病治疗比较困难，短期难以奏效，抗甲状腺药物要多年服用；手术治疗因患者多为老年体弱不宜采用，只在甲状腺肿大明显，引起压迫症状时才予考虑。目前多主张使用放射性碘治疗，因甲状腺吸 ^{131}I 率不太高，且甲状腺体积较大，故要用大量放射性碘治疗，并要多次服放射性碘才能达到控制目的，因一次很难将全部结节破坏。

三、自主性高功能甲状腺腺瘤

本病又称"毒性甲状腺腺瘤"或"自主性功能亢进性甲状腺结节"。本病以单一结节发病者多见，也可见两个或多个结者者。本病的高功能结节不是 TRAb 刺激引起，因血中无刺激物，其病因不明。结节本身不受 TSH 调节，故有自主性。结节外组织由于 TSH 受反馈抑制而呈萎缩性改变。结节一般质地较韧，病理呈腺瘤样改变。结节生长一般较缓慢，随着结节增大，功能增高亦明显，一般直径 >3 cm 者多伴有甲亢症状。

（一）临床表现

本病多发于中老年，但比毒性多结节性甲状腺肿为早。起病缓慢，常有甲状腺结节性肿大，直径 <3 cm 时多无表现，>3 cm 者可表现甲亢，但较轻，可仅有心动过速、消瘦、乏力或腹泻，不引起突眼。甲状腺检查多为圆形或卵圆形结节，表面光滑，质地坚韧，边界清楚，结节外甲状腺触及不到，无杂音及无震颤。

（二）实验室检查

有甲亢时，T_3、T_4 增高，TSH 明显降低；甲状腺吸 ^{131}I 率正常或偏高；甲状腺核素显像为本病诊断主要手段，结节处可呈"热结节"，周围甲状腺组织受抑制可完全不显像或轻微显影，此时要与先天性一叶缺如等相鉴别，可用 TSH 刺激试验或 ^{99m}Tc – MIBI 及甲状腺激素抑制试验后二次显像进行鉴别诊断。

（三）治疗

本病病程进展缓慢不伴甲亢，腺瘤不大，且无压迫症状时，可随访观察；伴甲亢或腺瘤较大有压迫症状者，宜手术切除。甲亢症状明显者，术前应认真准备，控制甲亢；对热结节以外甲状腺完全不显像的本病患者，还可考虑放射性碘治疗，但放射性碘用量较大（25～50 mCi），为治疗 Graves 病的 5～10 倍。当手术或放射性碘去除热结节后，核素显像可见被抑制的周围甲状腺组织重新显影。

四、碘甲亢

1983 年 Fradkin 等曾对碘致甲亢进行了全面综述。认为该病可发生于缺碘地方性甲状腺肿病区居民服碘后，也可发生于非地方性甲状腺肿病区甲状腺功能正常的甲状腺肿患者，或原来没有甲状腺疾病的患者，或原有甲亢服抗甲状腺药物病情控制后，但这些人一旦应用碘剂后可能出现甲亢，均称为"碘诱发甲亢"或称"碘巴塞多氏症"，简称"碘甲亢"。在我国高碘地甲病区，甲亢发病率亦很高，有学者在河北病区与在山东病区均发现并报道了水源性及食物性高碘甲亢的病例，这类病例也应属于碘甲亢。现分别简述之。在缺碘病区，Coindet 首先报告了每天每人给予碘 250 μg 后，经数周有 6 人发生临床甲亢，之后相继有人报告服用大量加碘面包、碘盐、碘化物及应用其他碘剂后均有碘甲亢病例发生；非地甲病区甲状腺功能正常的甲状腺肿患者，在应用碘化钾、乙胺碘呋酮、氯碘羟喹啉及含碘造影剂后，也可诱发甲亢；原无甲状腺疾病的人，引发碘甲亢的常见药物是乙胺碘呋酮，而且多为年龄较大的人；甲亢患者经服抗甲状腺药物而控制后，往往因服卢戈氏液又诱发甲亢，也有应用碘化钾而诱发甲亢者；高碘地甲病区的碘甲亢，可以因食用高碘水或高碘食物诱发。我国此类病区的碘甲亢发病率为 1%～2%，远大于非地甲病区的甲亢发病率。

本病发病机制仍不十分明了了。一种假说认为，缺碘甲状腺肿患者因碘缺乏甲状腺激素合成不足，机体处于 TSH 代偿性分泌过多状态，当补充大量碘剂后，在 TSH 的刺激下，甲状腺激素合成增多，导致甲亢，这种甲亢是暂时的，多可自行缓解；另一种解释为，甲状腺内存在着甲状腺结节，结节为自主功能性结节，不受 TSH 调节，当碘充足时，结节可自主利用大量的碘合成甲状腺激素，从而导致甲亢。还有学者认为一些人存在甲状腺潜在的缺陷——有亚临床甲亢，有不典型或极轻的症状，甲状腺合成甲状腺激素不高，但当碘充足时，合成甲状腺激素水平突然增高，则可出现临床甲亢。

碘甲亢临床表现多较 Graves 病为轻。发病多无精神刺激、急慢性感染等诱因，患者多为 25～40 岁女性，且有应用碘剂或服高碘水及食物的历史。甲状腺多为轻度肿大，无杂音及震颤，心率多在 100 次/分以下，大多无突眼无肢体震颤。TT_4、FT_4 多高于正常，T_3 可升高或正常，TRAb 及 TSAb 多为阴性，TSH 多为正常，TRH 兴奋试验为无反应或低反应曲线。尿碘高于正常，甲状腺吸 ^{131}I 率低于正常（在高碘地方性甲状腺肿病区病例，可高于当地正常值）。

严格掌握碘剂适应证及慎重掌握碘剂剂量，是预防碘甲亢的重要环节。一旦发生并确诊碘甲亢后，首先立即停止碘的摄入，一般停碘 2～3 个月后症状多可缓解。停碘期间可用普萘洛尔等对症处理，一般不必应用抗甲状腺药物，更不能¹³¹I 治疗。但有自主性高功能结节时可考虑手术切除。

五、甲状腺癌甲亢

因大多数甲状腺癌功能低于正常甲状腺组织，甲状腺癌并发甲亢者临床较为少见，约占甲状腺癌的0.25%~2.5%，多发生于 30~40 岁的女性患者。临床上甲状腺癌发生甲亢一般有以下三种情况：①甲状腺原发癌为滤泡癌，此种癌组织功能增高，可以分泌甲状腺激素，通常其分泌的甲状腺激素水平不致发生临床甲亢，但当癌组织体积较大时（一般直径 >3~4 cm 时），则血中甲状腺激素水平明显增高，从而出现甲亢症状。有学者遇到过数例此种患者，均经病理证实。②甲状腺癌伴发甲亢，患者有典型甲亢症状及明显甲状腺肿大，往往在手术或病理检查时发现在甲亢组织中，包埋着体积较小甲状腺癌灶，多为恶性度较低的乳头状癌。③甲状腺癌转移灶可引起甲亢，这些转移灶数量较多，且多为能分泌甲状腺激素的滤泡癌转移灶。另外，甲状腺癌手术后，垂体分泌的 TSH 增高，其刺激转移灶及术后残留甲状腺组织，分泌甲状腺激素增多，引起甲亢。甲状腺核素显像对本病尤其对甲状腺转移癌诊断有意义，但要结合临床诊断。如发现冷结节，再结合结节质地较硬、单发、生长迅速、无痛及有淋巴结肿大等临床表现，应尽快控制甲亢而手术切除。由于癌灶可埋于正常甲状腺组织，故可以表现温结节；由于癌肿可是巨大滤泡癌，又可表现热结节。因此，甲亢疑有甲癌者宜手术切除，病理检查，以免贻误。

六、垂体性甲亢

垂体性甲亢很少见，病因有两类，大多数为垂体 TSH 分泌腺瘤引起，少数为下丘脑－垂体功能紊乱所致，如 TRH 分泌过多，垂体对甲状腺激素抵抗。垂体分泌 TSH 增多造成的甲亢，临床表现可轻可重，大多症状中等多有弥漫性甲状腺肿大，少数有突眼。经抗甲药物治疗，不能根治，往往反复发作。实验室检查以 TSH 增高为特点，T_3、T_4 及吸¹³¹I 率可增高，但 TSAb 可为阳性。垂体 TSH 腺瘤患者，可有蝶鞍扩大和视野缺损等垂体占位性病变的表现，血清 TSH－α 亚单位浓度升高，TRH 兴奋试验多为低或无反应曲线；而非垂体瘤垂体性甲亢，TSH－α 亚单位浓度不升高，TRH 兴奋试验呈正常反应曲线。本病的治疗多主张先应用抗甲状腺药物和普萘洛尔等控制症状，如为垂体 TSH 腺瘤者要进行肿瘤手术切除，而不采用甲状腺次全切除，因本病的本质是 TSH 增高所致继发性甲亢。近年来有人应用生长抑素类似药物 Sandostatin 治疗，该药可抑制 TSH 分泌，临床效果不错，也有用三碘乙酸治疗获满意疗效的报告。但应用 T_4 来抑制 TSH 的方法已不再用于临床，因可加重甲亢。

七、卵巢甲状腺肿甲亢

当卵巢畸胎瘤中以甲状腺组织为主，或全部为甲状腺组织时，称为"卵巢甲状腺肿"。多发生在单侧，以良性为主，恶性者很少。有较少数本病患者发生甲亢。临床表现常可出现腹腔积液和胸腔积液，腹部可触及卵巢肿块，但并不表示本病为恶性，一旦发现以上体征就要考虑诊断本病的可能。大多数患者同时存在甲状腺肿大，有时为毒性多结节性甲状腺肿或毒性弥漫性甲状腺肿，故认为卵巢甲状腺肿甲亢是卵巢甲状腺肿及甲状腺肿两者分泌甲状腺激素过多的共同作用。只有当卵巢甲状腺肿形成较大的自主性高功能结节时，才会单独形成甲亢。本病的诊断检测手段，主要有甲状腺、卵巢的核素显像、甲状腺激素、TSH 测定等，治疗则以手术切除卵巢甲状腺肿为主。

八、异位 TSH 综合征

有些甲状腺以外的肿瘤可分泌大量的具有 TSH 活性的类似物质，可使甲状腺兴奋造成甲亢。这些疾病有绒毛膜上皮癌、葡萄胎、睾丸胚胎瘤、支气管癌、胃肠道及血液系统肿瘤、前列腺癌、乳腺癌及子宫癌等。

此类疾病中较常见的是绒癌、葡萄胎及睾丸胚胎瘤，它们的共同特点为能分泌大量绒毛膜促性腺激素（hCG），其具有 TSH 样生物活性，可产生继发甲亢。有人报告胎盘中也有 hCG 及葡萄胎促性腺激素，后者也有类似 TSH 生物活性。此类患者大多只有甲亢的实验室证据，而无明显的甲状腺肿大的甲亢临床表现。但少数患者也可既有实验室证据，又有明显甚至严重甲亢表现，此时应仔细分析实验结果及想到对原发肿瘤的诊断，如年轻妇女甲亢是否为葡萄胎所引起。实验室表现一般 T_3、T_4 增高，而 T_3 增高不明显，T_3/T_4 比值低，TRH 兴奋试验表现低反应或无反应曲线。治疗以去除原发肿瘤为主，个别症状严重者可用抗甲状腺药物及普萘洛尔对症处理。

九、症状性甲亢

本病又称"假性甲亢"，它和甲状腺性甲亢（如 Graves 病）不同，只有血中甲状腺激素短时升高，而没有甲状腺功能增高，也没有甲状腺激素持续性合成和分泌增多。当血液中甲状腺激素增高时，患者可以出现心慌、多汗、消瘦、乏力、腹泻等甲亢的症状及心速、手颤、甲状腺肿大等部分体征，此时检验 T_3、T_4 可增高，TSH 也可降低。往往被误诊为甲亢，而进行抗甲亢药物治疗，可造成药物性甲减。其实，当血中甲状腺激素耗尽后，甲亢可自愈。故名"短时症状性甲亢""假性甲亢"，也有称为"甲状腺毒症"者。

假性甲亢主要由两类原因引起。①服用甲状腺激素造成超量所致，大多为不遵医嘱超量，也有误服或因减肥等意图故意超量的。此时临床表现及检验 T_3、T_4 及 TSH 均可表现甲亢。此类患者在减少用量或停服甲状腺激素后，$2\sim4$ 周甲亢症状逐渐减轻直至消失，$4\sim6$ 周后检验可恢复正常。②为甲状腺炎所引起。常见者为亚急性肉芽肿性甲状腺炎及无痛性甲状腺炎，此类炎症可破坏甲状腺滤泡组织，使滤泡腔内贮存的大量甲状腺激素释放入血循环中，波及全身组织代谢增快，表现甲亢症状。当甲状腺滤泡不再被炎症破坏，甲状腺激素不再向血循环中释放激素时，甲亢症状就会缓解，所以本病多有自限性或自愈性。当炎症侵及另一些甲状腺组织时，又有甲状腺激素释放入血，所以假性甲亢也有易复发性。

慢性淋巴性甲状腺炎（桥本病）也可引起假性甲亢，机制基本同亚甲炎。但有一种类型桥本病可与 Graves 病共存，即甲状腺肿内有两种病理组织学存在的证据，此时不要误诊为假性甲亢。

诊断和鉴别诊断的要点是：有甲亢部分症状，但不典型、不严重；有部分甲亢体征，也不典型；实验室检测 T_3、T_4 增高，TSH 降低，但甲状腺吸 [131]I 率明显低于正常（5% 以下），核素显像出现局部或普遍性放射性稀疏。

据不同原因针对处理。

（张玮玮）

第三节　甲状腺功能减退症

甲状腺功能减退症简称"甲减"，是由多种原因引起的甲状腺激素合成、分泌或生理效应不足所致的全身性疾病。依起病年龄分为：①呆小病，功能减退起病于胎儿或新生儿。②幼年型甲减，起病于儿童。③成年型甲减，起病于成年，病情严重时各型均表现为黏液性水肿。

一、病因

病因有多种，以甲状腺性为多见，其次为垂体性，下丘脑性及 TH 抵抗性少见。（表 3 - 9）发病机制也随病因类型不同而异。

临床以起病年龄分类较为实用，因此病因亦按起病年龄分述如下。

表 3 - 9　甲减的病因分类

一、甲状腺性或原发性甲减
（一）获得性
1. 甲状腺自身受破坏
（1）特发性黏液性水肿（可能为慢性淋巴细胞性甲状腺炎的后果）
（2）桥本氏甲状腺炎（慢性淋巴细胞性甲状腺炎）
（3）甲亢 ^{131}I 治疗后
（4）甲状腺全切或次全切除手术后
（5）颈部疾病放射治疗后
（6）亚急性甲状腺炎（一般为暂时性）
（7）胱氨酸症
（8）甲状腺内广泛病变（甲状腺癌或甲状腺转移癌等）
2. 甲状腺激素合成障碍
（1）缺碘性地方性甲状腺肿
（2）碘过多（每日摄入 >6 mg）
（3）药物诱发：锂、硫脲类、磺胺类、对氨柳酸、过氯酸钾等
（4）致甲状腺肿物质：某些白菜、芜菁、甘蓝、木薯等
（二）先天性
1. 孕妇缺碘或口服过量抗甲状腺药物
2. 胎儿甲状腺激素合成酶系异常
3. 甲状腺生长发育异常
二、垂体性或称继发性甲减
（一）垂体肿瘤
（二）垂体手术或放射治疗后
（三）Sheehan 综合征
（四）特发性甲减（有时为单一 TSH 分泌不足）
三、下丘脑性或称三发性甲减
（一）肿瘤
（二）慢性炎症或嗜酸性肉芽肿
（三）放射治疗后
四、甲状腺激素抵抗综合征或外周型甲状腺激素受体抵抗性甲减

（一）呆小病（克汀病）

呆小病（克汀病）分为地方性及散发性两种类型。

1. 地方性呆小病　主要见于地方性甲状腺肿流行地区。因母体缺碘，胎儿供碘不足，以致甲状腺发育不全和激素合成不足。此型甲减对迅速生长中的胎儿的神经系统特别是大脑发育危害极大，易造成神经系统不可逆的损害。某些胎儿在碘缺乏或甲状腺激素不足的情况下有发生呆小病的倾向，其发病机制可能与遗传因素有关。

2. 散发性呆小病　病因未明，散发于各个地区，母体既无缺碘，又无甲状腺肿的病史。一般是先天性的原因引起胎儿期甲状腺发育不全或甲状腺激素合成障碍所致。胎儿期甲状腺不发育或发育不全可能是母体妊娠期患有某些甲状腺自身免疫性疾病，即血清中产生了破坏甲状腺细胞的自身抗体，后者通过胎盘进入胎儿体内，对胎儿甲状腺细胞起到破坏作用，使甲状腺变小、硬化、萎缩，常被称之为"无甲状腺性克汀病"。在少数情况下，母体在妊娠期间服用抗甲状腺药物或其他的致甲状腺肿物质，使胎儿的甲状腺发育或甲状腺激素合成发生障碍；所谓甲状腺肿性克汀病也可由近亲结婚所致的某些遗传基因缺陷造成。由于甲状腺激素合成障碍，TSH 分泌代偿性增多，造成甲状腺肿大。

甲状腺激素合成障碍常有家族史，共分为 5 型。

（1）甲状腺集碘功能障碍：影响碘的浓集，这种缺陷可能是由于参与碘进入细胞的"碘泵"发生障碍。

（2）碘的有机化过程障碍：包括过氧化物酶缺陷和碘化酶缺陷，使酪氨酸不能碘化或碘化的酪氨酸不能形成单碘及双碘酪氨酸。

（3）碘化酪氨酸偶联缺陷：甲状腺已生成的单碘及双碘酪氨酸发生偶联障碍，以致甲状腺素（T_4）及三碘甲状腺原氨酸（T_3）合成减少。

（4）碘化酪氨酸脱碘缺陷：因脱碘酶缺乏，碘化酪氨酸不能脱碘而大量存于血中而不能被腺体利用，并从尿中排出，间接引起碘的丢失过多。

（5）甲状腺球蛋白合成与分解异常：酪氨酸残基的碘化及由碘化酪氨酸残基形成 T_3、T_4 的过程，都是在完整的甲状腺球蛋白分子中进行的。甲状腺球蛋白异常，可致 T_3、T_4 合成减少，并可产生不溶于丁醇的球蛋白，影响 T_4、T_3 的生物效应。

（二）幼年型甲减

病因与成人患者相同。

（三）成年型甲减

成年期发病，常引起黏液性水肿，按累及的器官分为甲状腺性（甲状腺激素缺乏）、垂体性或下丘脑性（促甲状腺激素及释放激素缺乏）、周围性（末梢组织对甲状腺激素不应症）三大类型。

1. 甲状腺性甲减　甲状腺本身病变致甲状腺激素缺乏，有原发性和继发性两种病因。

（1）原发性：病因未明，故又称"特发性"。可能与甲状腺自身免疫反应有关，病例较多发生甲状腺萎缩，为甲减发病率的 5%，偶见由 Graves 病转化而来。亦可为多发性内分泌功能减退综合征（Sehmidt综合征）表现之一。

（2）继发性：有以下比较明确的病因。①甲状腺破坏，甲状腺手术切除，放射性碘或放射线治疗后。②甲状腺炎，与自身免疫有关的慢性淋巴细胞性甲状腺炎，由亚急性甲状腺炎引起者罕见。③伴甲状腺肿或结节的功能减退，慢性淋巴细胞性甲状腺炎多见，偶见侵袭性纤维性（Reidel's）甲状腺炎，可伴有缺碘所致的结节性地方性甲状腺肿和散发性甲状腺肿。④腺内广泛病变，多见于晚期甲状腺癌和转移性肿瘤，少见于甲状腺结核、淀粉样变、甲状腺淋巴瘤等。⑤药物，抗甲状腺药物治疗过量；摄取碘化物（有机碘或无机碘）过多；使用阻碍碘化物进入甲状腺的药物，如过氯酸钾、对氨基水杨酸钠、保泰松、磺胺类药物、碳酸锂等。

2. 垂体性或下丘脑性甲减

（1）垂体性甲减：由于垂体前叶功能减退，使促甲状腺激素（TSH）分泌不足所致，常称为"垂体性甲状腺功能减退"。可为肿瘤、手术、放疗和产后垂体坏死所致。垂体前叶被破坏广泛者，多表现为复合性促激素分泌减少；个别原因不明者表现为单一性 TSH 分泌不足，但较少见。本症最常见的疾病为席汉氏综合征、嫌色细胞瘤及颅咽管瘤。

（2）下丘脑性甲减：由于下丘脑及其周围组织病变（肿瘤、炎症、变性、出血等）使 TRH 分泌不足而发病。又称为"下丘脑性（或三发性）甲状腺功能减退症"。本型甲减典型表现为血中促甲状腺激素低值，经用 TRH 刺激，血中 TSH 可增高。

3. 周围性甲减　指末梢组织对甲状腺激素不应症。主要是周围组织的甲状腺激素受体缺陷或数目减少，使组织对甲状腺激素的敏感性降低，而出现功能低下现象。本病多为先天性、家族性发病，父母往往为近亲结婚，本病又称"Refetoff 症群"。此外，有的是由于甲状腺分泌的 T_4 不能转变为 T_3 而转变为无生物活性的反 T_3（rT_3），其特点是血中 rT_3 增多。多见于营养不良症、神经性呕吐等。另一种是血中出现能与甲状腺激素结合的抗体，使甲状腺激素失去生物效应，因而出现甲减症。

二、病理

（一）甲状腺

按病因不同分为：

1. 萎缩性病变　多见于桥本氏甲状腺炎等，早期腺体内有大量淋巴细胞、浆细胞等炎症性浸润，久之腺泡受损代之以纤维组织，残余腺泡细胞变矮小，泡内胶质显著减少。放疗和手术后患者的甲状腺也明显萎缩。继发性甲减者也有腺体缩小，腺泡萎缩，上皮细胞扁平，泡腔内充满胶质。呆小病者除激素合成障碍致腺体增生肥大外，一般均呈萎缩性改变，甚至发育不全或缺如。

2. 甲状腺肿大伴多结节性改变　常见于地方性甲状腺肿流行地区，为缺碘所致；桥本氏甲状腺炎后期也可伴结节；药物所致者，腺体可呈代偿性弥漫性肿大。

（二）垂体

原发性甲减由于 TH 减少，反馈性抑制减弱而 TSH 细胞增生肥大，嗜碱粒细胞变性，久之腺垂体增大，甚或发生腺瘤，或同时伴高催乳素血症。垂体性甲减患者，其垂体萎缩，或有肿瘤、肉芽肿等病变。

（三）其他

皮肤角化，真皮层有黏多糖沉积，过碘酸雪夫染色（PAS）或甲苯胺蓝染色阳性，形成黏液性水肿。内脏细胞间有同样物质沉积，严重病例有浆膜腔积液。骨骼肌、平滑肌、心肌均有间质水肿，肌纹消失，肌纤维肿胀断裂，并有空泡。脑细胞萎缩，胶质化和灶性衰变。肾小球和肾小管基底膜增厚，内皮及系膜细胞增生。胃肠黏膜萎缩以及动脉硬化等。

三、临床表现

一般取决于起病年龄，成年型甲减主要影响代谢及脏器功能，及时诊治多属可逆性。发生于胎儿或婴幼儿时，由于大脑和骨骼的生长发育受阻，身材矮小和智力低下，多属不可逆性。另外根据疾病演变过程及临床症状轻重，可表现为暂时性甲减（一过性甲减）、亚临床甲减（无临床症状 TSH 升高，血清

FT_4 正常或稍低）、轻度甲减、重度甲减（黏液性水肿甚至昏迷）。

（一）呆小病

初生儿症状不明显，于出生后数周内出现症状，起病越早病情越严重。病因较多，但临床表现有共性，也各有其特点，共同表现有皮肤苍白、增厚、多皱褶、多鳞屑，口唇厚、流涎、舌大外伸、口常张开，外貌丑陋，表情呆钝，鼻梁扁塌、鼻上翘，前额多皱纹，身材矮小，四肢粗短，出牙、换牙延迟，骨龄延迟，行走晚呈鸭步，心率慢，心浊音区扩大，腹饱满膨大伴脐疝，性器官发育延迟。

不同病因呆小病的特殊表现：

1. 先天性甲状腺发育不全 腺体发育异常的程度决定其症状出现的早晚及轻重。腺体完全阙如者，症状出现在出生后 1 ~ 3 个月，症状较重，甲状腺不肿大。如残留部分腺体或异位时，症状多出现在 6 个月 ~ 2 岁，可伴有代偿性甲状腺肿大。

2. 先天性甲状腺激素合成障碍 一般在新生儿期症状不明显，以后逐渐出现代偿性甲状腺肿，多为显著肿大。典型的甲状腺功能低下出现较晚，称为"甲状腺肿性呆小病"，可能为常染色体隐性遗传。在碘有机化障碍过程中除有甲状腺肿和甲状腺功能低下症状外，常伴有先天性神经性聋哑，称为"Pendred 综合征"。上述二型多见于散发性呆小病，因其母体不缺碘且甲状腺功能正常，胎儿自身虽不能合成甲状腺激素，但能从母体得到补偿，故不致造成神经系统严重损害。出生后 3 个月左右，母体赋予的甲状腺激素已耗尽，由于本身甲状腺发育不全或缺如或由于激素合成障碍，使体内甲状腺素缺乏，从而出现甲状腺功能低下症状，但智力影响较轻。

3. 先天性缺碘 因母亲患地方性甲状腺肿，造成体内胎儿缺碘，胎儿及母体的甲状腺激素合成均不足，胎儿神经系统发育所必需的酶生成受阻或活性下降。造成胎儿神经系统严重而不可逆的损害，出生后永久性智力低下，听力、语言障碍。患儿出生后若供碘情况好转，甲状腺激素合成得到加强，甲状腺机能低下症状可不明显，这种类型又称为"神经型"克汀病。

4. 母体怀孕期服用致甲状腺肿制剂或食物 某些食物（卷心菜、大豆）和药物（对氨水杨酸、硫脲类、保泰松及碘剂）中，致甲状腺肿物质能通过胎盘影响甲状腺功能，胎儿出生后引起一过性甲状腺肿大，甚至甲状腺功能低下。此型临床表现轻微、短暂，常不易发现。如母亲妊娠期服大量碘剂且时间较长，碘化物通过胎盘导致新生儿甲状腺肿，巨大者可引起初生儿窒息死亡，哺乳期中碘通过乳汁进入婴儿体内可引起甲状腺肿伴甲减。

（二）幼年型甲减

临床表现随起病年龄而异，年龄小者临床表现与呆小病相似。较大儿童及青春期发病者，大多似成人型甲减。

（三）成年型甲减

多见于中年女性，男女之比为 1 ：（5 ~ 10）。除手术或放射治疗腺体受累者外，多数起病隐袭，发展缓慢，早期缺乏特征，有时长达 10 余年后始有典型表现。

1. 一般表现 有畏寒、少汗、乏力、少言、懒动，动作缓慢，体温偏低，食欲减退而体重无明显减轻。典型黏液性水肿往往呈现表情淡漠、面色苍白，眼睑浮肿，唇厚舌大，全身皮肤干燥、增厚、粗糙多落屑，毛发脱落，少数患者指甲厚而脆、多裂纹。踝部非凹陷性浮肿。贫血与胡萝卜素血症可致手脚掌呈姜黄色。

2. 身体各部分表现

（1）精神神经系统　精神迟钝，嗜睡，理解力和记忆力减退。听觉、触觉、嗅觉均迟钝，伴有耳鸣、头晕，有时多虑而有神经质表现，可发生妄想、幻觉、抑郁或偏狂。严重者可有精神失常，呈木僵、痴呆、昏睡状，在久病未获治疗及刚接受治疗的患者易患精神病，一般认为精神症状与脑细胞对氧和葡萄糖的代谢减低有关。黏蛋白沉积可致小脑功能障碍，呈共济失调、眼球震颤等。亦可有手足麻木，痛觉异常，腱反射变化具有特征性，反射的收缩期往往敏捷、活泼，而松弛期延缓，跟腱反射减退。膝反射多正常，脑电图亦可异常。

（2）心血管系统　脉搏缓慢，心动过缓，心音低弱，心排血量减低，常为正常之一半，由于组织耗氧量和心排血量减低相平行，故心肌耗氧量减少，很少发生心绞痛和心力衰竭。但个别患者可出现心肌梗死之心电图表现，经治疗后可消失。超声心动图常提示心包积液，很少发生心包填塞。同时也可有胸腔或腹腔积液，久病者由于血胆固醇增高，易发生冠心病。

（3）肌肉和骨骼　肌肉松弛无力，主要累及肩、背部肌肉，也可有肌肉暂时性强直、痉挛、疼痛或出现齿轮样动作，腹背肌及腓肠肌可因痉挛而疼痛，关节亦常疼痛，骨质密度可增高。少数病例可有肌肥大。

（4）消化系统　常有厌食、腹胀、便秘，严重者发生麻痹性肠梗阻，或黏液性水肿巨结肠。胃酸缺乏或吸收维生素 B_{12} 障碍，可导致缺铁性贫血或恶性贫血，胆囊收缩减弱而有时胀大。

（5）呼吸系统　肥胖、黏液性水肿、胸腔积液、贫血及循环系统功能降低等综合因素，可导致呼吸急促，肺泡中二氧化碳弥散能力降低，从而产生呼吸道症状，甚至二氧化碳麻醉现象。

（6）内分泌系统　性欲减退，男性出现阳痿，女性多有不育症。长期患本病者体重常常增加。原发性甲减，由于 TSH 增高，可同时出现泌乳素增高，从而出现溢乳，肾上腺皮质功能一般比正常低，血、尿皮质醇降低，ACTH 分泌正常或降低，如伴有原发性自身免疫性肾上腺皮质功能减退症和糖尿病称为"多发性内分泌功能减退综合征"（Schmidt 综合征）。在应激或快速甲状腺激素替代治疗时上述病情可加速产生。

（7）泌尿系统及水电解质代谢　肾血流量降低，酚红试验排泌延缓，肾小球基底膜增厚可出现少量蛋白尿，水利尿作用较差。肾脏排水功能受损，导致组织水潴留。Na^+ 交换增加，出现低血钠。血清 Mg^{2+} 增高。

（8）血液系统　甲状腺激素缺乏使造血功能遭到抑制，红细胞生成素减少。胃酸缺乏使铁和维生素 B_{12} 吸收障碍，加之月经量多，致使患者 2/3 可有轻、中度正常色素或低色素小细胞型贫血，少数恶性贫血（大红细胞型），血沉增快。Ⅶ和Ⅸ因子缺乏导致机体凝血机制减弱，易发生出血倾向。

3. 黏液性水肿昏迷　常见于病情严重者，特别是年老长期未获治疗者。大多在冬季寒冷时发病，受寒及感染是常见的诱因，其他如创伤、手术、麻醉、使用镇静剂等均可促发。昏迷前常有嗜睡，四肢昏迷时松弛，反射消失，体温可降至 33℃ 以下，呼吸浅慢，心动过缓，心音微弱，血压降低、休克，常可伴有心、肾功能衰竭而危及生命。

四、检查

（一）一般检查

1. 由于 TH 不足影响促红细胞生成素合成，而骨髓造血功能减低，可致轻、中度正常细胞型正常色素性贫血。月经量多而致失血及铁吸收障碍，可引起小细胞低色素性贫血。少数胃酸低、缺乏内因子维

生素 B_{12} 或叶酸可致大细胞性贫血。

2. 基础代谢率减低，常在 -15% 以下，有的在 $-45\% \sim -35\%$，严重者达 -70%。

3. 血清胡萝卜素增高。

4. 血脂 病因起始于甲状腺者，胆固醇、甘油三酯、G - 脂蛋白均升高；病因始于垂体或下丘脑者，胆固醇多属正常或偏低。但克汀病婴儿，甘油三酯增高，LDE 增高，HDL - 胆固醇降低。

5. 跟腱反射迟缓，时间延长，常大于 360 毫秒，严重者达 $500 \sim 600$ 毫秒。

6. 磷酸肌酸激酶（CPK）、乳酸脱氢酶（LDH）增高，尿 17 - 酮类固醇、17 - 羟类固醇降低。糖耐量试验呈扁平曲线，胰岛素反应延迟。

7. 心电图示低电压，窦性心动过缓，T 波低平或倒置，偶有 P - R 间期延长及 QRS 波时限增加。

8. 脑电图检查 某些呆小病患者有弥漫性异常，频率偏低，节律不齐，有阵发性双 Q 波，无 α 波提示脑中枢功能障碍。

9. X 线检查 骨龄检查有助于呆小病的早期诊断，X 线片骨骼特征有：骨龄延迟，骨骺与骨干愈合延迟，成骨中心骨化不均匀呈斑点状（多发性骨化灶）。95% 呆小病患者蝶鞍的形态异常。心影在胸片常为弥漫性增大，记波摄影及超声波检查示心包积液。

10. 甲状腺 ECT 检查 有助于检查甲状腺形态，诊断先天性缺如及甲状腺异位功能不全所致的甲减，判断亚急性甲状腺炎性甲减或桥本氏甲炎所致的甲减。并根据甲状腺内核素分布情况间接判断甲状腺的功能情况。

（二）甲状腺功能检查

1. 血清 TSH（或 STSH）升高为原发性甲减最早表现；垂体性或下丘脑性甲减，TSH 则偏低乃至测不出，同时可伴有其他垂体前叶激素分泌低下。不管何种类型甲减，血清总 T_4 和 FT_4 大多均低下，轻症患者 T_3 可在正常范围，重症患者可以降低。临床无症状或症状不明显的亚临床型甲减中部分患者血清 T_3、T_4 可正常，此系甲状腺分泌 T_3、T_4 减少后，引起 TSH 分泌增多呈进行性代偿反馈的结果。部分患者的 T_3 正常，T_4 降低，可能是甲状腺在 TSH 刺激下或碘不足情况下合成生物活性较强的 T_3 相对增多，或周围组织中的 T_4 较多地转化为 T_3 的缘故。因此，T_4 降低而 T_3 正常可视为较早期诊断甲减的指标之一。新生儿采脐血或新生儿血或妊娠 22 周羊水测 sTSH 及 T_4 有助于新生儿和胎儿甲减症的早期诊断。另外本病血清 rT_3 明显降低，是 T_4 转化为 T_3 倾向增多而减少 rT_3 的转化所致。

2. 甲状腺吸 ^{131}I 率明显低于正常，常为低水平曲线，而尿 ^{131}I 排泄量增大。

3. 促甲状腺激素（TSH）兴奋试验 原发性甲减用本试验后，甲状腺摄 ^{131}I 率不升高或血中 T_4、T_3 增加反应很低，而继发性甲减则可得正常反应。

4. 促甲状腺激素释放激素试验（TRH 兴奋试验） 静脉注射 TRH $200 \sim 500$ μg 后，血清 TSH 无升高反应者提示为垂体性甲减，延迟升高者为下丘脑性。如 TSH 基值已增高，TRH 刺激后更高，提示原发性甲减。

5. 抗体的测定 病因与自身免疫有关的甲减患者，可测出抗甲状腺球蛋白抗体（TGAb）和/或抗微粒体抗体（TMAb），目前认为 TMAb 是抗甲状腺过氧化物酶抗体（TPO）。

五、诊断和鉴别诊断

当甲减临床表现很典型时，诊断并不困难，但早期患者多不典型，特别是呆小病的早期诊断更为重要，为了避免或尽可能减轻永久性智力发育缺陷，应常规进行新生儿的甲状腺激素及 TSH 检查项目，争取早日确诊，早日治疗。在婴儿期应细微观察其生长、发育、面貌、皮肤、饮食、睡眠、大便等各方面的情况，必要时做有关实验室检查。对疑似不能确诊病例，实验室条件有限者，可以试验治疗，由于呆小病的特殊面容应注意和先天性愚呆（伸舌样痴呆称"唐氏综合征"）鉴别。

年龄稍长者，智力和体格发育障碍与正常相比日趋明显，诊断不难，但应和其他原因所致的侏儒症相区别。对疑似贫血、肥胖、特发性水肿、慢性肾小球肾炎、肾病综合征、冠心病、低代谢综合征、月经紊乱、垂体前叶功能减退症等病，临床确诊证据不足时，应进行甲状腺功能测定，以资鉴别。对末梢性甲减的诊断有时不易，患有临床甲减征象而血清 T_4 浓度增高为主要实验室特点，甲状腺 ^{131}I 摄取率可增高，用 T_3、T_4 治疗疗效不显著，提示受体不敏感。部分患者可伴有特征性面容、聋哑、点彩样骨骺，甲状腺可以不肿大。

六、预防

预防极为重要。对地方性甲状腺肿流行区，孕妇应供应足够碘化物，妊娠最后 3～4 个月每日可加服碘化钾 20～30 mg。妊娠合并 Graves 病用硫脲类药物治疗者，应尽量避免剂量过大，并同时加用小剂量干甲状腺制剂，妊娠期内禁用放射性 ^{131}I 治疗。由于目前国内开展了普及食用加碘盐及在地方性甲状腺肿流行区服碘油等防治工作，呆小病已非常少见。成人甲状腺功能减退，如因手术或放射性 ^{131}I 治疗甲亢引起者，应在治疗时严格掌握甲状腺切除的多少和放射性 ^{131}I 的剂量，尽量避免或减少发生该症。

七、治疗

（一）呆小病治疗

治疗原则愈早愈好。初生期呆小病最初口服三碘甲状腺原氨酸 5 μg，每 8 小时一次及 L－甲状腺素钠（T_4）25 $\mu g/d$，3 天后，T_4 增加至 37.5 $\mu g/d$，6 天后 T_3 改至 2.5 μg，每 8 小时一次。在治疗过程中 T_4 逐渐增至每日 50 μg，而 T_3 逐渐减量至停用。或单用 T_4 治疗，首量 25 $\mu g/d$，以后每周增加 25 $\mu g/d$，3～4 周后至 100 $\mu g/d$，以后进增缓慢，如临床疗效不满意，剂量可略加大。年龄 9 月至 2 岁婴幼儿每天需要 50～150 μg T_4，如果其骨骼生长和成熟没有加快，甲状腺激素可增加，虽然 TSH 值有助于了解治疗是否适当，但是从临床症状改善来了解甲减治疗的情况更为有效，治疗应持续终身。

（二）幼年型甲减治疗

治疗与较大的呆小病患儿相同。

（三）成年型甲减治疗

甲状腺激素替代治疗效果显著，并须终身服用。使用的药物制剂有合成甲状腺激素及从动物甲状腺中获得的甲状腺球蛋白。

1. 甲状腺片　其应用普遍，从小剂量开始，每日 15～30 mg，最终剂量为 120～240 mg。已用至 240 mg 而不见效，应考虑诊断是否正确或为周围性甲减。当治疗见效至症状改善，脉率及基础代谢率恢复正常时应将剂量减少至适当的维持量，每日为 90～180 mg。如果停药，症状常在 1～3 个月内复发。治疗过程中如有心悸、心律不齐、心动过速、失眠、烦躁、多汗等症状，应减少用量或暂停服用。

2. L－甲状腺素钠（T_4）或三碘甲状腺原氨酸（T_3）　T_4 100 μg 或 T_3 20～25 μg 相当于干甲状腺片 60 mg。T_3 的作用比 T_4 和干甲状腺制剂快而强，但作用时间较短。作为替代治疗，干甲状腺片和 T_4 比

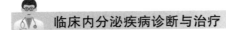

T_3 优越。由于甲状腺干制剂生物效价不稳定，而以 T_4 片治疗为优。

3. 甲状腺提取物　USP 和纯化的猪甲状腺球蛋白已用于临床。

年龄较轻不伴有心脏疾患者，初次剂量可略偏大，剂量递增也可较快。干甲状腺片可从每日 60 mg 开始，2 周后每日再增 60 mg 至需要的维持量。老年患者剂量应酌情减少，伴有冠心病或其他心脏病史以及有精神症状者，甲状腺激素更应从小剂量开始，并应更缓慢递增，干甲状腺片每日 15 mg 开始，每两周或更久增加一次，每次 15 mg。如导致心绞痛发作，心律不齐或精神症状，应及时减量。

垂体前叶功能减退且病情较重者，为防止发生肾上腺皮质机能不全，甲状腺激素的治疗应在皮质激素替代治疗后开始。

周围性甲减治疗较困难可试用较大剂量 T_3。伴有贫血的患者，应给予铁剂、叶酸、维生素 B_{12} 或肝制剂。铁剂治疗时尚须注意胃酸水平，低者须补充。

有心脏症状者除非有充血性心力衰竭，一般不必试用洋地黄。在应用甲状腺素制剂后，心脏体征及心电图改变等均可逐渐消失。

（王艺杰）

第四章

肾上腺疾病

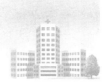

第一节 慢性肾上腺皮质功能减退症

慢性肾上腺皮质功能减退症（chronic adrenocortical hypofunction）是双侧肾上腺因自身免疫、结核等严重感染，或肿瘤等导致严重破坏，或双侧大部分或全部切除所致，也可继发于下丘脑分泌 CRH 及垂体分泌 ACTH 不足。本节将重点阐述肾上腺本身原因引起者。本症临床上呈衰弱无力、体重减轻、色素沉着、血压下降等综合征。患者以中年及青年为多，年龄大多在 20~50 岁，男、女患病率几乎相等；自身免疫引起者以女性为多，女性与男性之比为（2~3）：1。

一、病因

（一）原发性

系肾上腺皮质本身的疾病所致，又称"艾迪生病"（Addison disease）。

1. 慢性肾上腺皮质破坏

（1）自身免疫：本病由自身免疫性肾上腺炎引起者，约占 80%。具有显著的遗传易感性。炎症可能局限于肾上腺，也可属于多腺体自身免疫综合征的一部分。后者常伴有性功能衰竭、自身免疫性甲状腺疾病（Graves 病或桥本病等）、1 型糖尿病、白斑病、恶性贫血及甲状旁腺功能减退等。40%~50% 的自身免疫性艾迪生病伴有上述一种或多种自身免疫性疾病，称之为"自身免疫性多内分泌腺功能减退综合征"。许多病例血循环中发现有与上述疾病有关的抗体，约有 60% 患者有肾上腺抗体，45% 有抗甲状腺抗体（女性与男性之比为 2：1），30% 有抗胃壁细胞抗体，26% 有甲状旁腺抗体，8% 有胰岛抗体等。有人发现 21-羟化酶是自身免疫性艾迪生病的一个重要自身抗原，而 17α-羟化酶抗体与侧链裂解酶抗体是自身免疫性艾迪生病同时并发多腺体自身免疫的一种标志。

（2）肾上腺结核：以往结核是导致国内艾迪生病的主要病因。患者体内多有结核病灶，肾上腺区可有钙化点阴影，可能是陈旧性结核所致。但目前结核病已渐趋控制，故本症病因以自身免疫病引起者占多数。

（3）肾上腺转移性癌肿：起源于肺、乳腺、结肠的癌肿常转移至双侧肾上腺，但患者较少出现肾上腺皮质功能减退，只有当 90% 以上的腺体组织被破坏时，临床上才出现功能减退的表现。此外，胃癌、黑色素瘤、某些淋巴瘤及白血病亦可能引起本病。

（4）淀粉样变性等。

（5）血管病变：如脉管炎、肾上腺静脉血栓形成伴梗死、双侧皮质出血性病变等。

（6）双侧肾上腺次全或全切除后。

此外，真菌感染、艾滋病末期、结节病、血色病等亦可引起本病。

2. 皮质激素合成代谢酶缺乏

（1）先天性：缺乏 21 - 羟化酶、11 - 羟化酶或 17 - 羟化酶等。

（2）后天性：某些药物如酮康唑、氟康唑、氨鲁米特（氨基导眠能）和米托坦等抑制酶的活性，偶可导致本病。

3. 肾上腺脑白质营养不良（adrenoleukodyetrophy）和肾上腺脊髓神经病（adrenomyeloneuropathy）

两者均系性连锁隐性遗传性疾病，是一种先天性长链脂肪酸异常而引起的肾上腺皮质功能减退。前者在儿童期发病，以发展迅速的中枢性脱髓鞘病变为特征，表现为癫痫发作、痴呆、皮质盲及昏迷，通常在青春期前死亡。后者一般在青春期起病，以缓慢进展的周围感觉神经和运动神经病变及上运动神经元病变为主，表现为痉挛性瘫痪，伴肾上腺和性腺功能减退直至衰竭。自体脊髓移植有望治疗成功。

引起本病其他罕见的原因还有先天性肾上腺发育不良、先天性肾上腺皮质不应症（先天性 ACTH 效应缺失）和家族性糖皮质激素不足等。

（二）继发性

继发于下丘脑分泌 CRH 及垂体分泌 ACTH 不足。

1. 内源性　包括下丘脑病（由于各种肿瘤、炎症、细胞浸润、创伤、血管病变等引起）及垂体病（由于产后大出血及产褥热、肿瘤、脑膜炎后遗症等引起）。

2. 外源性　是长期大剂量糖皮质激素抑制下丘脑垂体所致，停药后有功能减退综合征。

二、病理

本病病理分两方面阐述。

（一）肾上腺病理

根据常见病因可分为萎缩与结核两类。

1. 萎缩　主要见于自身免疫引起者，其特点是大部分肾上腺皮质细胞被损坏，余留细胞有退行性变，并伴有淋巴细胞、浆细胞与单核细胞浸润，类似慢性淋巴细胞性甲状腺炎的病理改变。肾上腺皮质萎缩，包膜增厚，肾上腺髓质不累及，仅个别病例球状层细胞完整不变。此与垂体功能减退所引起者不同，后者仅束状层及网状层萎缩，球状层病变不明显。

2. 结核　肾上腺结核常两侧同时或先后累及，临床上有明显症状者，腺体破坏至少在 50% 以上，严重者腺体破坏常在 90% 以上。肾上腺结核单独存在者约占 30%，大多数病例与其他脏器结核病尤其是肾结核或附睾结核同时存在。患结核的肾上腺腺体质韧，灰黄色，有干酪样坏死，皮质、髓质常均被破坏，与单独累及皮质的萎缩不同。切片上有两型：①增生性病变：内含多数结核性结节及成纤维组织。②坏死性病变：以干酪样坏死为主，外围纤维组织，内有结核性结节、淋巴细胞浸润，部分常已钙化。有时还有内皮细胞、吞噬细胞，坏死组织中偶有结核菌菌落，并有残余正常组织存在。

（二）其他内脏病理

有胸腺及淋巴组织增生与淋巴细胞浸润，散见各内脏，尤以甲状腺中更明显，可能系糖皮质激素减少的征象。垂体内嗜碱性粒细胞显著增加，反映皮质醇减少，对垂体的反馈抑制减弱，促肾上腺皮质激素分泌亢进而细胞数量增多，其中大部分呈透明变性，形成 Crocke 细胞，嫌色细胞也增多而嗜酸性粒细胞减少，甲状腺及卵巢常萎缩。心脏缩小，心肌有褐色萎缩。肾脏、附睾、肠、胸膜、腹膜、骨、关节等组织可有结核等病灶。皮肤生发层及真皮层和黏膜下有色素沉着。

三、病理生理

当肾上腺皮质功能减退时皮质激素分泌常有不同程度的不足或缺乏，双侧肾上腺皮质破坏 90% 以上时，才出现肾上腺皮质功能减退的临床表现。引起轻重不等的代谢紊乱与各系统、各脏器的功能失常，发生慢性或急性的皮质功能减退综合征，有时肾上腺皮质试验已反映功能低下，但仍可无明显症状，仅在应激状态下可出现功能减退征象，此型称"隐潜性肾上腺皮质功能减退症"。根据皮质激素分类，主要病理生理可分下列两组概述。

（一）盐皮质激素不足

可单独发生，引起下列变化。

1. 肾小管再吸收钠不足，尿钠排出增多，水及氯化物相继丧失，而钾、氢离子及铵则排出减少，滞留体内。此外，尚有从肠胃及皮肤失钠失水等相似情况，形成本病中特征性的失钠失水，并伴有酸中毒的倾向。

2. 细胞外液中失钠多于失水，渗透压降低，于是水向细胞内转移。加之皮质功能减退时厌食、恶心、呕吐及腹泻与肠道吸收障碍，更加重了失水。

3. 失钠失水引起有效循环血容量减少、血压下降，如病情发展急剧，可发生虚脱或休克，以致诱发肾上腺皮质危象。慢性病例，则静脉回流及心脏输出量均减少，心脏可小于正常。

4. 血液浓缩，血浆容量减少而血细胞比容升高，加以血压降低，以致血流量减少，尿素氮等代谢产物滞留引起肾前性氮质血症，严重时可继发急性肾功能衰竭。

（二）糖皮质激素不足

有下列主要病理生理变化。

1. 糖异生减弱，空腹时可出现明显低血糖症，口服葡萄糖耐量曲线低平，或呈反应性低血糖症。对胰岛素敏感性增加，肠道吸收葡萄糖等减弱。

2. 对于电解质及水代谢方面除前述失钠、失水、滞钾等作用外，对去甲肾上腺素等的升压血管活性减弱，肾小球滤过率减低，对水利尿作用减小或丧失。

3. 对机体分泌和释放 ACTH 及其大分子的 POMC 反馈抑制作用减弱，以致垂体分泌 ACTH 增加，血浓度明显上升。ACTH 系由 39 个氨基酸组成，其中氨基端 1～13 个氨基酸与 α-黑色素细胞刺激素（α-MSH）非常相似，可引起皮肤及黏膜下黑色素沉着。如继发于垂体者则 ACTH 明显减少，而无色素沉着。

4. 皮质醇不足时胃蛋白酶及胃酸分泌减少，影响消化吸收；骨髓造血功能降低以致红细胞及中性粒细胞和血小板相对减少，淋巴细胞、嗜酸性粒细胞相对增多；中枢神经系统处于抑郁状态，引起相应临床症状。

四、临床表现

除因感染、创伤等应激而诱发危象外，起病多缓慢，症状在数月或数年中逐渐发生。早期表现为易于疲乏、衰弱无力、精神萎靡、食欲缺乏、体重明显减轻等。病情发展后可有以下典型临床表现。

1. 色素沉着 系原发性慢性肾上腺皮质功能减退早期症状之一，且几乎见于所有病例。但继发于腺垂体功能减退者常无此症状。色素沉着散见于皮肤及黏膜内。全身皮肤色素加深，面部、四肢等暴露部分，关节伸侧面等经常受摩擦之处，乳头、乳晕、外生殖器、肩腋部、腰臀皱襞、下腹中线、痔、瘢痕、雀斑、指（趾）甲根部等尤为显著，色素深者如焦煤，浅者为棕黑、棕黄、古铜色，更浅者如色素较多之常人。脸部色素常不均匀，前额部及眼周常较深。口腔、唇、舌、牙龈及上颌黏膜上均有大小不等的点状、片状蓝或蓝黑色色素沉着。极个别病例由于黑色素细胞缺陷，可能不出现色素沉着。患者可偶有小块白斑，见于背部等处。

2. 循环症状 常见者为头晕、眼花、血压降低，有时低于 85/50 mmHg，可呈直立性低血压而昏倒，危象时可降至零。心浊音界及 X 线心影缩小，心收缩力下降，曾见一例比正常小 29%。心电图呈低电压，T 波低平或倒置，PR 间期、QT 时限可延长。

3. 消化系症状 食欲缺乏为早期症状之一。较重者有恶心、呕吐、腹胀、腹痛，少有腹泻。国外报道约有 10% 自身免疫性艾迪生病患者可并发有乳糜泻。便秘较少见。腹痛位于上腹部，系隐痛，似消化性溃疡。腹泻每日 3~8 次不等，粪便呈糊状。胃肠 X 线检查仅示功能失常。少数患者有时呈嗜盐症状，可能与失钠有关。

4. 肌肉、神经精神系统 肌肉无力是主要症状之一，常由于软弱导致明显疲劳。本病伴有高血钾，偶尔并发上升性神经病变，称"吉兰－巴雷综合征"（Guillain-Barre syndrome），可导致下肢软瘫或四肢麻痹。本病另一并发症为肾上腺脊髓神经病变（adrenomyeloneuropathy），表现为痉挛性截瘫和多神经病变，有时伴有性功能减退或性无能和痉挛性疼痛。本病伴神经系统病变的综合征中，中枢神经系统多无异常表现。但均有脑电图异常。此外，常易激动，或抑郁淡漠，或有违拗症，思想不集中，多失眠。有时因血糖过低而发生神经精神症状，严重者有昏厥，甚而昏迷。

5. 结核症状 结核所致者常有发热。有时有腹膜、肾、附睾、关节等结核症状为本病的前奏，有时详细检查时才发现肺、骨骼、睾丸、肠、淋巴结等有陈旧性或活动性结核病灶。肾上腺区平片上常可发现钙化阴影，为诊断本病系结核性的有力佐证。

6. 肾上腺危象 当患者并发感染、创伤，或手术、分娩，或饮食失调而发生腹泻、失水，或中断皮质素（醇）治疗，或大量出汗，或过度劳累等应激状态下均可诱发危象。有高热、恶心、呕吐、腹泻、失水、烦躁不安等综合征，终于循环衰竭，血压下降以至于零，脉细微沉弱，不易扪及，心率快，精神失常，继而昏迷。如不及早抢救，生命堪虞。

7. 其他症状 患者常有慢性失水现象，明显消瘦，体重大多减轻 5~10 kg 以上，女性月经失调，闭经，常过早停经。轻型本病患者可妊娠，由于胎儿及胎盘的皮质激素的保护，患者能正常生育且孕期无病情加重，但产后上述皮质激素来源丧失，可促使危象发生。男性多阳痿，男女毛发均可减少，且少光泽，枯燥易脱，分布稀疏。第二性征无异常。并发其他自身免疫性内分泌疾病时则伴有相应疾病的临床表现。

五、辅助检查

本病轻症早期或属隐性型者（或称"部分性皮质功能减退症"）往往症状很轻或无症状，实验室发现亦很少，仅于应激状态或经 ACTH 刺激后才有阳性发现。但晚期重症或典型病例常有下列化验资料，可助诊断。

（一）生化检查

可发现：血钠降低、血钾轻度升高（严重高钾血症提示伴有肾脏或其他疾病）、氯化物减低，空腹血糖大多降低，糖耐量试验呈低平曲线及血钙升高。

（二）肾上腺皮质功能测定

1. 24 小时尿 17 – 羟皮质类固醇（17-hydroxycorticosteroid，17-OHCS）及 17 – 酮类固醇（17-keto-steroids，17-KS）排出量明显低于正常。17 – KS 来自肾上腺和性腺，其中男性 17 – KS60% ~ 70% 来自肾上腺，而女性则 90% 来自肾上腺。但常受肝病、营养不良、慢性消耗性疾病等影响而排出降低，有肾功能不全者排出量亦减少，肥胖者或尿量多者可使排出量偏高。鉴于存在上述缺陷，该方法已逐渐被尿游离皮质醇取代。

2. 24 小时尿游离皮质醇（24 小时 urinary free cortisol）常低于正常低限，一般在 55.2 nmol（20 μg）以下。

3. 血皮质醇 皮质醇的分泌存在昼夜节律，因此只有晨起的皮质醇水平对诊断肾上腺皮质功能减退有价值。若≤83 nmol/L（3 μg/dL），一般可以确诊肾上腺皮质功能减退；若≥495 nmol/L（18 μg/dL），可以判断为正常肾上腺皮质功能；介于两者之间者须进一步行兴奋试验明确。

但单测 17 – OHCS 或尿、血皮质醇尚不可靠，因为有的亚临床型本病患者，上述测定可在正常范围。故应做最具诊断价值的 ACTH 兴奋试验。

4. 血浆 ACTH 测定 原发性者明显增高，继发性者明显降低，接近于零。

5. 促肾上腺皮质激素试验（ACTH stimulation test） ACTH 刺激肾上腺皮质分泌激素，可反映皮质储备功能。方法包括快速 ACTH 兴奋试验和连续 ACTH 兴奋试验。

（1）快速 ACTH 兴奋试验：静注 α_1 – 24 ACTH 25 U，于注射前及后 30 分钟、60 分钟测血浆皮质醇，注射后正常人血浆皮质醇较基线增加 270 nmol/L（9.9 μg/dL）以上，或绝对值达到 550 nmol/L（20 μg/dL）以上。

（2）连续 ACTH 兴奋试验：每日给予静脉滴注 ACTH 25 U 维持 8 小时，连续 5 天，测定血皮质醇、尿游离皮质醇及尿 17 – 羟皮质类固醇。在原发性肾上腺皮质功能减退较重者，连续刺激 2 ~ 5 日无反应；轻者早期可能有低反应，于 5 日静滴试验中初 3 日可有轻度升高，后 2 日则不但不上升有时反降低，提示皮质功能已受损，经一度刺激后分泌稍增多，但贮备功能有限致连续刺激即无反应。继发性肾上腺皮质功能减退者，第 1、2 日反应较小，连续刺激 5 日时可渐渐恢复，呈延迟反应。故可以用以鉴别原发性或继发性肾上腺皮质功能减退。完全性皮质功能减退者无反应，部分性者有低弱反应，继发性者有延迟反应。

如患者已开始用激素进行替代治疗，却又须进行 ACTH 试验者，可选用下列方案：停用原替代治疗的药物，给予地塞米松 0.5 mg，每日 2 次及 9 – 氟皮质醇（fluoro-cortisone）0.1 mg，每日 1 次，至试验结束。上述两种药物不干扰内源性类固醇测定。

原替代治疗可能抑制了内源性 ACTH 的释放，并可导致部分肾上腺皮质的萎缩，故须在上述药物应用 24 小时后给予长效 ACTH 40 U 每日 2 次肌内注射，共 3 天，或 α_1 – 24 ACTH 每日 8 小时静脉滴注（溶于葡萄糖水中），共 3 天。对比刺激前后的反应，地塞米松和 9 – 氟皮质醇应用 24 小时后收集次日清晨血及 24 小时尿标本测定皮质醇及 17 – OHCS。于 ACTH 注射 3 天后，收集第 4 日清晨血及 24 小时尿标本，测皮质醇及 17 – OHCS。

上述各种肾上腺皮质功能试验可视病情需要选择采用。

危象发生时代谢紊乱较严重，有重度失钠失水者，血液常浓缩，血细胞比容、比重、渗透压、非蛋白氮、肌酐、钾、酸度均增高，血糖、钠、氯化物、二氧化碳结合力显著降低。尿量大减，血沉加速，有轻度贫血。

（三）血常规检查

常有正细胞正色素性贫血。白细胞除危象时可增高外大多正常或稍低，分类示中性粒细胞减少，淋巴细胞相对增多，嗜酸性粒细胞明显增多。

（四）影像学检查

结核所致者在肾上腺区 X 线摄片及 CT 检查时可发现肾上腺增大及钙化阴影。转移性病变者亦示肾上腺增大，而自身免疫引起者肾上腺不增大。部分患者头颅 MRI 示垂体增大，可能与 ACTH 细胞增生有关，激素替代治疗后多可恢复正常。

六、鉴别诊断

典型重症病例，根据上述症状、体征及重要化验结果，诊断不难确立。病因诊断，可根据肾上腺是否有钙化点及全身有无结核灶等情况分析判断，手术后发生者，一般诊断亦无困难。其他病因诊断常依赖于病理切片等检查，临床上有时较困难。此外，对于部分性（或不完全性、隐性）功能减退者常用下列筛选和确诊法：临床上呈色素沉着、体重减轻、疲乏软弱、血压降低者，先测血皮质醇、24 小时尿 17 - OHCS、17 - KS 或游离皮质醇，如低于正常低限者，有肾上腺皮质功能减退可能。为进一步确诊并查明系原发或继发性，完全或不完全性功能减退，应进行 ACTH 静滴试验连续 5 日。继发性者一般皮肤无色素沉着，临床上常呈苍白无华，且常有其他靶腺功能减退症。必要时可测血浆 ACTH、TSH、FSH、LH 等，继发性者正常低值或低于正常。临床上诊断部分性或轻度功能减退症有时有困难；可与神经症、轻度早期结核、癌症等混淆。有色素沉着者应与慢性肝病（包括肝硬化）、糙皮病、硬化病、黑棘皮病、血色病、慢性金属中毒（铋、铅、砷、汞）等所致的皮肤色素沉着症区别。有慢性腹痛、腹胀、腹泻、低热等全身症状者又须与肠结核、腹腔结核等区别。值得注意的是，患者可同时伴有胸、腹部结核或肾及生殖系统结核病。

七、治疗

为预防本病发生，需要强调及早治疗结核病。肾上腺切除时应注意补充糖皮质激素。长期使用糖皮质激素者应注意剂量，避免对垂体 - 肾上腺轴的抑制。

本病治疗有四项原则：①纠正本病中代谢紊乱。②激素替代补充治疗。应激时及时增加激素剂量，有恶心、呕吐，不能及时进食时应及时静脉给药。③病因治疗。④避免应激，预防危象。由于本病属慢性，必须加强宣教，使患者了解防治本病的基本知识，自觉地尽量避免过度劳累、精神刺激、受冷、暴热、感染、受伤等应激，也须避免呕吐、腹泻或大汗所引起的失钠、失水等情况。饮食需要富含糖类、蛋白质及维生素，多钠盐、少钾盐。食物中氯化钠每日摄入量在 10 ~ 15 g，视各人需要而定，以维持电解质平衡。

本病的最基本疗法除病因治疗外需长期皮质激素的替代补充。目前有下列两类制剂。

（一）糖皮质激素治疗

1. 可的松（皮质素）　大部分患者每日口服片剂 12.5 ~ 25 mg 已足以维持需要，一般不超过

37.5 mg。少数病情较重者，每日可用至 50 mg。手术切除全部或大部分肾上腺者须补充较多。小剂量替代治疗者可于早餐后（上午 8 时前）一次服用；剂量较大者，可分两次口服，如上午 8 时服 25 mg，午餐后（下午 3 时左右）再服 12.5 mg。剂量分配应尽量与皮质醇的昼夜周期变化相符，即晨间较大，午后较小。可的松口服后很易被吸收，吸收后在肝中转化为皮质醇。25 mg 可的松相当于 20 mg 氢化可的松。

2. 氢化可的松（皮质醇）　一般剂量 10~30 mg，服药方法与上述相同。

3. 泼尼松（强的松）　为人工合成的糖皮质激素。于皮质结构 C1~2 位之间去氢后对糖代谢可加强 5 倍，但对盐类代谢则相对减弱。一般每日剂量为 2.5~7.5 mg，服药方法同前。

泼尼松的缺点为对水盐代谢较少调节作用，故以前两种药为首选。在人体内必须在肝经 C1~2 位加氢还原成皮质醇后才有活性，可的松也须在 C11 位加氢转化成皮质醇而发挥作用，故在有肝病等情况时予氢化可的松较为理想。

（二）盐皮质激素治疗

如予糖皮质激素替代治疗后患者仍有明显的低血压，则应加用盐皮质激素。

1. 去氧皮质酮　醋酸去氧皮质酮（DOCA）油剂：每日肌内注射 1~5 mg，多数每日仅需 1~2 mg，从 1 mg 开始，每周添加 0.5~1 mg。长效制剂：三甲基醋酸去氧皮质酮，为微粒悬液，吸收缓慢，一次注射 25~50 mg 后其作用可维持 3~4 周，相当于每日 1~2 mg 油剂。

2. 9α - 氟氢可的松（9α-fluorohydrocortisone）　一般患者每日上午 8 时口服 0.05~0.1 mg 已能维持电解质平衡。但此药易诱发水肿，可测定血浆肾素和血管紧张素 II 来监测此药使用剂量是否适当。此外，临床如出现高血压、低血钾提示应减量，反之应增加剂量。每日口服 9α - 氟氢皮质素 0.1 mg，约相当于每日肌内注射 DOCA 2.5 mg，或每月注射三甲基醋酸去氧皮质酮 62.5 mg。此外，也可试用甘草流浸膏，每次 3~5 mL（或用 1：4 稀释液 10~20 mL），每日 2~3 次，剂量可酌情调整。甘草流浸膏具有去氧皮质酮的水盐调节作用，其主要成分是甘草次酸，有保钠排钾的作用，但保钠作用较弱，最好与可的松联合使用。

此组药物之主要指征为在糖皮质激素治疗下虽供应足量食盐尚不能维持其血压、血钠浓度而仍有慢性失水、体重偏低的患者。故并非每一患者所必需。

上述各种激素疗法的剂量系一般患者所需，应用时必须注意个体化。在应激时，须增加糖皮质激素剂量，否则将诱发危象。轻的应激如感冒、拔牙，可将平时替代剂量加倍，应激过后，渐恢复至原剂量。尤其是在发生较重感染、手术等应激情况下，激素剂量必须迅速加大，根据病情每日可给皮质醇 100~300 mg，以维持机体应激反应及抵抗力，数日后视病情需要而减至一般维持剂量。

在采用上述激素治疗过程中，尤其在初治阶段剂量未摸清前，必须注意测定出入液量、体重、血压，观察疗效及反应，定期随访血钠、钾、氯、糖等浓度，随时调整剂量。糖皮质激素过量时有欣快、失眠、躁狂等精神异常，甚至出现低血钾反应，应迅速减量。去氧皮质酮过量时有水肿、高血压、心脏扩大、心力衰竭、低血钾发生，即应减量或暂停数日，限制入钠及水量，加用口服利尿剂、氯化钾，后者每日 3 次，每次 1~2 g。待体内水、钠过多现象消失后，必要时再用小剂量盐皮质激素。

有活动性结核者，应进行积极抗结核治疗。糖皮质激素虽有利于结核病灶活动，甚而扩散，但应用适当剂量以补足生理需要，常能改善病情，并非禁忌。

危象发作时处理同急性肾上腺皮质功能减退。

大量维生素 C 长期治疗可使黑色素沉着减退，每日静注 1 g（与葡萄糖液混合后用），数周后可逐渐见效。

八、预后

在严格使用内分泌、抗结核等治疗后，患者寿命大大延长，劳动力亦显著恢复，并可争取接近正常人。经随访观察继续治疗 7 年以上者，部分患者可完全停用激素或减至很小维持剂量。个别患者能正常妊娠及生育，但在分娩期应注意防治危象发作。小儿产前、产后生长发育可完全正常。治疗中，患者抵抗力较低，易患呼吸道感染、胃肠功能紊乱，甚而导致危象发作，应予注意。

（张　伟）

第二节　急性肾上腺皮质功能减退症

一、病因

急性肾上腺皮质功能减退症（acute adrenocortical hypofunction）又称"肾上腺危象"（adrenal crisis）或"艾迪生危象"（Addisonian crisis）。这是危及生命的急症，如不立即抢救可致死。本病常见病因如下。

1. 急性肾上腺皮质出血、坏死　最常见的病因是感染，从而导致肾上腺静脉细菌性血栓形成和严重败血症，最多见于脑膜炎双球菌感染。此外，出血热患者肾上腺严重出血时、肾上腺区域的外伤、高凝状态和严重烧伤均可出现急性肾上腺皮质出血、坏死。新生儿难产也可发生本病。

2. 肾上腺双侧全部切除，或一侧全切、对侧 90% 以上次全切除后，或单侧肿瘤切除而对侧已萎缩者，如术前准备不周、术后治疗不当或激素补给不足、停药过早等，均可诱发本症。

3. 慢性肾上腺皮质功能减退者在各种应激状态下，如感冒、过劳、大汗、创伤、手术、分娩、呕吐、腹泻、变态反应或骤停糖皮质激素治疗等，均可导致本症。

4. 长期大剂量肾上腺皮质激素治疗过程中，由于患者垂体、肾上腺皮质已受重度抑制而呈萎缩，如骤然停药或减量过速，可引起本症。

二、病理

主要病理为程度不等的肾上腺内出血，严重者双侧肾上腺几乎完全形成血肿，较轻者腺内有多处大片出血。新生儿患者有时血液经肾上腺包膜渗溢至腺周及腹腔中。在脑膜炎双球菌败血症并发本病患者肾上腺中常出现大片出血灶或无数小出血点，主要见于网状层及髓质，从而渗及束状层，球状层较少累及。组织中常表现细胞浸润，静脉内有许多血栓形成。

三、临床表现

本病可呈渐进性或突发性出现，不论起病形式如何，其临床表现均相似。

前驱症状有烦躁、头痛、厌食、腹泻、腹痛等。发热或高热，唇、指发绀，严重失水可出现皮肤松弛、眼球下陷、舌干、极度软弱、血压下降、呼吸加速等周围循环衰竭表现。于血压下降的早期，即使血压已很低，患者仍保持意识清醒及有警觉性，之后，血压可降至零，并可出现昏迷或木僵、惊厥等综合征，皮下或黏膜下可见广泛出血，瘀点或瘀斑，毒血症明显，且常并发弥散性血管内凝血。

肾上腺动静脉中血栓形成时，可出现骤起腹痛，酷似急腹症，疼痛位于患侧脐旁约在肋缘下6.5 cm，一般早期无高热、休克与心率及呼吸呈显著加速等表现。

肾上腺切除后发生本症可有两种症群。

（一）糖皮质激素缺乏型

出现于停止补充可的松治疗1~2日后，有厌食、腹胀、恶心、呕吐、疲乏嗜睡、肌肉僵痛、血压下降、体温上升等表现。严重者可有虚脱、休克、高热等危象。

（二）盐皮质激素缺乏型

由于术后补钠或摄入不足，加以厌食、恶心、呕吐、失水失钠，往往于症状发生5~6日出现疲乏软弱、四肢无力、肌肉抽搐，血压、体重、血钠、血容量下降而发生本症。

初生儿患本症虽无感染，但常有过高热（>41℃），心动过速，呼吸急促，发绀，惊厥，伴以瘀点及出血现象，有时肾上腺血肿巨大甚至可扪及。

原患慢性肾上腺皮质功能减退者，于本病时其色素沉着更为明显。急性起病者，其色素沉着可不明显。

四、诊断

若患有脑膜炎双球菌等败血症伴广泛出血者，经抗感染治疗虽曾一度好转，忽又出现高热、发绀、循环衰竭时，应疑及本症的可能。双侧肾上腺切除后8~12小时骤起高热、休克、昏迷及重度胃肠反应者，或慢性肾上腺皮质功能减退因应激而发生危象者，均应迅速诊断为此症而积极抢救。下列实验室指标有助于诊断：血皮质醇明显低于正常，血糖下降，血钠减少，但很少低于120 mmol/L，血钾增高，但很少超过7 mmol/L，中度酮症，血浆二氧化碳为15~20 mmol/L，周围血嗜酸性粒细胞计数在本病患者常>50×10^6/L（应除外合并发寄生虫病及过敏性休克），此与非肾上腺疾病引起的休克时常<50×10^6/L者不同。

应该警惕，在少数病例仅以血钾增高为主，提示急性肾上腺皮质激素缺乏。

在治疗早期应作咽、血、尿、痰细菌培养，如有神经系统症状或瘀点应怀疑脑膜炎双球菌性脑膜炎，并及时做脑脊液检查。

五、治疗

对于已经有慢性肾上腺功能减退的患者，应加强宣教，特别强调在出现感染、手术等应激情况下须增加糖皮质激素的剂量。

本症病情危笃，应积极进行以下抢救措施。

（一）糖皮质激素治疗

迅速静脉滴注氢化可的松，初始2~4小时给予100~200 mg（溶于5%葡萄糖盐水500 mL中），此后根据病情每6~8小时给予100 mg。如病情好转，第2、3天可减量为每6小时给予50~100 mg，然后逐日减量，直至危象得以控制，病情稳定后可改为口服氢化可的松并逐渐减量恢复到非应激状态下的替代治疗剂量。总过程一般需1~2周，减量过快易导致病情反复恶化。如上述治疗尚未能维持血压，必要时可加用去氧皮质酮，剂量视病情而定。

（二）补液及纠正电解质紊乱治疗

入水总量须视失水程度、呕吐等情况而定，一般第一日须补充 5% 葡萄糖盐水 2 500～3 000 mL 以上，第二日后再视血压、尿量等调整剂量。补液时须注意电解质平衡，如失钠明显者，则初治期即采用 5% 葡萄糖盐水；呕吐、腹泻严重者，补充大量葡萄糖液后，应根据血钾情况适量补充氯化钾，每日可予 2～3 g。

（三）抗休克治疗

如收缩压在 80 mmHg 以下伴休克症状者经补液及激素治疗仍不能纠正循环衰竭时，应及早给予血管活性药物。

（四）抗感染治疗

有感染者应针对病因予以治疗。

（五）对症治疗

包括给氧，对症治疗药物，必要时可予适量镇静剂，但不宜给吗啡及巴比妥盐类等。

（李　军）

第三节　皮质醇增多症

皮质醇增多症（hypercortisolism），又称"库欣综合征"（Cushing syndrome），是肾上腺皮质疾病中最常见的一种，系由多种原因引起肾上腺皮质分泌过多糖皮质激素（主要是皮质醇）所致。主要临床表现有满月脸、多血质、向心性肥胖、紫纹、痤疮、糖耐量异常、高血压、骨质疏松等。本病多见于女性，男女之比为 1：3～1：2。以 20～40 岁多见，约占 2/3。肾上腺病变可为双侧增生（最为多见）、腺瘤或癌。儿童患者癌较多。

一、病因

本病的病因包括垂体或垂体外肿瘤分泌过多 ACTH、肾上腺皮质腺瘤、皮质癌、增生或其他原因导致的糖皮质激素分泌过多。目前通常把本病分为依赖或不依赖 ACTH 的两种类型。前者包括垂体 ACTH 腺瘤、异位 ACTH 综合征，后者包括肾上腺腺瘤或癌、不依赖 ACTH 的双侧肾上腺大结节性增生或小结节性增生。根据相对发病率的高低分述如下：

（一）垂体分泌 ACTH 过多

引起双侧肾上腺皮质增生。这是本病最主要的类型，约占 70%。继发于垂体瘤或垂体－下丘脑功能紊乱，称"增生型皮质醇增多症"或"库欣病"（Cushing disease）。其中以垂体 ACTH 微腺瘤（直径≤10 mm）多见，占 80%～90%，大腺瘤（直径>10 mm）较少见，约占 10%。绝大部分垂体 ACTH 腺瘤为良性肿瘤，恶性极少见。相当一部分患者在摘除垂体腺瘤后可治愈，另一部分患者可再复发，可能与下丘脑垂体功能紊乱有关。少数患者因垂体 ACTH 分泌细胞增生而导致本病，可能是下丘脑 ACTH 释放激素（CRH）分泌过多所致。在过度 ACTH 的刺激下，肾上腺皮质可表现为增生，主要是单纯性弥漫性增生，少数可表现为单侧肾上腺增生。

（二）原发性肾上腺皮质肿瘤

原发性肾上腺皮质肿瘤包括良性和恶性肿瘤，其中皮质腺瘤约占本病20%，肾上腺癌约占5%，此组肿瘤绝大多数是单侧的，原发于双侧肾上腺皮质的腺瘤非常罕见。肿瘤组织自主性地分泌皮质醇，不受垂体ACTH的控制，由于大量皮质醇反馈抑制垂体ACTH释放，患者血中测不出ACTH，使瘤外的肾上腺皮质（包括同侧和对侧）萎缩。肿瘤分泌皮质醇不受外源性糖皮质激素的抑制。肾上腺皮质腺瘤大多只分泌皮质醇，故临床上仅有糖皮质激素过多的表现，若临床出现盐皮质激素或性激素过多的表现，应考虑为肾上腺皮质癌。儿童患者癌肿发生率高，几乎占肾上腺癌总数的一半。

（三）异位 ACTH 综合征

异位促肾上腺皮质激素综合征（ectopic ACTH syndrome）由于垂体－肾上腺外的肿瘤，产生类ACTH活性的物质（或类CRH活性物质），刺激肾上腺皮质增生分泌过量的皮质醇而发病。最多见的是肺癌，其次为胸腺癌、胰腺癌或胰岛细胞癌，其余为嗜铬细胞瘤、神经母细胞瘤、神经节及副神经节瘤、甲状腺髓样癌、支气管腺癌及类癌，其他包括卵巢、前列腺、乳腺、甲状腺、睾丸及胃癌和急性白血病等。异位ACTH综合征的肿瘤，可分为显性肿瘤和隐性肿瘤两类。前者就诊时肿瘤容易发现，通常恶性程度高，病情进展快，自然病程仅数周至数月，都有原发肿瘤征象，多数以色素沉着、低血钾或低血钾性碱中毒为主要临床表现，而较少有典型的库欣综合征的表现。隐性肿瘤一般较小，恶性程度低，发展较慢，就诊时不易发现，病程可较长，患者可有典型的库欣综合征表现。由于临床和激素检测与库欣病很相似，两者有时较难鉴别。大剂量地塞米松抑制试验（HDDST）、岩下窦采血等检查有助于与库欣病作鉴别。

（四）不依赖 ACTH 的双侧小结节增生或小结节性发育不良

不依赖于ACTH的双侧结节状肾上腺增生，称为"原发色素性结节性肾上腺病"（primary pigmented nodular adrenal disease，PPNAD）。系一种罕见的先天性疾病，可伴或不伴Carney综合征。多数病例可出现PRKARIA基因突变，为常染色体隐性遗传，呈散发或家族性。多见于十几岁的青少年，比一般库欣综合征患者要年轻，临床表现轻重不一。部分患者的症状同一般库欣综合征，另一部分可伴有面、颈、躯干皮肤及口唇色素斑，还可伴有左心房黏液瘤、皮肤黏膜黏液样斑、神经鞘膜瘤、睾丸肿瘤、垂体生长激素瘤等，称为"Carney综合征"。肾上腺结节可单侧或双侧，大小不等，直径一般 <5 mm。病理检查肾上腺正常或轻度增大或体积小，含多发小结节，由棕黄色到蓝黑色，结节含巨大的嗜酸性细胞，结节间皮质由萎缩的肾上腺细胞组成。双侧肾上腺切除是治疗的手段。

（五）不依赖 ACTH 的大结节性肾上腺增生

尽管大结节性增生一般发生于ACTH依赖的库欣综合征的患者中，但不依赖ACTH的大结节性肾上腺增生（AIMAH）是库欣综合征独立罕见的病因。目前已发现抑胃肽（GIP）、精氨酸加压素（ADP）、β_2－肾上腺素能受体在肾上腺异常表达可导致AIMAH。若餐后GIP分泌增加，而肾上腺皮质对内源性GIP高度敏感，导致进食后皮质醇分泌增加，同时又反馈抑制垂体和下丘脑，患者可表现为典型的库欣综合征，又称"食物依赖性库欣综合征"。

本病除上述原因外，还有假性库欣综合征（pseudo-Cushing syndrome），可能由于长时间处于应激状态（例如酗酒、抑郁、肥胖），使下丘脑CRH分泌增加而导致腺垂体分泌ACTH过多，进而引起双侧肾上腺增生和皮质醇分泌过多，临床症状可不显著或呈间歇性皮质醇增多症。去除其根本病因后，类库欣症状可完全消失。

外源性库欣综合征系长期应用较大剂量糖皮质激素引起，又称"类库欣综合征"，不属本病讨论范围。

二、病理

（一）肾上腺

1. 肾上腺皮质增生　由于 ACTH 增多而引起的库欣病，肾上腺增生通常为双侧性，极少数为单侧性，偶见肾上腺皮质增生并发对侧单发腺瘤者。增生之肾上腺常增大、增重，两侧总重量常在 14～20 g 以上（单个重 7～10 g 以上），有时可达 50 g。切面呈皮质增厚，厚度一般为 1.5～2.5 mm，呈黄色或褐黄色。部分患者在增生的皮质中，尚有单个或多个针头大小的黄色结节。光学显微镜下见束状带增厚最明显，其中透明细胞增生肥大，细胞质呈空泡状，细胞核小而圆，多位于中央。细胞排列呈束状或巢状；少数以颗粒细胞增生为主，或两者都有，呈灶性结节状排列。有时束状带和网状带同时增生，球状带受压而萎缩。与 ACTH 分泌无关而可能与内源性抑胃肽有关的患者，常有双侧肾上腺增大伴多个结节，而肾上腺的非结节部位的组织学改变不一，可呈萎缩、正常或增生。患者的肾上腺皮质含很多对 ACTH 高度敏感的细胞。PPNAD 之肾上腺切面呈黑色或棕色，结节无包膜，非结节部分的肾上腺皮质常萎缩。显微镜下结节含大清亮细胞。

2. 肾上腺皮质腺瘤　腺瘤呈圆形或椭圆形，暗赭红色，表面光滑，包膜完整。有时表面附着受压而萎缩的肾上腺组织。腺瘤直径为 2～5 cm，重 10～17 g，有时可达 6～8 cm，重 50～100 g（较大有可能发生癌变）。切面呈黄色或褐黄色或淡红色，质致密，均匀状或分叶状。光镜下示透明细胞及颗粒细胞，呈方形或多角形，排列成束状、团状、巢状或片状，大小形态较均一，与原来束状带及网状带相似。有时呈腺管状排列，多数属伊红色细颗粒细胞，少数为空泡状透明细胞，相互交错，形成腺瘤。

3. 肾上腺腺癌　腺癌与腺瘤在形态学上较难区别，因腺瘤细胞往往也有异型和核分裂，因此，不能只根据细胞的形态来判断肿瘤的良、恶性，而必须看肿瘤细胞是否浸润或穿过包膜。腺癌生长较快，体积较腺瘤大，直径在 6～10 cm 以上，复旦大学附属华山医院曾见 1～2 kg 重者，直径可达 10～15 cm，国外报道有大于 4 kg 者，往往与邻近脏器粘连或有广泛浸润而不易分离。癌表面往往呈结节状，切面常见出血、坏死，有异型腺癌细胞和核分裂，浸润或穿过包膜，可见癌细胞栓塞于肾上腺静脉，或侵入淋巴结，且可转移至肝、肺及脊柱等组织。腺瘤和腺癌以外的肾上腺组织往往受压或被抑制而萎缩。

4. 大结节样肾上腺增生（MAH）　肾上腺常整体增大，结节可呈分叶状，结节外无包膜，多呈黄色，肾上腺皮质扭曲增厚。结节间的肾上腺组织也增生。

（二）垂体

库欣病患者 80%～90% 在垂体内有微腺瘤（直径≤10 mm），由合成 ACTH 细胞组成，约有 10% 为大腺瘤（直径＞10 mm）。除分泌 ACTH 细胞外，还可由分泌 TSH、GH 等细胞组成，绝大多数为良性，由于瘤体大，常使蝶鞍扩大。采用电镜观察或免疫荧光细胞鉴定后发现，细胞内有分泌颗粒。双侧肾上腺全切后发生 Nelson 综合征的患者，亦可见垂体瘤（约占 4%）。

（三）其他病理变化

本病中其他较常见的病理变化为骨质疏松，肌肉及纤维组织萎缩，常伴有病理性骨折与脊柱椎体呈鱼骨样或楔形压缩畸形；心肌脂肪变性，左心室肥大，皮下毛细血管及静脉管壁变薄，有渗血倾向；肾小管可出现钙盐沉积及肾结石；胰腺可有局限性脂肪坏死及胰岛增生；卵巢萎缩，部分患者呈多囊卵巢；睾丸常萎缩，生精小管缩小，精子生成停止于精原细胞阶段，间质细胞近于消失；肝细胞脂肪浸润，晚期肝大，有时有来自肾上腺皮质癌的转移灶。肾上腺外癌肿引起本病者可有多处转移灶。

三、临床表现

本病的临床表现系大量皮质醇引起代谢紊乱及多器官功能紊乱所致。起病多缓慢，病程较长，尤以增生型发展最慢，从起病到诊断平均约 3 年余；其次为腺瘤 1~2 年；腺癌发展快，病程短，一般于 1 年内可确诊。极少数患者病情可停留于某阶段，甚至自行缓解。

（一）肥胖

不少病例以肥胖起病。通常有特殊体态，呈向心性肥胖，以面、颈、胸部及腹部较显著，患者面如满月，红润多脂，颈背部脂肪堆积，隆起似水牛背，腹大似球形，四肢相对瘦细。个别患者可有严重肥胖，特别是儿童患者。本病患者肥胖出现早而快为其特点。此种脂肪特异性分布的原因尚未完全明了。皮质醇对脂肪代谢的作用是动员脂肪，促进三酰甘油分解为甘油及脂肪酸，同时阻抑脂肪合成，抑制葡萄糖进入脂肪细胞而转化为脂肪。另一方面，皮质醇抑制葡萄糖利用，刺激糖异生使血糖上升，促进胰岛 β 细胞分泌胰岛素，而促进脂肪产生。由于全身不同区域的脂肪组织对皮质醇和胰岛素的敏感性可能不同，四肢对皮质醇的动员脂肪作用较面颈部和躯干部敏感，使四肢的脂肪组织动员分解而再沉积于躯干部，加之蛋白质分解使四肢肌肉萎缩，从而形成典型的向心性肥胖。近年来有研究发现，这种向心性肥胖可能是糖皮质激素过量所致的高胰岛素血症与胰岛素抵抗共存所导致的临床表现。

（二）糖代谢紊乱的表现

皮质醇抑制葡萄糖进入脂肪、肌肉、淋巴细胞、嗜酸性粒细胞及成纤维细胞、皮肤等组织进行酵解和利用。同时还促进肝脏糖原的异生作用，肝内增加糖原异生的酶（葡萄糖－6－磷酸酶和磷酸烯醇式丙酮酸羧激酶）活性促进成糖氨基酸、乳酸、甘油及脂肪酸等在肝内转化为葡萄糖。于是肝糖原增加，肝糖输出也增加。血糖往往上升，60%~90% 的患者糖耐量下降，严重者出现继发性糖尿病，占本病中 10%~30%，曾称"类固醇性糖尿病"。糖皮质激素引起的糖尿病其发病过程与 2 型糖尿病有相似之处，即胰岛素抵抗－β 细胞功能缺陷；亦有不同之处，糖皮质激素导致的糖尿病发展较快，但具有可逆性。患者对胰岛素治疗往往不敏感，但糖尿病酮症酸中毒较少见，皮质醇增多症被控制后，糖耐量有可能恢复正常。

（三）蛋白质代谢紊乱的表现

皮质醇能刺激肝外蛋白质分解，形成氨基酸，其中成糖氨基酸经肝脏转化为肝糖原和葡萄糖，使糖异生增强，还能抑制氨基酸被肝外脂肪、肌肉、皮肤、骨骼等组织摄取而合成蛋白质，使机体处于负氮平衡状态，从而影响皮肤、肌肉、骨骼等组织的生长和修复过程。临床上出现蛋白质过度消耗状态。

1. 皮肤　上皮细胞及皮下结缔组织萎缩使皮肤变薄，呈透明样。由于毛细血管脆性增加，轻微皮肤创伤即可引起擦伤、出血及皮下瘀斑。尤其易发生于上臂、手背与大腿内外侧等处。在下腹部、臀外部、大腿内外侧、腋窝周围、乳房等处因皮下脂肪沉积，皮肤紧张而更薄，皮下弹力纤维断裂，可通过菲薄的皮肤透见红色，形成典型的皮肤紫纹。其特征为对称性，中段较宽而两端较细。有此体征者占 50%~70%。晚期皮肤更薄而松弛，可呈紫红色大理石样花纹。

2. 全身肌肉萎缩，尤以四肢明显，导致四肢瘦小无力。

3. 儿童患者生长发育受抑制，以致身材矮小羸弱。

（四）高血压

高血压为本病常见的临床体征，约见于75%以上的患者。高血压的严重程度不一，50%以上患者舒张压超过100 mmHg。一般在疾病的早期，血压只轻度升高。病程长者，高血压的发生率增加，且严重程度也成比例地增加。个别患者早期血压即很高，可高达250/140 mmHg。长期高血压可引起心、肾、视网膜的病理变化，心脏可肥大或扩大，严重者可出现心力衰竭和脑血管意外。皮质醇增多症患者引起高血压的机制包括皮质醇激活肾素－血管紧张素系统；增强心血管系统对血管活性物质的正性肌力和加压反应，这些活性物质包括儿茶酚胺和（或）血管升压素和血管紧张素Ⅱ；抑制血管舒张系统，包括一氧化氮合酶、前列环素和激肽－缓激肽系统；糖皮质激素的内在盐皮质激素活性，如除皮质醇外，还分泌中间代谢产物，如11－去氧皮质酮、皮质酮及18－羟去氧皮质酮使体内水钠潴留，并易引起血管痉挛。此外，还可能通过糖皮质激素和盐皮质激素受体作用于中枢神经系统，从而对心血管调节产生增压效应。广泛小动脉硬化，可能是高血压的后果，也可加重高血压。在本病患者高血压发病中，上述各种因素之间的关系尚不明确。但皮质醇过量是高血压的主要原因。血压的24小时节律变化与皮质醇的分泌水平同步，有80%患者皮质醇水平恢复正常后，血压可有不同程度下降或可能降至正常。久病者常伴有肾小动脉硬化，因而在治疗后血压仍不能恢复正常。

（五）骨质疏松

本病患者约有50%出现骨质疏松，以胸椎、腰椎及骨盆最显著，患者常诉胸、背及腰部疼痛，严重者可出现佝偻畸形，身高缩短，胸骨隆起，肋骨等多处病理性骨折，约有20%可出现脊椎压缩性骨折。引起骨质疏松的主要机制是：①糖皮质激素直接作用于成骨细胞，抑制骨形成；②降低肠钙的吸收并减少肾小管对钙的重吸收，从而导致低血钙和继发性甲状旁腺功能亢进；③间接作用于卵巢和睾丸，抑制性激素的释放。此外，与大量皮质醇刺激蛋白质分解有关，促使胶原和骨基质分解，钙盐沉着困难，以致患者脊椎骨、颅骨、盆腔骨及肋骨等常广泛脱钙。皮质醇可促进尿钙排出，使尿钙显著增加，久病者形成肾结石伴尿路结石症群。

（六）电解质代谢紊乱和酸碱平衡失常

本病患者电解质大多正常。若有明显低钾低氯性碱中毒，提示患肾上腺癌或重症增生型或异源性ACTH综合征可能。腺瘤甚少出现这种情况。极少数患者可因潴钠而有轻度水肿。

（七）多毛及男性化

由于雄激素分泌过多，80%患者有多毛，一般为细毳毛，分布于面部、颌下、腹部及腰背部，多伴有皮脂增多及痤疮。中年以上可有秃顶。肾上腺皮质癌的女性患者约有20%出现男性化（乳房萎缩、阴毛菱形分布、阴蒂肥大），但明显男性化者少见。

（八）性功能异常

过多糖皮质激素对下丘脑－垂体－肾上腺轴的各位点均有阻抑作用，不仅可通过抑制垂体促性腺激素及ACTH的分泌而减少性激素的合成，而且可直接作用于肾上腺，减少性激素的产生。因此，约有75%的生殖年龄的女性患者出现月经紊乱、继发性闭经，不孕，但少数轻症患者月经可一直正常甚至正常妊娠。部分库欣病患者由于肾上腺雄激素分泌过量，可并发多囊卵巢综合征。男性患者睾酮合成减少，睾丸小而软，阴茎缩小，性欲下降，阳痿及前列腺缩小。

（九）精神症状

约有 2/3 患者有精神异常，轻者表现为失眠、情绪不稳定、烦躁易怒、焦虑、抑郁、注意力不集中、欣快感、记忆力下降等；重者可有精神变态，可发生类偏狂、精神分裂症或忧郁症等。这些症状可能与大量皮质醇降低了 γ - 氨基丁酸（抑制性神经递质）的水平有关。患者大脑皮质处于兴奋状态还与激素对神经系统的直接作用及高血压、动脉硬化、失钾等有关。如本病为垂体大腺瘤所致，患者可发生头痛、视力下降及视野缺损等压迫症，但较少见。

（十）造血与血液系统病变

皮质醇可刺激骨髓，使红细胞产生增加，血红蛋白含量增加，有时分别高达 $5.5 \times 10^9/L$ 和 170 g/L 以上，引起多血质、脸红、唇紫和舌质瘀紫等红细胞增多症表现。皮质醇可使骨髓储备池释放中性粒细胞增加，而使血液中白细胞进入组织减少，并使嗜酸性粒细胞脱粒变性，增殖周期延长，促使淋巴组织萎缩，故中性粒细胞增多而嗜酸性粒细胞减少，单核细胞和淋巴细胞也减少。

（十一）对感染的抵抗力减弱

长期皮质醇增高促使蛋白质呈负平衡，抑制体液免疫和细胞免疫，抑制抗体生成与炎症反应。使单核 - 吞噬细胞的吞噬作用和杀伤能力下降；中性粒细胞向血管外移行至炎症区者减少，活动能力减低，吞噬作用减弱；皮质醇增高还可使淋巴细胞溶解并抑制其增生，使抗体合成减少；单核细胞（组织中吞噬细胞的前身）到达炎症区者亦减少，不利于消灭抗原。故本病患者对感染的抵抗力显著下降，容易感染某些化脓性细菌、真菌和病毒性疾病。在皮肤黏膜交界处常有真菌感染，如花斑癣、趾甲真菌病及口腔念珠菌病等。患者感染往往不易控制，甚而发展为败血症和毒血症。加之患者可因皮质醇增多而发热等机体防御反应被抑制，易造成误诊，后果很严重。

（十二）色素沉着

重症库欣病或异位 ACTH 综合征患者因垂体合成大量 ACTH、pLPH、N - POMC，其内均含促黑素细胞活性的肽段，故患者皮肤色素加深，具有一定的诊断意义。

除上述典型症状外，尚有各种特殊表现，个别患者病情呈周期性或间歇性，在非发作期，临床表现和各种实验室检查可完全恢复正常；儿童患者如有癌肿者可以生长迟缓或性早熟为主要症状；本病女性患者还可并发多囊卵巢和多囊卵巢综合征。总之，本病病因、病理不同，起病年龄、性别不同，加上病程和并发症等因素，致临床症状错综复杂。除典型症状外，必须注意特殊表现，方可避免误诊和漏诊。

四、诊断与鉴别诊断

本病诊断可分两步进行。首先应肯定明确有否皮质醇分泌过多的证据，即功能诊断；然后确定病因和肾上腺皮质病理性质与部位，即病因病理诊断。在进行功能诊断前首先须明确外源性糖皮质激素类药物使用史（包括口服、直肠用、吸入、外用、相关中草药等）。在功能诊断时，同时需要与一些可增加皮质醇合成的生理或病理状态（例如单纯性肥胖、多囊卵巢综合征、代谢综合征、抑郁或其他心理疾病、大量饮酒、未控制的糖尿病、妊娠等）进行鉴别诊断。（图 4 - 1）

（一）临床表现

典型临床表现已如前述。本病患者早期往往缺乏特异性表现，应在以下高危人群中仔细筛查，以早期检出亚临床、轻型患者。中心性肥胖伴以下特征之一者：满月脸、多血质、锁骨上窝脂肪垫、瘀斑或紫纹、近端肌病、多毛、皮肤真菌感染、焦虑等精神症状；代谢综合征，特别是血压、血糖等控制不佳的肥胖糖尿病患者；多囊卵巢综合征患者；低促性腺激素的性功能低下者；不明原因的早发性骨质疏松，特别是肋骨骨折等患者。

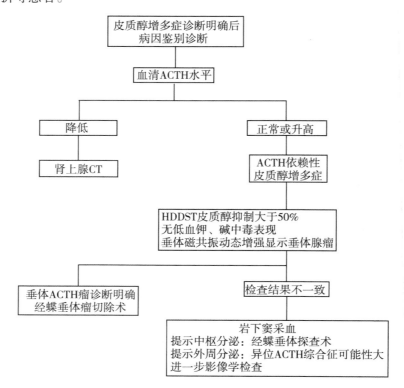

图 4-1 皮质醇增多症病因鉴别诊断流程

（二）初步检查

对临床高度怀疑皮质醇增多症的患者须进行以下检查中的两项检查。

1. 血浆皮质醇昼夜节律 正常人血浆皮质醇水平有明显昼夜节律（上午 8~9 时皮质醇水平最高，午夜最低），本病患者血浆皮质醇水平增高且昼夜节律消失，晚上及午夜低于正常不明显，甚而较午后水平高。目前采用的评判标准是睡眠状态午夜血清皮质醇 >1.8 μg/dL（敏感性 100%，特异性 20.2%）或清醒状态下血清皮质醇 >7.5 μg/dL（敏感性大于 96%，特异性 87%），提示皮质醇增多症可能性大。

2. 24 小时尿游离皮质醇（UFC） 由于 24 小时尿皮质醇每日有波动，一般进行 2 次及以上，同时测定 24 小时尿肌酐来协助判断留取尿液是否准确。根据检测试剂盒不同，24 小时 UFC 的正常值一般在 220~330 nmol/24h（80~120 μg/24h）之间。本病患者 24 小时 UFC 高于正常值上限。但在饮水量增加（>5L/d），任何增加皮质醇分泌的生理或病理状态都会使 24 小时 UFC 升高而出现假阳性结果；中重度肾功能不全的患者（GFR <60 mL/min）可出现 24 小时 UFC 降低的假阴性结果。24 小时 UFC 仅是一项筛查检查，在 8%~15% 的皮质醇增多症患者可表现为 24 小时 UFC 正常；同时，如发现 24 小时 UFC 升高，则须另一项检查阳性才能确诊皮质醇增多症。17-羟皮质类固醇（17-OHCS）、17-酮类固醇（17-KS）由于其受干扰因素多，假阳性及假阴性率均高，目前已很少应用。

3. 午夜唾液皮质醇测定 近年来国外趋向于测定唾液皮质醇（salivary cortisol，SAC）来反映血清游离皮质醇水平。与血浆不同的是 SAC 主要以游离形式存在，由于其标本易采集和室温下存放稳定的特点，特别适用于门诊筛查。据文献报道，其敏感性和特异性在 95%~98% 之间，国内上海瑞金医院报道其敏感性和特异性可达 100% 和 91.4%。然而目前国内唾液皮质醇测定尚未普遍开展。

（三）进一步检查

当初步检查异常时，行午夜一次法或经典小剂量地塞米松抑制试验来明确是否存在皮质醇增多症。

1. 午夜一次法小剂量（1 mg）地塞米松抑制试验（dexamethasone suppression test，DST） 第一天晨 8 时取血检测基础血清皮质醇后，于午夜 23：00～24：00 间口服地塞米松 1 mg，次日晨 8 时取血检测血清皮质醇。目前国际上采用的切点为服药后血清皮质醇小于 1.8 μg/dL（敏感性大于 95%，特异性约 80%）。

2. 48 小时经典法小剂量地塞米松抑制试验（Low dose desamethasone suppression test，LDDST） 与 1 mg DST 相比，因其能提高特异性，有些中心倾向于采用该项检查。口服地塞米松 0.5 mg，每 6 小时 1 次，连续 2 天，服药前和服药后第 2 天测定 24 小时尿游离皮质醇，也可服药前后检测血皮质醇进行比较。服用地塞米松第 2 天 24 小时 UFC 下降至 27 nmol/L（10 μg/24 h）以下，或口服地塞米松 2 天后血皮质醇小于 1.8 μg/dL，基本可除外皮质醇增多症。极个别库欣病患者，小剂量地塞米松抑制试验时血皮质醇低于 1.8 μg/dL，此时应结合临床表现和其他检查结果进行评估。

（四）皮质醇增多症病因学检查

1. 血清 ACTH 测定 主要用于鉴别 ACTH 依赖性和 ACTH 非依赖性皮质醇增多症。一般用免疫放射分析法检测。晨 8 点 ACTH < 10 pg/mL 提示 ACTH 非依赖性，ACTH > 20 pg/mL 提示 ACTH 依赖性。如 ACTH 在 10～20 pg/mL 之间，建议行 CRH 兴奋试验或 DDAVP 兴奋试验检测 ACTH。

2. 大剂量地塞米松抑制试验（high dose dexamethasone suppression test，HDDST） 目前有几种大剂量 DST 的方法，包括口服地塞米松 8 mg/d×2 天（2 mg，每 6 小时）的经典大剂量 DST、单次口服 8 mg 地塞米松的过夜大剂量 DST 和静脉注射地塞米松 4～7 mg 的 DST。经典大剂量 DST 法为服药前和服药第 2 天检测 24 小时尿 UFC，过夜大剂量 DST 和静脉注射地塞米松 DST 法为用药前后检测血皮质醇进行比较，较基础值下降大于 50% 为切割点。下降不足 50% 为不能被抑制（阳性）。垂体 ACTH 腺瘤 90% 可能被抑制，而异位 ACTH 综合征和肾上腺肿瘤患者则 90% 不能被抑制。

3. 美替拉酮（化学名"双吡啶异丙酮"，SU4885，metyrapone）试验 此药可抑制肾上腺皮质激素生物合成中所需的 11-β 羟化酶，从而抑制皮质醇、皮质酮等产生，形成多量 11-去氧皮质醇等中间代谢产物，以致尿中 17-OHCS 排量明显增加。750 mg 美替拉酮每 4 小时口服 1 天后，库欣病的患者血清 ACTH 显著上升，伴 24 小时尿 17-OHCS 增加。大部分异位 ACTH 综合征的患者没有反应。美替拉酮试验最初是用来区分库欣病和原发性肾上腺性库欣综合征，目前可通过测定血清 ACTH 以及肾上腺 CT 鉴别。采用这个试验鉴别库欣病和异位 ACTH 综合征并不可靠，且国内缺乏该药，临床极少行此试验。

4. CRH 兴奋试验（CRH stimulation test） 通常认为，给予外源性 CRH 后，库欣病患者的 ACTH、F 及其代谢产物上升，而肾上腺皮质肿瘤或异源性 ACTH 综合征患者则不受影响（Kaye 标准：CRH 刺激后，血 F 增加 20% 以上，血 ACTH 升高 50% 以上为阳性反应）。目前临床上因缺乏 CRH 试剂，较少采用。

5. 去氨加压素兴奋试验（desmopressin stimulation test） 静脉注射 DDAVP 10 μg，用药前及用药后每隔 15 分钟取血检测血 ACTH 和皮质醇，直至 1～2 小时。用 DDAVP 后血皮质醇增高达到或超过 20%，血 ACTH 增高达到或超过 35% 提示阳性。可作为 ACTH 依赖性库欣综合征的诊断与鉴别诊断，但 20% ~50% 的异位 ACTH 综合征的肿瘤 DDAVP 试验也为阳性，故该检查的敏感性及特异性均不高，目前国内尚未广泛应用于临床。

6. 双侧岩下窦插管取血（bilateral inferior petrosal sinus sampling，BIPSS） 为鉴别垂体 ACTH 腺瘤和异位 ACTH 综合征的金标准。经股静脉插管至双侧岩下窦后，测定外周血及双侧岩下窦血清 ACTH，血清 ACTH 的岩下窦（IPS）：外周（P）比值在基线状态≥2 提示库欣病，DDAVP 刺激后≥3 提示库欣病，反之提示为异位 ACTH 综合征。该检查仅在国内少数几家中心进行。该检查敏感性和特异性可达 95% ~99%。

（五）影像学检查

1. 肾上腺及蝶鞍区检查 肾上腺部位检查目前多采用 CT 扫描或磁共振，B 型超声波检查及放射性碘化胆固醇扫描等，肾上腺皮质肿瘤常可显示肿瘤阴影，如肿瘤阴影巨大，直径在 6 ~10 cm 以上者可能为肾上腺皮质癌，增生者常示双侧肾上腺增大。鞍区磁共振动态增强对垂体大小及是否有大小腺瘤颇有帮助。

2. 其他 X 线检查 脊柱、颅骨、盆腔骨等明显骨质疏松或病理性骨折，广泛脱钙。小部分增生型患者示蝶鞍扩大。由于大部分导致异位 ACTH 分泌的肿瘤位于胸腔，在临床怀疑异位 ACTH 综合征时，首先行胸部薄层 CT。也可行 PET – CT 或全身奥曲肽扫描明确诊断。

五、治疗

在病因治疗前，对病情严重的患者，最好先采取措施对症治疗以缓解并发症。例如有低血钾的患者，应适当补钾；有继发性糖尿病者，应进行饮食治疗，必要时予口服降糖药或应用胰岛素，使血糖降至正常。本病所致继发性高血压多为顽固性，一般需要两种以上不同类型的降压药联合应用，如钙拮抗药、血管紧张素转换酶抑制剂、利尿剂等。蛋白质分解过度症状明显者（如肌无力、骨质疏松等），可予苯丙酸诺龙或睾酮治疗，以促进蛋白质合成。骨质疏松显著者可补充钙剂和维生素 D 及二磷酸盐等。有感染时，应及时用抗生素控制感染。病因治疗按病变性质不同可有不同方法。

（一）库欣病治疗

可归纳为手术、放射治疗、药物治疗三种治疗方法。

1. 手术治疗 分垂体及肾上腺手术两种。

（1）垂体手术：有蝶鞍扩大及垂体大腺瘤者须做开颅手术治疗，尽可能切除肿瘤。蝶鞍不扩大者，约有 80% 以上垂体存在微腺瘤，可采取经蝶窦垂体微腺瘤切除术的治疗，一旦切除腺瘤，患者的临床症状可获缓解或消失。基本治愈的标准是不需长期糖皮质激素替代治疗和保留一个完整的下丘脑 – 垂体轴。有研究显示手术治愈率不到 65%。术后可发生暂时性垂体肾上腺皮质功能低下，需短期糖皮质激素替代治疗，直至垂体 – 肾上腺功能恢复正常（一般需要 9 ~12 个月）。选择性经蝶窦垂体手术后的严重并发症（如垂体功能低下、脑脊液鼻漏、脑膜炎、视力及动眼神经功能损害）很少见。术后许多患者病情能获长期缓解。

（2）肾上腺手术：垂体手术开展前，双侧肾上腺完全切除或次全切除（切除 90% 以上）是治疗本病的经典方法。它疗效迅速，手术死亡率和术后并发症如肺栓塞和深静脉血栓的发生率较低。双侧肾上腺完全切除的缺点是造成永久性肾上腺皮质功能减退和进行性垂体肿瘤增大而发生 Nelson 综合征（Nelson syndrome）。Nelson 综合征发生率为 5% ~10%，儿童发生此症的百分率更高。肾上腺次全切除通常不需替代治疗，也不形成 Nelson 综合征，但复发率很高。不论肾上腺全切或次全切除后，为了避免 Nelson 综合征或复发，应继续以垂体放射治疗，且必须做好手术前准备和术后激素补充替代治疗。目前双侧肾上腺切除术仅适用于其他治疗方法失败且药物治疗不能长期耐受的患者。

2. 放射治疗 由于经蝶垂体手术的广泛开展，垂体放射治疗皮质醇增多症较少采用。分子外照射治疗或立体定向放疗都能够在 3 ~ 5 年内使 50% ~ 60% 患者的高皮质醇血症得到缓解。垂体放疗后均有可能在短期缓解后复发，也可出现全垂体功能低下，须定期复诊。

3. 药物治疗 目前对本病的药物治疗虽有不少新的进展，但不少尚处于研究阶段，须进行大量临床试验来证实其疗效。药物治疗的靶点包括抑制 ACTH 的产生和释放、抑制糖皮质激素的合成和分泌，以及抑制外周糖皮质激素的效应。

（1）抑制垂体 ACTH 合成的药物：目前临床上仍无特效药物能抑制库欣病患者腺垂体分泌 ACTH。既往报道的 5 - 羟色胺拮抗剂、多巴胺受体激动剂、PPAR - γ 受体激动剂等均效果不明显。已上市的生长抑素类似物（奥曲肽，octreotide 和兰瑞肽，lanreotide）对库欣病无效。近期有研究显示另一新型生长抑素类似物 Pasireotide（SOM$_2$30）可有效降低垂体腺瘤分泌 ACTH，改善症状并提高患者生活质量，但仍需进一步三期和四期临床试验进行验证。

（2）抑制糖皮质激素合成的药物：氨鲁米特可阻抑胆固醇转变为孕烯醇酮；米托坦（双氯苯二氯乙烷，O，P′- DDD）是 3β - 羟脱氢酶阻断药，对肾上腺有损毁作用；酮康唑（用于治疗真菌感染的药物）能通过抑制肾上腺细胞色素 P450 所依赖的线粒体酶，而抑制类固醇激素合成。并降低皮质醇对 ACTH 的反应；美替拉酮为肾上腺皮质 11β - 羟化酶抑制剂。

（3）糖皮质激素受体拮抗剂：米非司酮（mifepri-stone，RU486）有助于改善临床症状，但对垂体、肾上腺病变几乎无作用，用药量为每天 5 ~ 22 mg/kg，长期应用可使 ACTH 升高，不良反应为头晕、乏力、纳差、肌肉和关节疼痛、直立性低血压等，长期使用还有神经性厌食和子宫内膜增厚的风险。

（二）肾上腺皮质腺瘤或癌治疗

对于肾上腺皮质腺瘤可切除患侧腺瘤，效果良好。近年来，采用腹腔镜下手术具有创伤小、出血少、并发症低、恢复快的优点。但对大的肿瘤或转移性肿瘤、有粘连浸润的肿瘤仍须行开放手术。由于有高皮质醇血症，下丘脑垂体轴及对侧肾上腺受到长期抑制，故在术中及术后，需要用糖皮质激素替代治疗，手术后如有危象或休克者应加大皮质醇剂量，并给予血管活性药联合应用。术后为了刺激萎缩肾上腺加速恢复，次日起可加用 ACTH 肌内注射，每日 80 U，连续 10 日后减去 10 U，直至功能恢复时停用。通常在手术后半年至 1 年萎缩的肾上腺可得到功能上的代偿，但也有少数病例虽经较长期 ACTH 兴奋，仍不能恢复其必需功能，此时需长期用皮质醇替代补充治疗，直至留下的肾上腺皮质恢复正常功能为止。

对肾上腺癌的治疗多不满意，多数患者在确诊时已转移到腹膜后、肝及肺。进行手术治疗不能治愈，但可使肿瘤体积缩小及缓解临床症状。如术后持续有不能被抑制的皮质醇分泌，提示癌已转移或癌瘤未能根治。患者术中及术后糖皮质激素治疗同前，如双侧全切者，每天补充醋酸可的松 25 ~ 37.5 mg，上午 8 时前给予 12.5 ~ 25 mg 口服，午后 2 时给 12.5 mg。术后通常应用米托坦辅助治疗，一般初始剂量每天 2 ~ 6 g，分 3 次服用，治疗 1 个月后，大部分患者尿 17 - OHCS、17 - KS 下降，如疗效不明显，可增大至每日 8 ~ 12 g，病情好转后可逐渐减至维持量，一般每天 3 g，分 3 次口服，继续服用 4 ~ 6 个月以上，平均 4 ~ 8 个月后常可见癌肿或转移灶渐缩小，皮质醇分泌量减少而症状暂时减轻，寿命可延长至 2 年以上。但过量时可引起肾上腺皮质功能低下，须适当补充糖皮质激素，又因米托坦对外源性的激素也有影响，故补充量应比正常替代量稍大。

（三）异源性 ACTH 综合征治疗

异源性 ACTH 肿瘤中，仅有良性肿瘤（如胸腺瘤、支气管类癌或嗜铬细胞瘤）才能通过手术而治愈。但此组肿瘤多为恶性肿瘤，因有严重的皮质醇增多及肿瘤转移，治疗十分困难，对于在确诊时已有转移而不能手术的患者只可采用前述抑制糖皮质激素生成的药物，可与其他抗癌化疗联合治疗。类固醇合成阻断药美替拉酮及酮康唑虽有一定疗效，但效果有限。近年来有报道用酮康唑每日 1 200 mg 成功地治疗小细胞肺癌引起的库欣综合征。隐性肿瘤用量少于 1 200 mg，分次给药，通常均能控制，需监测肝功能。如果治疗能维持 1 年，有望能找到肿瘤，必要时第 2 年可继续服药，重复寻找，如始终未发现可考虑双侧肾上腺切除。美替拉酮治疗本病需要用大剂量。氨鲁米特偶被采用，成人有效剂量约为 1 g/d。一般不使用米托坦治疗。因为此药发挥效果很慢，需几周时间才能控制皮质醇分泌。近年来还有报道类固醇受体拮抗剂米非司酮可缓解此病的临床症状，米非司酮治疗还能上调异位肿瘤上生长抑素受体表达，提高奥曲肽扫描的阳性检出率。还有用生长抑素类似物 SMS201－995 成功地治疗转移性分泌胃泌素的胰岛细胞癌导致的库欣综合征的报道。

（四）Nelson 综合征治疗

本病是采用双侧肾上腺切除治疗库欣病术后垂体瘤进行性生长引起，因此术前和术后常规垂体放疗可预防出现 Nelson 综合征。目前本病诊断标准还不统一，一种观点主张双侧肾上腺切除后垂体腺瘤增大而压迫邻近组织时才可诊断，另一种观点认为只要有 ACTH 高分泌并有色素沉着时即可诊断。总之在术后必须监测血浆 ACTH 浓度、蝶鞍大小，以便及早诊断。治疗可采用手术及放疗，手术最好在微腺瘤时进行，通常腺瘤越大，效果越差。对于药物治疗效果较差。曾有报道用神经活性药丙戊酸钠治疗有效者，近年来研究发现卡麦角林对本病有一定的疗效。

（五）不依赖 ACTH 的双侧肾上腺增生治疗

应选择双侧肾上腺全切除术治疗，术后不会引起 Nelson 综合征。不须垂体放疗，必须用糖皮质激素终身替代治疗。

六、预后

本病预后以单侧腺瘤经早期手术效果最好，病情通常在术后数月可逐渐好转，甚至完全康复。库欣病由于垂体显微手术及定向立体放疗治疗的进展，大多数患者可得到有效的治疗。若垂体肿瘤很大，则预后稍差。异源性 ACTH 综合征或肾上腺癌肿已转移者则预后极差。

（时海军）

第四节　原发性醛固酮增多症

醛固酮增多症可分为原发性和继发性两类。原发性醛固酮增多症（primary aldosteronism，PA）简称"原醛症"，系一种由于醛固酮不适当升高、相对自主分泌和不被钠负荷所抑制的疾病。可导致心血管损伤、肾素抑制、继发性高血压、钠潴留、钾离子排泄过多乃至低血钾。继发性高血压症占高血压症中 0.4% ～2.0%。近年来发现肾上腺疾病所致的继发性高血压有上升趋势，有的国外学者提出原醛症已成为继发性高血压中最常见的原因。本病主要是肾上腺皮质腺瘤或增生分泌醛固酮过多所致。其临床表现有 3 组特征：①高血压综合征。②神经肌肉功能障碍，以肌无力及周期性瘫痪较常见。③失钾性肾病及血钾过低症。临床生化示醛固酮分泌增多、尿钾增多、血钾过低及血浆肾素活性受抑制等改变，故又称"低肾素性醛固酮增多症"。

继发性醛固酮增多症（secondary aldosteronism）简称"继醛症"，系肾上腺皮质以外疾病引起有效血容量减少或肾脏缺血、低钠、高钾等因素刺激肾素 - 血管紧张素产生过多，兴奋肾上腺皮质球状带分泌醛固酮增多所致，包括肾病综合征、心力衰竭、肝硬化腹腔积液等。本节所述为原醛症。

调查显示，在高血压患者中，原发性醛固酮增多症患病率大于 10%，本病确切患病率不详，国外统计女性患病数约占 70%，腺瘤组女性稍多，增生组两性相等，确诊前病程从数月至 20 年不等。

一、分类

按病因不同，原醛症可分为醛固酮瘤、特发性醛固酮增多症、原发性肾上腺增生和家族性醛固酮增多症等。

（一）醛固酮瘤（aldosterone producing adenoma，APA）

主要为肾上腺皮质腺瘤，绝大多数为一侧单个腺瘤，极少数为双侧腺瘤。由于 Conn 1955 年首先报道，故又称"Conn 综合征"。既往认为此型临床上最多见，占原醛症的 60% ～85%。近年来随着对本病筛查手段的改进，发现特发性醛固酮增多症的比例增加，而 APA 的比例明显降低。醛固酮腺癌极为少见。

（二）特发性醛固酮增多症（特醛症）（idiopathic hyper aldosteronism，IHA）

近年来发现 IHA 占 PA 的比例明显增加，由原来统计的 15% ～40% 上升至 70% 左右。临床表现和生化改变与醛固酮瘤相似，其肾上腺病变为双侧球状带细胞增生，有时可伴有结节。其发病原因还不明，可能为某种肾上腺外因子［其化学结构与血管紧张素Ⅱ，ACTH，β - 促脂素等不同，称醛固酮刺激因子（aldosterone-stimulating factor，ASF）］兴奋醛固酮分泌。也可能与 5 - 羟色胺或组胺介导的醛固酮分泌过度兴奋有关，因 5 - 羟色胺拮抗剂赛庚啶可使本病患者血浆醛固酮下降，而对正常人和醛固酮瘤患者无此作用。可能不明确的醛固酮刺激物质和 CYP1182 基因（醛固酮合成酶基因）启动子区的异常，导致了 IHA 患者的 CYP1182 mRNA 过度表达，或 CYP1182 基因的变异导致了 IAH 的发生。还有另一种看法认为发病与肾上腺球状带细胞对血管紧张素Ⅱ的敏感性增加有关，应用血管紧张素转化酶抑制剂可使醛固酮分泌减少，改善高血压和低血钾，而对于醛固酮瘤患者，作用不明显。

（三）原发性肾上腺增生

此型仅占原醛症的 1%，病理变化与特醛症相似，极少数患者可只有单侧肾上腺增生。但病理生理类似醛固酮瘤而不同于特醛症。患者对兴奋肾素 - 血管紧张素试验及高钠抑制试验均无反应，故有人认为可能为腺瘤的早期阶段。行肾上腺单侧或次全切除手术治疗有效，可纠正临床症状和生化异常。

（四）家族性醛固酮增多症

家族性醛固酮增多症可分为三型，其中Ⅰ型为糖皮质激素可抑制性醛固酮增多症（glucocorticoid-remediable aldosteronism，GRA），又称"ACTH 依赖性醛固酮增多症"。1966 年由 Sutherland 首次报道，经某些手术探查的病例证实为肾上腺皮质呈大、小结节性增生，但亦可为皮质腺瘤。其特征是给予小剂量地塞米松（0.5～1.5 mg/d），1～2周后可改善症状。此外血中皮质醇动态正常，但连续数日投给ACTH时，醛固酮分泌可持续上升。此型的病因是患者存在11β-羟化酶基因和醛固酮合成酶基因不等交换，产生两个基因融合后的新的嵌合基因，导致醛固酮合成酶在束状带异常表达，并受ACTH调控。本病为常染色体显性遗传方式，有家族性发病倾向，但也可散发性，较多见于青少年男性。但亦有报道本病男女比例为5：7者，平均发病年龄41岁。

1991年首次报道一家族性醛固酮增多症，常染色体显性遗传，其醛固酮分泌受Ang II和立位影响，但不受ACTH影响，其醛固酮不能被地塞米松抑制，且基因学检查无融合基因的存在，连锁分析指出与染色体7p22有关，病理类型可为肾上腺腺瘤或增生，或同时存在，称之为"家族性醛固酮增多症II型"（familial hyperaldosteronism II，FH-II），又称为"ACTH非依赖性醛固酮增多症"。除了FH-II具有家族史外，目前还没有方法将其与非遗传的原发性醛固酮增多症区分。

家族性醛固酮增多症III型FH-III是2011年刚被发现的家族性醛固酮增多症类型，它由编码内向整流钾离子通道Kir3.4的基因（KCNJ5）突变导致。该基因突变导致Kir3.4的选择性丧失，钠电导增加，肾上腺皮质球状带细胞去极化，电压激活Ca^{2+}通道激活，Ca^{2+}内流增加，细胞内钙离子信号通路过度激活，导致醛固酮持续高合成以及肾上腺增生。该基因的临床表现与FH-II相似，遗传模式为常染色体显性遗传。

对20岁前确诊的原发性醛固酮增多症，有原发性醛固酮增多症家族史的，和40岁之前脑卒中的患者应进行相关基因检测。散发型原醛症中，醛固酮的过多分泌可能起源一个或多个遗传变异（包括基因突变和多态性）。

（五）其他

偶尔本病由卵巢癌引起，肾上腺皮质正常而卵巢肿瘤组织中可提出醛固酮，属于异源性醛固酮增多症，也有由睾丸肿瘤引起的报道。均不属本节范围，应予鉴别诊断。

二、病理

本病主要病理变化在肾上腺及肾脏。

（一）肾上腺

1. 腺瘤　单一腺瘤（醛固酮瘤）最多见，占60%～85%，腺瘤体积小，直径多介于1～2 cm，少有超过3 cm者。包膜完整，切面呈橘黄色。显微镜下示肿瘤由大透明细胞组成；在电镜下瘤细胞线粒体嵴呈小板状，显示球状带细胞特征。腺瘤亦可多发性，可单侧2个或左右各1个，或增生伴多个结节，但甚少见。从肿瘤提取液测定可发现醛固酮含量远较正常者为多，可大10～100倍。

2. 增生　双侧增生占15%～40%。大多为球状带弥漫性增生，偶尔为局灶性增生，可含有小结节，显微镜下见大量透明细胞。ACTH依赖型中除小球带增生外，也可为束状带增生，而无肿瘤。增生腺体大多增大，约有6%可正常。

3. 腺癌　仅占1%。较腺瘤为大，直径多在6 cm以上，镜下癌细胞有时与腺瘤不易区别，两者均可有分裂象、血管与肿瘤包膜浸润，但腺癌中细胞多坏死，可见多形核与一个以上明显核小体。电镜下癌细胞常无包膜。

（二）肾脏

主要病变为长期失钾所致。近曲小管上皮细胞空泡形成、水肿变性、颗粒样变及上皮脱落，远曲小管及集合管呈颗粒样变、萎缩扩张。严重者有小管坏死，尤以近曲小管为著，常继发肾盂肾炎。肾小球呈玻璃样变，周围纤维化，引起功能障碍。高血压历时较久者，肾小动脉管壁常增厚，肾小球旁细胞数目减少，颗粒消失。

此外，由于长期失钾，肌细胞蜕变亦明显，横纹不同程度消失；生化测定可证实肌细胞钾含量减低而钠浓度增高。

三、病理生理

本症的主要临床表现是大量醛固酮潴钠、排钾所引起。钠的潴留导致细胞外液扩张，血容量增多，血管壁内及血循环钠离子浓度增加；醛固酮还加强血管对去甲肾上腺素的反应，引起高血压。细胞外液扩张到一定程度后（一般体液增加 2~4L，钠潴留约 300 mmol），引起体内排钠系统的反应，使钠、水潴留停止，出现所谓"脱逸"现象，因而避免了细胞外液的进一步扩张和出现水肿。此与血容量升高后，心房受牵张而刺激心钠素分泌有关，升高的血浆心钠素因其利钠、利水效应终致钠代谢相对平衡。

大量醛固酮引起尿路失钾，同时粪、汗、唾液中亦失钾，缺钾引起神经、肌肉、心脏及肾脏的功能障碍。细胞内大量钾离子丢失后，钠、氢离子进入细胞内引起细胞内酸中毒，细胞外液氢离子减少，血 pH 上升，呈碱血症。在一般常见的其他原因（如厌食、呕吐、腹泻等）引起缺钾时，肾小管上皮细胞内钾减少，于是肾远曲小管内 $Na^+ - H^+$ 交换占优势，$Na^+ - K^+$ 交换减弱，尿呈酸性。而在原发性醛固酮增多症中，虽然肾小管上皮细胞内缺钾，但在醛固酮作用下，继续失钾潴钠，故 $Na^+ - K^+$ 交换仍被促进，于是尿不呈酸性，而呈中性或微碱性。碱中毒时细胞外液游离钙减少，加上醛固酮促进尿镁排出，可使血镁降低，故可出现肢端麻木和手足搐搦。

由于醛固酮分泌增多，钠潴留导致细胞外液与血容量增多，使肾入球小动脉内压上升而反馈抑制球旁细胞与致密斑细胞分泌肾素，故原醛症又称"低肾素性醛固酮增多症"，与继发性醛固酮增多症中肾素分泌增多呈一鲜明对比。

四、临床表现

（一）高血压综合征

为最早且最常见的综合征，可早于低血钾综合征 3~4 年出现。几乎见于每一病例的不同阶段，一般不呈恶性演变，但随着病情进展，血压渐高，大多数在 170/100 mmHg 左右，高时可达 210/130 mmHg。舒张压升高较明显，但一般不十分严重。患者诉头痛、头晕、耳鸣等，可有弱视及高血压眼底病变等，酷似一般高血压病。高血压可能是钠重吸收增加，细胞外液容量扩张所致，属盐依赖性高血压，对降压药疗效较差。如有肾小动脉硬化症和慢性肾盂肾炎者高血压更严重而顽固。

（二）神经肌肉功能障碍

1. 阵发性肌无力和麻痹　此症状甚为常见，一般说来血钾越低，肌病越重。诱因有劳累、服失钾性利尿剂（氢氯噻嗪、呋塞米等）、受冷、紧张、腹泻、大汗等多种应激。肌肉软弱麻痹常突然发生，可于任何时间出现，往往在清晨起床时忽感双下肢不能自主移动。发作轻重不一，重者可累及两上肢，以至全身。有时竟累及呼吸肌，发生呼吸肌麻痹，生命堪虞。初发时常伴有感觉异常，如蚁走感、麻木或肌肉隐痛，常继以弛缓性瘫痪，反射常降低或消失，一般系双侧对称性，持续时间可从数小时至数日，甚而数周，多数为 4~7 日。发作自每年几次至每周或每日多次不等，轻者神志清醒，重者可模糊甚至昏迷。一般可自行恢复，但重者必须及早抢救，给予口服或静脉滴注钾剂后，麻痹即暂时缓解。一般脑神经支配的肌肉不受影响。但在原醛症中，仅 9% ~ 37% 有低血钾，一半的醛固酮瘤和 17% 的特发性醛固酮增多症患者血钾低于 3.5 mmol/L。

2. 阵发性手足搐搦及肌肉痉挛　约有 1/3 患者出现手足搐搦及肌肉痉挛，伴以束臂加压征（Trousseaus 征）及面神经叩击征（Chvostek 征）阳性，可持续数日至数周，可与阵发性麻痹交替出现，发作时各种反射亢进。在低钾严重时，由于神经肌肉应激性降低，手足搐搦可比较轻微或不出现，而经过补钾，应激功能恢复，手足搐搦变得明显。此组表现与碱中毒时游离钙降低有关，如伴低镁血症则手足搐搦更明显。

（三）失钾性肾病及肾盂肾炎

由于长期大量尿路失钾，肾小管功能紊乱，浓缩功能损伤，患者常诉多尿，尤为夜尿增多，以致失水而引起烦渴、多饮、尿量增多，每日可达 3 000 mL，比重偏低，常在 1.015 以下，但对垂体后叶素治疗无效。患者常易并发尿路感染、肾盂肾炎。久病者可因肾小动脉硬化而发生蛋白尿与肾功能不全症。

（四）心脏表现

由于低钾对心肌的影响，可发生心律失常，以期前收缩、阵发性室上性心动过速较常见，最严重时可发生心室颤动。心电图呈低血钾图形，Q - T 间期延长，T 波增宽或倒置，U 波明显，T、U 波融合成双峰。由于患者并发高血压，故后期常伴心肌肥大、心脏扩大，甚至发生心力衰竭综合征。近年来引人注目的是醛固酮与器官纤维化，尤其是与心肌纤维化的发生、发展有密切关系。有研究发现，本病患者较原发性高血压更易伴随心肌胶原蛋白的沉积的心肌肥厚，更易发生心肌梗死和脑卒中。本病患者的心脏异常除上述因素外还可能有其他因素的参与。

（五）其他

本病一般不出现水肿，但病程长者可因肾功能不全或伴有心力衰竭而出现水肿。缺钾时胰岛素的释放减少，有时可出现糖耐量减低。儿童患者可因长期缺钾等代谢紊乱而出现生长发育障碍。

五、辅助检查

（一）血液生化改变

1. 低血钾　大多数患者血钾低于正常，一般在 2 ~ 3 mmol/L，严重者更低。腺瘤组低血钾往往呈持续性，而增生组可呈波动性，疾病早期血钾可正常。为了确定有无低血钾症，必须在停用一切影响血钾的药物（如失钾性利尿剂等）3 ~ 4 周后，须反复多次测定。并同时测定尿钾，以明确是否由于尿路失钾引起低钾血症。

2. 血钠　一般在正常高限或略高于正常，平均值约 142.7 mmol/L，80% 患者轻度增高。

3. 碱血症　血 pH 和 CO_2 结合力偏高，血 pH 可达 7.6，CO_2 结合力平均约 30 mmol/L（67Vol%），可高达 38.9 mmol/L（87.1Vol%），腺瘤组较增生组明显，提示代谢性碱中毒。

4. 其他　血氯化物为正常低值或略低于正常，2/3 患者血氯化物介于 90 ~ 100 mmol/L 范围内。血钙、血磷大多正常，有手足搐搦者游离钙常偏低，但总钙多正常。

血镁常轻度降低。由于失钾抑制胰岛素释放，约有半数可呈糖耐量减低。

（二）尿液检查

1. 常规　尿 pH 呈中性或碱性，可示间歇性或持续性蛋白尿，尿量增多，尿比重偏低且较固定，常在 1.010 ~ 1.015 之间，少数患者呈低渗尿。并发肾盂肾炎者尿中可有白细胞。

2. 尿钾　在普通饮食条件下，血钾低于正常（低于 3.5 mmol/L），但每日尿钾仍在 25 mmol 以上，提示尿路失钾，为本症特征之一。

3. 尿钠　每日排出量较摄入量为少或接近平衡。

（三）醛固酮及其他类固醇测定

1. 醛固酮

（1）尿醛固酮：大部分患者 24 小时尿醛固酮排出量高于正常。尿醛固酮受许多因素影响，波动性较大，测定时应固定钠、钾摄入量（一般每日 Na 160 mmol，K 60 mmol），须反复测多次才可靠；测定结果与血钾降低程度有关，血钾越低，尿醛固酮增多越不显著。对于尿醛固酮接近正常者必须补钾后再测，这是因为低血钾对醛固酮的分泌有抑制作用，通过补钾使血钾提高后，醛固酮分泌增多又变得明显起来。

（2）血浆醛固酮：本病患者明显高于正常。但因严重低血钾可抑制醛固酮的分泌，致使部分患者血浆醛固酮水平并无明显增高，故测定前应固定钠、钾摄入量（每日 Na 160 mmol，K 60 mmol），最好平衡 7 天后测定。正常人上午 8 时卧位血浆醛固酮为 3 ~ 20 ng/dL（免疫发光竞争法），患者明显升高，尤以腺瘤更高。

近来有报告指出少数原醛症患者醛固酮排泄率可正常，并认为年龄可影响醛固酮数值，老年人尿醛固酮排泄和血浆醛固酮浓度可降低。因此，在分析醛固酮测定结果时，应注意到年龄因素的影响。

2. 醛固酮前体　由于醛固酮生物合成加强，其前体如去氧皮质酮、皮质酮、18 – 羟皮质酮的血浓度升高，于腺瘤患者尤明显。

3. 24 小时尿 17 – 羟皮质类固醇及 17 – 酮皮质类固醇　一般为正常，除非有混合性皮质功能亢进者可提高，提示肾上腺癌肿可能。

（四）血浆醛固酮/肾素活性比值

早在 1981 年，Hiramatsu 首次采用血浆醛固酮/肾素活性比值（aldosterone/renin ratio，ARR）来筛查 PA。近年来研究发现有的 PA 患者血浆醛固酮水平增高不明显，而部分原发性高血压患者呈现低肾素活性，故许多专家推荐采用 ARR 来筛查 PA，进一步提高 PA 的诊出率。

目前对于 ARR 值增高至何范围作为筛查 PA 的指标尚有争论，多认为血浆醛固酮/血浆肾素活性［ng/（mL·h）］>25 为可疑，>50 则可能性大。立位的 ARR 较卧位的敏感性更高些。立位醛固酮/肾素［ng/（mL·h）］比值 >25 且醛固酮水平超过 15 ng/dL，提示原发性醛固酮增多症可能，比值 >50 则可诊断。该比值常作为筛查指标。

值得注意的是，部分低肾素活性的原发性高血压患者，其 ARR 亦可明显增高，尤其是老年人的血浆肾素活性常降低，虽血浆醛固酮水平正常，但 ARR 可明显增高，因而可出现假阳性。因此，ARR 同时结合血浆醛固酮的水平的增高是更为理想的筛查指标。近年来有研究提示 ARR 结合血浆醛固酮水平对 PA 的两个主要亚型 APA 和 IHA 的鉴别诊断也有一定的意义。服用卡托普利 25 ~ 50 mg 2 小时（或 1.5 小时）后检测 ARR 可提高其诊断 PA 的准确性。文献报道，如卡托普利试验后 ARR 仍 >50 则 PA 可确诊。建议筛选试验阳性者进行确诊试验。

本病患者肾素血管紧张素系统受抑制而使血浆肾素活性降低。测定前应注意停用螺内酯、β 受体阻断药、利尿药、钙拮抗药（二氢吡啶类）、血管紧张素转化酶抑制剂、血管紧张素 II 受体阻断药等影响测试结果的药物。对高血压严重者停用抗高血压药物有一定风险，可改用 α 受体阻断药。但近年来有研究提示，除螺内酯外的上述药物只影响原发性高血压患者的血浆醛固酮和肾素活性水平，而对 PA 患者则影响似乎不大。

（五）确诊试验

1. 口服钠负荷试验　每日摄钠 >200 mmol（>6 g）/d，共 3 天，口服氯化钾保持血钾在正常水平，留第 3 天早晨至第 4 天早晨 24 小时尿，测定醛固酮，如 24 小时尿醛固酮 <27.7 nmol/d，原发性醛固酮增多症诊断不成立，如果 >33.3 nmol/d，则很可能是。

2. 钠输注试验　患者卧位输注 2 升生理盐水，共 4 小时，上午 8：00~9：30 分开始，于输注前至输注后 4 小时测血醛固酮、皮质醇，血浆钾，输注过程中观察心率和血压。输注后血醛固酮 <5 ng/dL 不支持原发性醛固酮增多症，如 >10 ng/dL 则很可能，5~10 ng/dL 则介于两者之间。

3. 氟氢可的松抑制试验　患者口服 0.1 mg 氟氢可的松，每 6 小时一次，共 4 天，同时口服缓释氯化钾，每 6 小时一次，保持血钾接近 4 mmol/L。进餐时口服缓释氯化钠 30 mmol，每日 3 次以保证尿钠排泄率在 3 mmol/kg 体重，第 4 天 10 点坐位测定血醛固酮和 PRA，7 点和 10 点测血浆皮质醇。第 4 天上午 10 点直立位血浆醛固酮大于 6 ng/dL，PRA 低于 1 ng/（mL·h）和血浆皮质醇低于 7 点水平（排除 ACTH 的影响），支持原发性醛固酮增多症。

4. 卡托普利试验　上午 9 点口服卡托普利 50 mg，服药前和服药后 90 分钟采血测定醛固酮。正常人至少降低 20%，降至 15 ng/dL 以下。原发性醛固酮增多症患者不受抑制。敏感性较强而特异性较差。

（六）在确立醛固酮增多的基础上进一步进行病因诊断

1. 上午立位前后血浆醛固酮浓度变化——立卧位试验　平卧过夜，晨 6 点取血测定醛固酮后保持立位 4 小时后取血测定醛固酮，同步测定血皮质醇。正常人立位后至少较卧位升高 50%；醛固酮瘤患者卧位升高而立位后与皮质醇水平平行降低，特醛症患者升高。

醛固酮瘤的分泌受体位变化（由卧位至立位）和肾素 - 血管紧张素的影响较小，而与 ACTH 昼夜变化有关。正常人在隔夜卧床，如保持卧位到中午 12 点，血浆醛固酮浓度低于上午 8 点，此与 ACTH、皮质醇的变化情况一致；如 8~12 点取立位时，则血浆醛固酮高于上午 8 点，此与立位时肾血流量减少，儿茶酚胺活动增强、肾素 - 血管紧张素增多有关，说明体位的作用超过 ACTH 的影响。醛固酮瘤患者，上午 8 点血浆醛固酮明显升高，如取卧位，到中午 12 点数值也低于上午 8 点，同正常人规律，如取立位，大多数患者在中午 12 点数值不上升，反而下降，此与肾素 - 血管紧张素受血容量扩张而强烈抑制有关，血浆醛固酮反而下降的原因，与此时血浆 ACTH 按昼夜节律下降有关。增生型患者在站立 4 小时后，血浆醛固酮上升明显超过正常人，此点有别于醛固酮瘤患者，这是因为增生型患者肾素 - 血管紧张素受抑制不如醛固酮瘤严重，站立后可有轻度增高，此外，增生型的肾上腺球状层对血管紧张素 II 的敏感性增强。

2. 血浆去氧皮质酮、皮质酮及 18 - 羟皮质酮测定　醛固酮瘤患者上午 8 点血浆去氧皮质酮、皮质酮和 18 - 羟皮质酮升高显著，而特醛症患者上述类固醇激素为正常或轻度升高，其中以 18 - 羟皮质酮的鉴别诊断价值最高。血钾愈低，18 - 羟皮质酮转为醛固酮愈少，增生型血钾降低相对较轻，故影响较少。但立位时增生型者升高。上海瑞金医院建立了 18 - 羟皮质醇（18 - OHF）及 18 - 氧皮质醇（18 - OXOF）的测定方法，可用于原醛症的诊断和鉴别诊断。糖皮质激素可抑制性醛固酮增多症患者尿中 18 - OHF、18 - OXOF 明显高于正常，腺瘤患者亦高于正常，但较糖皮质激素可抑制性醛固酮增多症者低。醛固酮瘤患者血 18 - 羟皮质酮明显高于 IHA 患者。

3. 地塞米松抑制试验　口服地塞米松 0.5 mg，每 8 小时 1 次，共 3 天。糖皮质激素可抑制醛固酮增多症患者的血浆醛固酮（尿醛固酮 < 2 ng/24h），连续使用 2~3 周，生化异常可恢复正常。

（七）肾功能试验

除浓缩功能差外，内生肌酐清除试验及酚红试验均可偏低。

（八）放射性碘化胆固醇肾上腺扫描或照相

如一侧肾上腺有放射性浓集，表示该侧为腺瘤，一般腺瘤直径在 1 cm 以上者，80% ~ 90% 能作出正确定位。如两侧皆有放射性浓集，提示为双侧增生。此法对增生型的诊断符合率为 60% ~ 70%，增生病例有时两侧肾上腺放射性可不对称，一浓一淡，可误诊为腺瘤。

（九）B 型超声波

优点为无创伤性，可探出直径 > 1.0 cm 的腺瘤，但较小者和增生型难以明确。

（十）CT 或 MRI

CT 或 MRI 肾上腺检查为首选，可检出 < 1 cm 直径的肿瘤，高分辨率的 CT 可检出小至直径为 5 mm 的肿瘤，但对增生型伴结节者也可误诊。对所有诊断原醛症的患者均应作肾上腺 CT 扫描以鉴别其亚型分类及定位，并排除肾上腺皮质癌。MRI 在原醛症亚型的诊断方面并不强于 CT，且价格贵，分辨率差。

（十一）肾上腺静脉取样血管造影

以肾上腺静脉取样价值较大，并可通过静脉导管分别自左、右侧取血测醛固酮，同时测定肾上腺静脉和外周血皮质醇浓度以判断插管是否成功，肾上腺静脉/外周血皮质醇比值须大于 3 : 1，持续输注二十四肽促皮质素/未使用二十四肽促皮质素时大于 10 : 1。在持续输注二十四肽促皮质素情况下，皮质醇浓度校正的肾上腺高浓度侧与低浓度侧醛固酮比值大于 4 : 1，提示单侧醛固酮过多。鉴别腺瘤或增生，腺瘤侧高于对侧 12 倍以上，增生者双侧均升高，对诊断和定位均有意义。但此项为侵入性检查，要求熟练的插管技术，有一定不良反应，如静脉血栓形成、出血等。

六、诊断与鉴别诊断

对同时有高血压和低血钾的患者，要怀疑本症。如有典型的血、尿生化改变，螺内酯试验能纠正代谢紊乱和降低血压，则诊断可初步成立；如能证实醛固酮分泌增高和血浆肾素 - 血管紧张素活性降低，则可确诊。由于目前大多数增生病例不需手术治疗，而腺瘤患者手术效果满意，故本病确诊后进一步明确病因和病理甚为重要。

1. 原发性高血压　患者服用失钾利尿剂（如氢氯噻嗪、呋塞米等）或伴慢性腹泻而失钾，可根据病史鉴别。

2. 继发性醛固酮增多症　尤其是肾源性高血压：如急进性（又称恶性）高血压、肾动脉狭窄性高血压伴低血钾者，一般血压比原醛症更高，发展更快，常伴有明显视网膜损害；恶性高血压往往于短期内发展至肾功能不全，有尿毒症、氮质潴留和酸中毒；肾动脉狭窄患者约 1/3 在中上腹部及肋脊角区可闻及血管杂音，肾图、静脉肾盂造影、肾动脉造影常可确诊。这类患者血浆肾素活性高，是鉴别诊断的要点。失钾性肾病或肾盂肾炎晚期常有高血压伴低血钾综合征，有时与本症不易区别，特别是原醛症后期有失钾性肾病与慢性肾盂肾炎者更不易区别。必须详询病史，肾炎后期往往肾功能损害严重，常伴脱水和酸中毒，低钠试验不能减少尿钾，血钾不升，血压不降。螺内酯试验不能纠正失钾与高血压；血浆肾素活性测定增高证实为继醛症。

3. 肾上腺其他盐类皮质激素分泌过多而引起的高血压与低血钾　包括：皮质醇增多症，尤以腺癌和异位 ACTH 综合征所致者，可伴明显高血压与低血钾，但临床综合征可作鉴别；先天性肾上腺皮质增生症（congenital adrenal hyperplasia）中，11 - 羟化酶和 17 - 羟化酶缺陷者都有高血压和低血钾，前者高血压、低血钾系大量去氧皮质酮引起，于女性引起男性化，于男性引起性早熟，后者雌、雄激素与皮质醇均降低，女性性发育不全，男性呈假两性畸形。

4. 先天性 11β - 羟类固醇脱氢酶（11β - HSD）缺陷　11β - HSD 催化皮质醇转化为无活性的皮质素，从而调节皮质醇水平。该酶缺陷可引起明显的盐皮质激素增多症，临床表现近似原醛症。为常染色体隐性遗传性疾病，多见于儿童和青年人。此病用螺内酯治疗有效，用地塞米松治疗也有效。本病之发病机制是由于 11β - HSD 缺乏，肾小管处的皮质醇可与盐皮质激素受体结合发挥盐皮质激素活性，引起盐皮质激素过多的临床表现。本病患者尿 17 - 羟及游离皮质醇明显低于正常，但血浆皮质醇正常。

5. 其他

（1）Liddle 综合征（Liddle syndrome）：为先天性肾远曲小管回吸收钠增多引起的综合征（又称"肾潴钠过多综合征"），系常染色体显性遗传性疾病。此症为家族性，男女均可得病，有高血压、低血钾、碱中毒，但尿呈酸性，醛固酮排量和血浆肾素活性均降低，螺内酯不能纠正失钾，地塞米松治疗无效。氨苯蝶啶治疗有效，剂量为 100 mg，日服 3 次，待血钾、血压正常，改用维持量，50 mg 日服 1～2 次。

（2）肾素瘤（reninoma）：由肾小球球旁细胞腺瘤分泌大量肾素引起高血压和低血钾，多见于青少年。高血压严重，血浆肾素活性甚高。血管造影、CT、B 超等可显示肿瘤，切除肿瘤后可治愈。

（3）Bartter 综合征（Bartter syndrome）：为肾小球球旁细胞增生所致，分泌大量肾素，继发醛固酮增高，引起失钾性低钾血症，由于细胞外液容量不足，对血管紧张素 II 反应低下。以不伴有高血压为特征，本病有家族性，常染色体隐性遗传，发病机制不明，有认为肾小管回吸收钠和氯失常所致或前列腺素 E 及血管舒缓素（kallikrein）分泌增高所致，治疗可予高氯化钠饮食、大量补钾及吲哚美辛（消炎痛）等。

（4）药物：甘草制剂、甘珀酸钠（生胃酮）及避孕药等均可引起高血压和低血钾。病史有助于鉴别。

七、治疗

如确诊为单侧醛固酮瘤或单侧肾上腺增生，则应行腹腔镜单侧肾上腺切除术。如患者不能手术或为双侧肾上腺增生，则用盐皮质激素受体拮抗剂治疗，螺内酯作为一线用药，而依普利酮作为选择用药。对 GRA 患者，推荐用小剂量肾上腺糖皮质激素治疗以纠正高血压和低血钾。其他药物如钙离子通道拮抗剂（CCB 类药物）、血管紧张素转化酶抑制剂（ACEI 类药物）、血管紧张素受体拮抗剂（ARB 类药物）仅有在少数原醛症患者中使用的报告，一般认为它们可降血压，但无明显拮抗高醛固酮的作用，醛固酮合成酶抑制剂在将来可能会被使用。

原醛症的治疗分手术治疗和药物治疗两个方面。腺瘤及癌及早切除为本症根治疗法，增生者手术疗效较差，仅可使血钾纠正而不能满意降压，近年来已趋药物治疗。除非难以确诊为腺瘤或增生须手术探查。

（一）腺瘤（癌）

术前必须做好准备，宜用适当低盐饮食，每日补充氯化钾 3～6 g，螺内酯 120～240 mg/d，分 3～4 次口服，待血钾正常，血压降至正常或接近正常后手术。术前准备需 3～4 周。一般腺瘤切除后 50%～75% 血压可恢复正常。近年来已开展腹腔镜手术，使患者获更快的恢复。如术后有持续性高血压者可能为肾小动脉硬化等肾缺血所致，可进一步予螺内酯治疗。

（二）增生

一般采用药物治疗。螺内酯疗法如前述，由于螺内酯对雄激素和黄体酮受体有部分拮抗作用，故长期应用可出现男性乳房发育、阳痿，女性月经失调、乳房胀感等不良反应，依普利酮（eplerenone）为螺内酯的衍生物，可选择性作用于醛固酮受体而避免了上述不良反应。也可改用氨苯蝶啶或阿米洛利（amiloride），以助保钾排钠，同时应补钾（氯化钾一日 3～6 g，分次口服）并加用降压药物，可选择钙拮抗药、醛固酮受体阻断药及 α 受体阻断药等。对地塞米松可抑制型应予地塞米松治疗，每日 1～2 mg 口服，约 2 周后即可降压见效。特醛症患者还可用血管紧张素转换酶抑制剂治疗。

八、预后

醛固酮瘤手术效果较好，手术后电解质紊乱可获纠正，临床症状消失，大部分患者血压降至正常或接近正常。特醛症手术后低血钾大多可被纠正，但高血压下降往往不满意。ACTH 依赖型需长期地塞米松治疗。总之，本症如能及早诊治，大多患者可获良效。

（户　晓）

第五节　先天性肾上腺皮质增生症

先天性肾上腺皮质增生症（congenital adrenal hyperplasia，CAH）是指由于肾上腺皮质类固醇激素合成过程中某个酶的缺陷而引起的一组疾病，为常染色体隐性遗传性疾病。临床上 90%～95% 的 CAH 是 21－羟化酶缺乏造成的。

一、病理生理

正常生理情况下，肾上腺皮质以胆固醇为原料合成皮质醇、醛固酮及睾酮，此生物合成过程需要多个酶的参与，如果基因突变导致某个酶的功能异常，则会引起不同程度的皮质激素合成减少而其前体物质堆积。当酶的缺陷引起皮质醇合成减少，其对腺垂体的抑制作用减弱从而使 ACTH 分泌过多，后者刺激肾上腺皮质增生。临床表现取决于不同的酶缺陷及酶缺陷程度。若酶完全缺乏则相应激素分泌绝对不足，治疗不及时往往导致死亡。若酶缺乏不完全，肾上腺仍能合成一定量的皮质激素，首发症状可在 15 岁以后才出现，称为"晚发型"。如皮质醇减少可引起肾上腺皮质功能不足表现；雄激素增多可引起男性化、多毛、原发闭经；盐皮质激素过多可引起高血压、低血钾。先天性肾上腺皮质增生常为下列几种酶缺乏所致：21－羟化酶（P450C21）、11β－羟化酶（P450C11）、3β－羟类固醇脱氢酶、17α－羟化酶（P450C17）、胆固醇侧链裂解酶（P450cholesterol side-chain cleavage enzyme，P450scc）及类固醇合成快速调节蛋白（steroidogenic acute regulatory protein，StAR）。

二、诊断与治疗

由于晚发型患者首发症状常为卵巢功能紊乱或多毛等男性化表现，故先天性肾上腺皮质增生须与产生雄激素的卵巢肿瘤、肾上腺肿瘤、多囊卵巢综合征和特发性多毛等相鉴别。肾上腺皮质肿瘤除无功能的以外大多可产生皮质醇或醛固酮，少数可产生雄激素的肿瘤往往只见于女性患者，其24小时尿17－酮类固醇（17－KS）明显升高，地塞米松（2 mg/d×7天）试验能抑制17－KS到正常水平或抑制50%以上提示为增生，否则为肿瘤。地塞米松抑制试验亦有助于鉴别先天性肾上腺皮质增生与多囊卵巢综合征或卵巢肿瘤，因前者血浆睾酮水平可被地塞米松所抑制，且肾上腺原因所致男性化的患者血中脱氢异雄酮含量增高。成年女性患者如24小时尿17－KS高达100 mg，17－羟类固醇中度升高或正常而临床上男性化较快者可能为癌。癌肿对地塞米松抑制试验和ACTH兴奋试验无反应。必须注意临床上腺癌较多见。此外还可通过肾上腺X线分层摄片、CT、MRI、B超、肾上腺核素扫描、静脉肾盂造影、肾上腺静脉造影等方法鉴别肾上腺增生、腺瘤、癌，并予定位。

女性假两性畸形必须与男性假两性和真两性畸形鉴别，可采用口腔黏膜细胞涂片法鉴定染色体检查。性早熟生殖器巨大畸形必须与其他原因的性早熟，如体质性及下丘脑性性早熟相鉴别。本病睾丸小，后两者睾丸大，且尿17－KS仅以轻度增高为特征。

（一）21－羟化酶缺乏

此型最常见，占90%～95%，在人群中患病率为1/15 000至1/10 000，男女相等。如近亲结婚则患病率增高。本病临床上可分为经典型（包括单纯男性化型、失盐型）和非经典型，后者更为常见。

1. 单纯男性化型　21－羟化酶缺乏不完全，尚有一部分活性，尚能合成一定量的皮质醇和醛固酮，可无失盐表现。由于21－羟化酶缺乏，使合成代谢停滞在黄体酮及17－羟黄体酮水平，于是转化为较多的雄烯二酮及睾酮，又因皮质醇减少，反馈抑制减弱，于是ACTH分泌增多，从而使肾上腺皮质分泌皮质醇和醛固酮功能基本获代偿，并刺激肾上腺皮质分泌更多的雄性激素（包括脱氢表雄酮等）。女性在出生时常表现为假两性畸形，有女性的生殖腺和不同程度的男性外生殖器畸形，如阴蒂增大似男性阴茎，阴唇融合而类似于男性尿道下裂，但没有睾丸。1～2岁以后生长明显加速，身长、体重超过一般同龄儿童，毛发肌肉较发达，音调低沉，出现痤疮，至发育年龄不出现女性青春期变化，无月经。男性在出生时常无症状，易漏诊，1岁左右起可出现外生殖器阴茎部分假性早熟现象，易勃起、肌肉发达、阴毛生长及生长加速等，但因垂体促性腺激素受抑制，故至发育期睾丸仍相对小于正常，无精液和精子。此组患者不论男女，骨骺融合均较早，故患者最终身高较矮。成人期起病者主要为女性男性化（男性女性化极罕见，大多由于肾上腺肿瘤引起，且以癌多见），女性患者表现为男性变态，性心理及性生理转变为男性，对男性或爱人兴趣减少，性欲消失，性器官乳房、卵巢及子宫均萎缩，月经减少或闭经，肌肉渐发达，喉结增大，音调低沉、皮肤增粗且有色素沉着、体毛阴毛增多，甚至长胡须，阴蒂肥大。本病实验室检查可见血ACTH、17－羟孕酮、睾酮、雄烯二酮增高。由于黄体酮及17－羟黄体酮可经肝脏代谢形成孕三醇从尿中排泄，故24小时尿孕三醇可达31 μmol（10 mg）以上［正常＜6.2 μmol（＜2 mg）］。孕三醇是17－生酮类固醇（KGS）的一种，故24小时尿生酮可升高，24小时尿17－酮类固醇亦增高。

2. 失盐型　由于21－羟化酶完全缺乏，黄体酮及17－羟黄体酮的21－羟化作用皆受障碍，醛固酮和皮质醇合成均明显减少，且积聚的黄体酮具有拮抗醛固酮作用，使肾脏大量丢失钠。本型除男性化表现外，失盐症状显著，出现失钠、失氯、失水、血钾升高、代谢性酸中毒、血压下降、低血糖、皮肤黑色素沉着等慢性肾上腺皮质功能不全症群，亦可能在出生后第 1 周即出现症状，患儿拒食、呕吐、腹泻、淡漠、脱水及出现败血症样表现。在应激情况下可出现急性危象，如不及时治疗常导致死亡。

3. 非经典型 该类型患者的酶活性降低较轻，可为正常人的 20% ~ 50%，其临床症状轻微。女性患者可表现为痤疮、多毛、原发性或继发性闭经、不育，类似于多囊卵巢综合征。极少数女性患者可无明显症状，常在行不育症的检查时偶然发现。近年来对非经典 21 - 羟化酶缺陷症引起重视，基础的 17 - 羟孕酮以及快速 ACTH 兴奋试验是较理想的筛查和辅助诊断手段。本病患者经 ACTH 刺激后皮质醇的升高幅度显著低于 17 - 羟孕酮。

21 - 羟化酶缺陷的治疗目标因年龄而异，可采取以下措施。

1. 药物治疗

（1）糖皮质激素：应及早给予，补充皮质醇分泌不足，并通过对 ACTH 的抑制使肾上腺皮质分泌雄激素减少。开始 5 ~ 10 天剂量宜较大，以迅速有效地抑制下丘脑 - 垂体 - 肾上腺皮质轴。1 ~ 2 周可减至维持量，维持剂量需要精确，过量可抑制生长，而剂量不足最初可致生长加速，但因骨骺过早闭合其最终身高矮小。目前还没有证据支持哪一种糖皮质激素制剂可适用各个年龄段的患者，但是对于青春期前的患者，应选用氢化可的松，剂量一般为 10 ~ 15 mg/m²，分三次服用，传统用法是在夜间给予最大剂量以达到对肾上腺皮质功能较大的抑制，然而也有报道认为可在早上给予大剂量，可达到同样的抑制效果。使用过程中应监测生长速度、骨龄、血 17 - 羟孕酮、睾酮等。已停止生长的成人可继续使用氢化可的松，或为方便起见，选用泼尼松（5 ~ 7.5 mg/d）或地塞米松（0.25 ~ 0.5 mg/d）。

当有应激情况时 ACTH 释放增多，皮质激素须相应增加 2 ~ 3 倍，如有严重应激，可增加 5 ~ 10 倍剂量。女性患者及失盐型者须终身服药，男性患者主张服药至骨骺完全融合，睾丸发育成熟，但中断治疗存在一定危险性，而且血中 ACTH 连续过强地对肾上腺不断刺激，有可能诱发肾上腺肿瘤。对于治疗后症状已缓解的非经典型患者，可予停药。

（2）盐皮质激素：对失盐型须应用盐皮质激素，常用 9α - 氟氢可的松，出生后第一年的剂量为 150 μg/m²，同时需要补充盐。所需氟氢可的松的剂量随年龄增长而降低，到青春期及成人阶段，一般剂量为 50 ~ 100 μg/m²，甚至部分患者可停药。监测血压和血浆肾素活性来调整剂量，如肾素活性受抑制提示剂量过大。

除上述药物外，目前正在研究中的药物有：CRH 拮抗药 Antalarmin、雄激素拮抗剂氟他胺（flutamide）、芳香化酶抑制剂睾内酯等，今后是否能用于临床还有待研究结果。

2. 手术治疗 女性假两性畸形须做矫形手术，对于低阴道总汇者，一般于 2 ~ 4 岁时进行，包括会阴重建、阴道成形术及阴蒂肥大修复。手术不宜太早，以免复发，也不宜过晚，以免影响性心理。单阴蒂肥大如经激素治疗后有效，可不切除。如果未能早期手术治疗，可在青春期进行。

本病为常染色体隐性遗传疾病，可在怀孕 10 ~ 12 周进行绒毛膜活检进行胎儿 DNA 分析作出产前诊断，对于确诊为 21 - 羟化酶缺陷的女性胎儿，是否给予孕妇产前治疗仍有争议，支持者认为产前治疗可以阻止女性胎儿外阴男性化、减少矫形手术及减少男性化所带来的心理影响，而反对者则认为目前还没有足够的证据来判断产前治疗的长期后果。目前，美国内分泌学会的指南建议对于产前治疗仍属于试验性质，应获伦理审批后再进行。

（二）11β - 羟化酶缺乏

11β - 羟化酶缺乏症占所有 CAH 的 7%，是 CAH 的第 2 位病因，由编码该酶的 CYP1181 基因突变引起，该基因位于第 8 号染色体上（8q21），突变可发生于全部 9 个外显子上，导致 11β - 羟化酶活性的部分丧失或几乎全部丧失，少数病例表现为轻度活性缺失。由于 11β - 羟化酶缺乏，11 - 去氧皮质酮及 11 - 去氧皮质醇增多，皮质醇、醛固酮减少，ACTH 增加，雄激素增多，以致临床上表现为：

1. 女性患者出现多毛等男性化表现，但仍有正常的月经。

2. 慢性肾上腺皮质功能减退的表现，这是皮质醇、醛固酮减少所致。

3. 由于 ACTH 增多，皮肤黏膜等色素沉着。

4. 由于去氧皮质酮及去氧皮质醇具有储钠、增加血容量、排钾作用，故产生高血压、低血钾，并抑制血浆肾素活性。高血压也是该类型 CAH 区别于 21 - 羟化酶缺陷的特征。

5. 由于 11 - 去氧皮质醇在肝脏代谢形成四氢化合物 S，其 C17 及其侧链有二羟丙酮的结构，故患者尿 17 - 羟类固醇增多。

6. 尿孕三醇增多，这是由于 17 - 羟孕酮在肝内形成孕三醇随尿排出。

此型用糖皮质激素治疗以抑制过高的 ACTH 分泌和过多去氧皮质酮积聚，可使高血压下降，治疗后血浆肾素活性由抑制转为正常范围。与治疗 21 - 羟化酶缺陷相比，所需的糖皮质激素的剂量大，在某些病例还需要同时使用抗高血压药物。

（三）17α - 羟化酶缺乏

该类型的 CAH 罕见，至今大概有 150 例的报道，是编码 17α - 羟化酶的基因突变造成的。17α - 羟化酶在肾上腺皮质和性腺合成类固醇激素的细胞中结合在内质网上，该酶既具有 17α - 羟化酶的活性，也具有 C17、C20 裂解酶的活性，其羟化酶活性为合成皮质醇和性激素所必需，而裂解酶活性仅为合成性激素需要。常见的 17α - 羟化酶的基因突变影响该酶的双重酶活性，因此导致肾上腺和性腺功能均低下。

由于 17α - 羟化酶缺乏，11 - 去氧皮质酮、皮质酮的分泌增多，皮质醇分泌减少，雄激素及雌激素的合成均受阻，而 ACTH 增多。

临床及实验室检查特点为：

1. 由于皮质醇减少，患者有慢性肾上腺皮质功能不足综合征。

2. 由于性腺合成性激素明显障碍，血睾酮及雌二醇均减少，造成男女性别分化均较差，呈高促性腺激素性性腺功能低下。女性有原发性闭经、第二性征缺如，男性外生殖器呈女性型或假两性畸形，输精管可有不同程度的发育。

3. 由于 11 - 去氧皮质酮和皮质酮过多，引起潴钠排钾，故患者可有高血压、低血钾、碱中毒，并因此而抑制肾素及醛固酮的分泌。但患者醛固酮水平可高可低，也可正常。凡有原发性闭经、高血压、低血钾，而尿醛固酮减少的患者要考虑 17α - 羟化酶缺乏。

4. 尿 17 - 羟皮质类固醇、17 - 酮类固醇及 17 - KGS 均减少而皮质酮及 11 - 去氧皮质酮代谢物四氢皮质酮及四氢去氧皮质酮大量增加。

5. 黄体酮及其代谢产物孕二醇增多而 17 - 羟孕酮及其代谢产物孕三醇减少。

6. 血中性激素水平低下导致腺垂体分泌 FSH、LH 增加。

此型用糖皮质激素替代治疗，可降低血压、恢复血浆肾素活性。在治疗过程中可能产生暂时性急性肾上腺盐皮质激素缺乏症，须及时补充 9α - 氟氢可的松。另外从青春期开始应补充相应的性激素。

（四）3β - 羟类固醇脱氢酶缺乏（3β - HSD）

该类型少见，是由于编码 3β - 羟类固醇脱氢酶 2 型的基因 HSD382 突变造成的，该基因主要在肾上腺和性腺表达，该酶催化肾上腺类固醇激素合成的 3 个关键反应，包括孕烯醇酮转化为黄体酮、17 - 羟孕烯醇酮转化为 17 - 羟孕酮以及脱氢异雄酮转化为雄烯二酮，因此该酶的缺陷会导致皮质醇、醛固酮及雄激素的合成均受阻。

3β - HSD 的临床表现从轻微至严重，最严重者该酶的活性完全丧失。婴儿期以失盐起病，轻者尚保留部分酶活性，失盐不明显，临床表现可较晚出现。女性因脱氢异雄酮增多，可有男性化，如多毛。男性则生殖器分化发育不全，有尿道下裂、隐睾、乳房发育等。

除临床表现外，3β - HSD 的诊断通常可检测血中的孕烯醇酮、17 - 羟孕烯醇酮及脱氢异雄酮，该三种激素水平显著升高，可被外源性地塞米松所抑制而 ACTH 刺激后又增高。检测基因型可发现基因突变，部分患者仅有轻微的生化改变而没有基因突变，鉴别时可检测基线及 ACTH 刺激后的 17 - 羟孕烯醇酮及 17 - 羟孕烯醇酮与皮质醇的比值。

治疗可给予糖皮质激素、盐皮质激素及青春期开始给予性激素替代。

（五）类脂质性先天性肾上腺皮质增生（LCAH）

LCAH 非常罕见，属于所有 CAH 中最严重的类型，由胆固醇侧链裂解酶（P450 cholesterol side-chain cleavage enzyme，P450scc）或类固醇合成快速调节蛋白（steroidogenic acute regulatory protein，StAR）的突变造成。前者的缺乏致胆固醇不能转化为孕烯醇酮，而后者的缺乏使胆固醇不能转运进入线粒体。因此在 LCAH，其皮质醇、醛固酮和性激素合成都有障碍并且大量胆固醇沉积在肾上腺皮质。由于正常的 P450scc 和 StAR 对于睾丸和卵巢的性激素合成也是必需的，因此 LCAH 患者的睾丸和卵巢合成功能也受损，并出现胆固醇沉积。

LCAH 临床表现包括盐皮质激素缺乏、糖皮质激素缺乏、性激素缺乏，以及脂质堆积对性腺的损害。XX 染色体女性在出生时性器官分化正常，而 XY 染色体男性性分化异常。

治疗包括给予糖皮质激素、盐皮质激素及青春期开始给予性激素替代。

（边　锋）

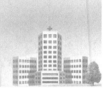

第五章 高尿酸血症与痛风

高尿酸血症与痛风目前已成为常见的代谢性疾病。全球经济发展所带来的饮食结构的改变，特别是酒精类饮料和蛋白类食品的大量摄入是导致痛风发病的重要原因。保守估计目前我国约有高尿酸血症患者1.2亿，约占总人口数的10%。预计在未来5~10年内高尿酸血症和痛风将成为我国仅次于糖尿病的第二大代谢性疾病。高尿酸血症和痛风不但引起关节剧痛、畸形、骨折，还诱发高尿酸性肾病导致尿毒症，诱发和加重心肌梗死、冠心病等心脑血管疾病，使心脑血管疾病的患病率增加2~5倍，已成为一种严重危害公众健康的代谢性疾病。面对高尿酸血症和痛风这类新生常见病，有许多关键问题亟待解决，如痛风的鉴别诊断问题、高尿酸血症和痛风的标化治疗问题和高尿酸血症及痛风并发症的合理用药问题等，本章拟对其展开讨论。

第一节　高尿酸血症

高尿酸血症（hyperuricemia，HUA）是指在正常嘌呤饮食状态下，37℃时，两次空腹血尿酸水平：男性或绝经后女性≥420 μmol/L（7.0 mg/dL）；绝经前女性≥360 μmol/L（6.0 mg/dL）。该浓度为尿酸在血液中的饱和浓度，超过此浓度时尿酸盐即可沉积在组织中，造成痛风组织学改变。

随着饮食结构改变及人均寿命的延长，全球范围内高尿酸血症的患病率呈逐渐升高趋势。有关资料显示美国高尿酸血症的患病率为18.2%。近年来，我国高尿酸血症的患病率已接近欧美发达国家。高尿酸血症的流行总体呈现逐年升高的趋势，男性高于女性，且有一定的地区差异，南方和沿海经济发达地区较同期国内其他地区患病率高，尤其重要的是高尿酸血症的患病人群呈现日益年轻化的趋势，酒精类、海产品和高蛋白、高胆固醇食物的摄入增加是主要原因。

一、分类与发病机制

1. 分类　根据发病机制不同，可将高尿酸血症分为原发性和继发性高尿酸血症两类。原发性高尿酸血症是指先天性嘌呤代谢紊乱和（或）尿酸排泄障碍所引起的高尿酸血症。

嘌呤代谢如图5-1所示。常见的先天性嘌呤代谢酶缺陷有：次黄嘌呤-鸟嘌呤磷酸核糖转移酶（HPRT）缺陷、磷酸核糖焦磷酸（PRPP）合酶活性增加、磷酸核糖焦磷酸酰基转移酶（PRPPAT）增多或活性增加、腺嘌呤磷酸核糖转移酶（APRT）缺陷、黄嘌呤氧化酶活性增加等。这些酶的改变均可导致血尿酸水平升高。

肾脏是尿酸排泄的主要器官，肾小球滤过率降低、近端肾小管对尿酸的重吸收增加和尿酸分泌减少均可导致肾脏尿酸排泄减少，其中近端肾小管对尿酸的重吸收增加是先天性肾脏尿酸排泄减少的主要原因。由于尿酸为极性分子，不能自由透过细胞膜脂质双分子层，其在细胞内外的转运依赖离子通道。如图 5-2 所示，近端肾小管对尿酸的重吸收和分泌由一系列离子通道协同完成，包括 GLUT9、URAT-1、ABCG2、MRP4、NPT1、OAT1、OAT3 等，其中 GLUT9、URAT-1 为近端肾小管尿酸重吸收的主要离子通道，ABCG2、MRP4 为近端肾小管分泌尿酸的主要离子通道，编码上述离子通道的基因单核苷酸多态性与肾脏尿酸排泄减少密切关联，是导致肾脏尿酸排泄减少的重要原因。

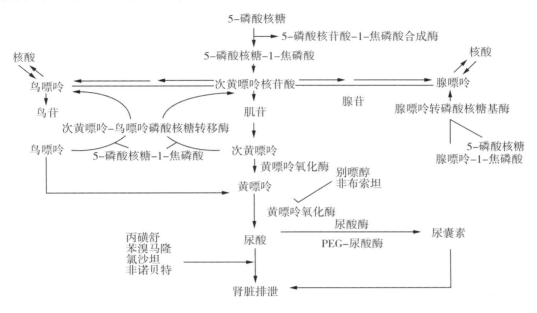

图 5-1　嘌呤代谢示意图

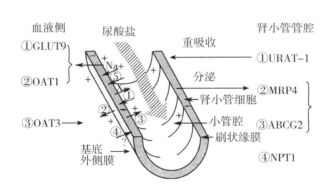

图 5-2　参与近端肾小管尿酸转运的离子通道

继发性高尿酸血症是指各种比较明确的病因所导致的尿酸合成增多和（或）尿酸排泄减少所引起的高尿酸血症，如糖原累积病、血液病、肿瘤、慢性肾炎等疾病所引起的血尿酸升高，均称为"继发性高尿酸血症"。

2. 肾脏尿酸排泄　肾脏是尿酸排泄的主要器官，约 90% 原发性高尿酸血症是肾脏尿酸排泄减少所致。人类肾脏尿酸排泄经历了肾小球滤过、分泌前重吸收、肾小管主动分泌和分泌后重吸收四个过程，这是人类血尿酸明显高于低级动物的重要原因。

如图 5 - 3 所示，尿酸 100% 从肾小球滤过，几乎 98% ~ 100% 的尿酸又在近端肾小管起始部 S1 段主动重吸收；到达近端小管曲部 S2 段的尿酸，50% 分泌到管腔，随原尿到达近端小管的直部 S3 段，又有 40% ~ 44% 尿酸被二次重吸收，最终经肾小球滤过的尿酸仅有 6% ~ 10% 随尿液排出体外。

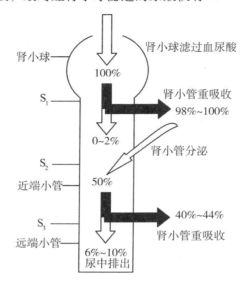

图 5 - 3　尿酸在肾脏中的排泄

3. 高尿酸血症的发病机制

（1）尿酸生成过多

1）生理性升高，如摄入过多嘌呤类食物、长期禁食与饥饿。

2）先天性代谢性疾病，如 Lesch - Nyhan 综合征、糖原累积病等。

3）其他代谢性疾病，如糖尿病酮症酸中毒、乳酸性酸中毒及酒精性酮症等。

4）某些血液病，如白血病、多发性骨髓瘤、淋巴瘤、红细胞增多症、溶血性贫血等。

5）肿瘤广泛转移和溶解、肿瘤放疗或化疗后。

6）某些药物也可使尿酸生成增多，如肿瘤化疗药物、能量合剂、肌苷片、胰酶制剂等可使尿酸合成底物增加，而维生素 B_1 和 B_{12}、叶酸等可使尿酸转化增加，从而升高尿酸。

（2）尿酸排泄减少

1）慢性肾脏病变，主要有慢性肾小球肾炎、肾盂肾炎、多囊肾、高血压晚期、铅中毒等。

2）药物如噻嗪类利尿药、呋塞米、阿司匹林、大剂量维生素 C、喹诺酮类抗生素、青霉素类抗生素、胰岛素、吡嗪酰胺、乙胺丁醇、左旋多巴、静脉注射硝酸甘油等，均能减少肾脏尿酸排泄，引起高尿酸血症及痛风。

（3）混合性（尿酸生成多合并尿酸排泄减少）

1）葡萄糖 - 6 - 磷酸酶缺乏。

2）果糖 - 1 - 磷酸醛缩酶缺乏。

3）大量饮酒。

4）休克。

二、临床表现

本病可见于任何年龄段，患病率随年龄增长有逐渐增高趋势。临床上仅表现为血尿酸升高，无其他临床症状。继发性高尿酸血症除血尿酸升高外，还伴有其原发病的临床表现。在原发性高尿酸血症患者中，10%～20%展为痛风。从血尿酸增高至痛风症状出现，可达数年甚至数十年。

三、实验室及特殊检查

1. 血清尿酸测定　目前广泛使用的方法为尿酸酶法。由于血尿酸水平受饮食、运动、药物等因素的影响，因此要求受检者在检查前，需空腹 8 小时以上，晚上 10 点后禁食、禁水，次日起床空腹采静脉血进行测定。

男性正常值：210～416 μmol/L

女性正常值：150～357 μmol/L

男性及绝经后女性：血尿酸≥420 μmol/L　高尿酸血症

绝经前女性：血尿酸≥360 μmol/L　高尿酸血症

2. 尿酸清除率　尿酸清除率（Cua）＝尿尿酸×每分钟尿量/血尿酸

受检者低嘌呤饮食 5 天后，留取 24 小时尿液，应用尿酸酶法检测尿酸水平。根据尿酸清除率将高尿酸血症分为以下 3 型：

（1）尿酸排泄不良型：尿酸排泄＜0.48 mg/（kg·h），尿酸清除率＜6.2 mL/min。

（2）尿酸生成过多型：尿酸排泄＞0.51 mg/（kg·h），尿酸清除率≥6.2 mL/min。

（3）混合型：尿酸排泄＞0.51 mg/（kg·h），尿酸清除率＜6.2 mL/min。

考虑到肾功能对尿酸排泄的影响，以肌酐清除率校正，根据 Cua/Ccr 比值对 HUA 分型如下：①＞10% 为尿酸生成过多型；②＜5% 为尿酸排泄不良型；③5%～10% 为混合型。

3. 肾脏 B 超　B 超下，可发现尿酸盐结晶、尿酸盐结石和肾囊肿等。由于尿酸易在酸性环境中形成结晶或结石，因此尿酸盐结晶或结石多位于肾集合管、肾窦、肾盂等处，呈泥沙样或不规则形状，体积一般＜0.5 cm，结构松散，在 X 光线下不显影。

4. 其他　包括尿常规、血生化、心电图等。

四、高尿酸血症与其他常见病间的关联

1. 高尿酸血症与肾损害　高尿酸血症人群中，虽然大部分患者处于无症状状态，但近年来大量研究表明，无症状高尿酸血症不仅导致肾脏疾病的发生，而且可加重已有的肾脏损害，使肾衰竭的发病风险增加 3～10 倍。

当血尿酸水平男性超过 420 μmol/L，女性超过 357 μmol/L 时，终末期肾病的发生危险分别增加 4 倍和 9 倍，对 6 400 例肾功能正常人群调查研究发现，与血尿酸水平＜300 μmol/L 相比，血尿酸水平＞480 μmol/L 者，在 2 年内发生肾功能不全的危险性在男性增加 2.9 倍，而在女性增加 10.0 倍。Tomita 对 97 590 例成年男性随访 5.4 年，发现血尿酸高于 510 μmol/L 者，肾衰竭风险较尿酸在 298～381 μmol/L 者增加 8 倍。在血尿酸控制良好的肾脏疾病患者中，肾功能继续恶化者占 16%，而血尿酸未控制的患者中，肾功能继续恶化者占 47%。对伴有高尿酸血症的慢性肾功能不全患者使用别嘌醇减少尿酸生成，可有效延缓肾脏病进展。肾结石是高尿酸血症患者常见的并发症。高尿酸血症患者中肾结石的患病率达 10%～30%。血尿酸高于 780 μmol/L 者，肾结石患病率高达 50%，其中约 80% 为尿酸性肾结石，余为尿酸和草酸钙的混合型结石及单纯的草酸钙或磷酸盐结石。如果肾结石未能及时清除，易合并慢性泌尿系统感染，加速尿毒症的进展。如伴有高血压、糖尿病等，则进入尿毒症期更快。如能给

予早期诊断和恰当治疗，肾脏病变的程度可以减轻或停止发展，这一点有别于其他类型肾脏疾病。

2. 高尿酸血症与心脑血管疾病

（1）高尿酸血症与冠心病：目前众多研究结果显示，血尿酸水平与传统心血管病危险因素密切关联，高尿酸血症是动脉粥样硬化等心血管疾病的独立危险因素。有关资料显示，高尿酸血症患者心脑血管疾病的发生率是正常人群的 2～5 倍。冠心病患者如果合并高尿酸血症，心肌梗死的发生率将明显升高，死亡率明显增加。在已确诊的冠心病患者中，血尿酸 >433 μmol/L 人群的死亡率是血尿酸 <303 μmol/L 人群的 5 倍；血尿酸每升高 59.5 μmol/L，在死亡危险度方面，男性增加 48%，女性增加 126%。高血压是脑卒中的主要危险因素，高血压患者一旦合并高尿酸血症，则脑卒中的概率将增加 3～5 倍。这些研究说明高尿酸血症可诱发和加重动脉粥样硬化性疾病，增加动脉粥样硬化患者心肌梗死、脑卒中的发病率和死亡率。

高尿酸血症引起动脉粥样硬化的机制如下：①高尿酸血症促进低密度脂蛋白（LDL）氧化和脂质过氧化。②尿酸盐作为促炎介质，通过经典和旁路激活补体，刺激中性粒细胞释放蛋白酶和氧化剂，刺激肥大细胞，激活血小板，促进血小板聚集和血栓形成，血管平滑肌增生。②高尿酸血症使氧自由基生成增加，启动氧化应激反应。④高尿酸血症时，尿酸微结晶沉积于血管壁，引起局部炎症，直接损伤血管内膜，导致内皮细胞功能紊乱。⑤高尿酸血症常合并高胰岛素血症和脂代谢紊乱，从而导致动脉粥样硬化形成。

（2）高尿酸血症与高血压：大量研究资料显示，高血压病患者常伴发高尿酸血症。未经治疗的高血压患者中约 25% 合并高尿酸血症；使用利尿剂治疗的高血压患者中，50% 合并高尿酸血症；而在急进型高血压中，高尿酸血症发病率高达 75%。而高尿酸血症患者中也常伴发高血压病。高尿酸血症患者中高血压病的发病率高达 40%～60%。男性血尿酸水平每增加 1.14 mg/dL，高血压发病相对危险增加 1.4 倍。血尿酸水平 >420 μmol/L 者比 <420 μmol/L 者发生高血压的危险增加 2.19 倍。

原发性高血压伴发高尿酸血症的机制可能与下列因素有关：①排钾利尿剂的应用，增加肾小管对尿酸盐的重吸收。②高血压微血管损害导致组织缺氧，抑制离子交换与转运，使肾小管分泌尿酸被抑制。②高血压引起肾脏病变，如肾动脉硬化、肾血管阻力增加等导致高尿酸血症。

3. 高尿酸血症与肥胖　高尿酸血症与肥胖关联密切。有研究表明，BMI <25.0 kg/m² 的人群中，高尿酸血症的患病率为 17.8%，而在 BMI >25.0 kg/m² 的人群中，高尿酸血症的患病率高达 37.1%。美国 Framingham 研究显示，男性体重每增加 30%，血清尿酸含量增加 1.0 mg/dL，女性体重每增加 50%，血清尿酸含量则增加 0.8 mg/dL。对我国汉族和维吾尔族的调查研究发现，肥胖特别是腹型肥胖与高尿酸血症密切关联，高尿酸血症患者肥胖发生率是普通人群的 2.09 倍。

肥胖引起或合并高尿酸血症的机制包括多个方面，除饮食在内的生活习惯及酒精摄入等环境因素外，内脏脂肪蓄积所引起的胰岛素抵抗是导致血尿酸水平升高的重要原因，因为胰岛素抵抗可导致肾脏尿酸排泄减少。此外，肥胖患者进食过多，由 NADP – NADPH 介导的 5 – 磷酸核糖向磷酸核糖焦磷酸（PRPP）合成途径活跃，导致尿酸产生增多。另外，肥胖患者存在明显的交感神经系统和肾素，血管紧张素系统的激活，使脂肪组织分泌血管活性因子，导致肾血流量下降，肾脏尿酸排泄减少。

4. 高尿酸血症与糖代谢紊乱　早在 20 世纪 50 年代，Griffiths 等就发现，如果应用尿酸酶抑制剂将大鼠诱导为高尿酸血症状态，则大鼠胰岛素水平明显降低，血糖水平明显升高。进一步研究发现，胰岛 B 细胞表面有必需氨基酸精氨酸残基的尿酸特异性识别位点，该位点与尿酸结合可影响葡萄糖信号转导，显著抑制离体大鼠胰岛 B 细胞基础胰岛素和葡萄糖刺激后胰岛素的分泌。这提示高尿酸血症可导致大鼠糖代谢紊乱。

目前已有 10 多项大样本横断面和前瞻性病例对照研究的结果支持高尿酸血症是糖代谢紊乱的独立危险因素这一结论。2006 年土耳其学者对 1 877 例男性和女性研究对象进行横断面分析发现，血尿酸水平最高组的糖尿病患病风险是最低组的 1.89 倍。Dehghan 等对 4 536 名非糖尿病人群进行长达 10 年的前瞻性队列研究发现，血尿酸水平最高组的糖尿病患病风险是最低组的 2.83 倍。在校正了体重、腰围、血压和高密度脂蛋白胆固醇的影响后，血尿酸水平最高组的糖尿病患病风险仍达最低组的 1.68 倍。与 Dehghan 等的研究结果相似，中国台湾学者 Kuo – liong Chien 等对 2 690 例原发性高尿酸血症患者进行了长达 9 年的随访研究发现，糖尿病的累计发病率高达 20.4%，在校正了年龄、性别和体重指数的影响后，血尿酸水平最高组的糖尿病患病风险是最低组的 1.63 倍。日本学者对 2 310 例日本成年男性随访 7 年的研究结果显示，血尿酸水平最高组的糖尿病患病风险是最低组的 1.78 倍。不同种族、不同地域的研究结果说明，长期慢性高尿酸血症将促进人体糖代谢紊乱的发生和发展。

五、预防与治疗

（一）预防

1. 关注高尿酸血症易发人群　高龄、男性、肥胖、高血压、高血脂、高血糖、一级亲属中有高尿酸血症或痛风史、静坐的生活方式、经济状况好及合并心、脑、肾等脏器疾病的人群均为高尿酸血症的易发人群。

2. 避免各种危险因素

（1）饮食因素：进食高嘌呤食物如肉类、海鲜、动物内脏、浓的肉汤等，饮酒（尤其是啤酒）以及剧烈体育锻炼等均可使血尿酸水平升高。

（2）药物因素：如小剂量阿司匹林（每天服用 < 325 mg），袢利尿剂和噻嗪类利尿剂，替米沙坦、环孢素 – A、麦考酚酯、吡嗪酰胺、乙胺丁醇等均可抑制肾脏对尿酸的排泄，使血尿酸升高。

（3）疾病因素：高尿酸血症多与心血管和代谢性疾病伴发，相互作用，相互影响。因此注意对这些患者进行血尿酸的检测，及早发现高尿酸血症。

（二）治疗

1. 高尿酸血症的治疗原则

（1）合并心血管危险因素或心血管疾病者：应同时进行生活指导及降尿酸药物治疗，将血尿酸水平长期控制在 360 μmol/L 以下。

（2）对于有痛风发作的患者：需将 SUA 长期控制在 300 μmol/L 以下，以防止反复发作。

（3）对于既无心血管危险因素和心血管疾病，又无痛风的高尿酸血症患者：如果血尿酸水平 > 540 μmol/L，应即刻进行生活指导及降尿酸药物治疗，使血尿酸长期控制在 < 360 μmol/L。

（4）如果血尿酸水平介于 480 ~ 540 μmol/L，可先进行 2 ~ 3 个月的生活指导，如果无效，再考虑使用降尿酸药物治疗，使血尿酸长期控制在 < 360 μmol/L。

（5）如果血尿酸水平介于 420 ~ 480 μmol/L，一般通过生活指导，可使血尿酸长期控制在 < 420 μmol/L。

2. 一般治疗

（1）生活指导：生活方式的改变包括健康饮食、戒烟酒、坚持规律合理的运动和控制体重等，不但有利于高尿酸血症的防治，而且也有利于高尿酸血症的伴发病如冠心病、肥胖、代谢综合征、糖尿病、高脂血症及高血压等的治疗。

1）饮食指导：高尿酸血症、有代谢性心血管危险因素及中老年人群，饮食应以低嘌呤食物为主。常见的高嘌呤食物有鱼肉、动物内脏、贝类（蛤蜊、蚝、扇贝等）、蟹、香菇等，应限制食用；肉类、虾、豆类、豆制品、菠菜等为中嘌呤食物，可适量选用；蔬菜、水果、牛奶、鸡蛋等嘌呤含量较低，可放心选用。啤酒和白酒均为高尿酸血症的危险因素，因此应严格控制饮酒。由于果糖摄入过多会导致体内腺嘌呤核苷酸产生增多，进而促进尿酸生成，因此应少食含果糖的食物及饮料。荟萃分析显示，饮食治疗可以降低 10% ~ 18% 的血尿酸或使血尿酸水平降低 70 ~ 90 μmol/L。

2）多饮水，戒烟酒：维持每天 1.5 ~ 2 升以上液体摄入，保证尿量在 1 500 mL 以上，最好 > 2 000 mL/d，以利于尿酸排泄，预防尿路结石形成，同时提倡戒烟，禁啤酒和白酒，红酒适量。

3）坚持运动，控制体重：养成良好的运动习惯，每日中等强度运动 30 分钟以上，肥胖者应减体重，使体重控制在正常范围。但运动前后应注意补充水分，以防止大汗淋漓造成的尿酸从肾脏排泄减少。尽量从事较舒缓的运动，如慢跑、太极拳、游泳、踢毽子等。

4）碱化尿液：当尿 pH < 6.0 时，需碱化尿液。使尿 pH 值维持在 6.2 ~ 6.9 之间，以利于尿酸盐结晶溶解和从尿液排出。因为尿 pH < 6.2 可使尿酸盐易形成结晶，但尿 pH 超过 7.0，易形成草酸钙及其他类型的结石。常用的药物有碳酸氢钠或柠檬酸钾口服。

碳酸氢钠（小苏打）的用法为 1 ~ 2 g，每日 3 次。由于本品在胃中产生二氧化碳，增加胃内压，常见嗳气和腹胀等不良反应，也可加重胃溃疡，长期大量服用可引起高血压、碱血症及电解质紊乱、充血性心力衰竭和水肿，肾功能不全者慎用。晨尿呈酸性时，可晚上加服乙酰唑胺 250 mg，以增加尿酸溶解度，避免肾结石的形成。

柠檬酸钾钠合剂：Shohl 溶液（柠檬酸钾 140 g，柠檬酸钠 98 g，加蒸馏水至 1 000 mL），每次 10 ~ 30 mL，每日 3 次。使用时应监测血钾浓度，避免发生高钾血症。此外也可选用柠檬酸钾钠颗粒剂、片剂等。

（2）避免长期使用可能造成血尿酸升高的治疗其他疾病的药物：建议经过权衡利弊去除可能造成尿酸升高的治疗其他疾病的药物。例如，噻嗪类及袢利尿剂、烟酸、小剂量阿司匹林等均可升高尿酸，对于需服用利尿剂且合并高尿酸血症患者，避免应用噻嗪类及袢利尿剂。而小剂量阿司匹林（< 325 mg/d）尽管升高血尿酸，但作为心血管疾病的重要防治措施不建议停用。其他可以使血尿酸升高的药物还有环孢素 – A、麦考酚酯、吡嗪酰胺、乙胺丁醇等。

（3）积极治疗与血尿酸升高相关的代谢性及心血管危险因素：欧洲抗风湿联盟（EULAR）、英国风湿病学会（BSR）、美国风湿病学会（ACR）等多个权威学术机构均强调，积极控制与高尿酸血症相关的心血管危险因素应作为高尿酸血症治疗的重要组成部分。常见的高尿酸血症相关心血管危险因素包括肥胖、酒精滥用、代谢综合征、2 型糖尿病、高血压、高脂血症、冠心病或卒中的危险因素、慢性肾病等。

3. 降尿酸药物的选择　降尿酸药物主要包括抑制尿酸合成药物、促进尿酸排泄药物及促进尿酸分解药物。通常，根据肾功能、24 小时尿尿酸排泄量、患者的依从性及经济承受能力等选择药物。

（1）抑制尿酸合成药物：主要为黄嘌呤氧化酶抑制剂，代表药物为别嘌醇（allopurinol）和非布索坦（febuxostat）。

1）别嘌醇：主要通过抑制黄嘌呤氧化酶，使次黄嘌呤不能转化为尿酸。口服后在胃肠道内吸收完全，2~6 小时血药浓度达峰值，3 小时内在肝脏即完全代谢为有活性的氧嘌呤醇，氧嘌呤醇的半衰期为 15~24 小时，主要由肾脏排出体外。别嘌醇可迅速降低血尿酸浓度，抑制痛风石及尿酸结石形成。

该药适用于体内嘌呤产生过多，而肾功能正常及痛风石或尿酸结石比较明显患者，为目前降尿酸治疗的首选药物。常用剂量 100 mg，2~4 次/天。别嘌醇的常见不良反应主要有腹泻、恶心、呕吐、白细胞减少、血小板减少等，停药和对症治疗后一般可恢复。个别患者可发生严重不良反应如急性肝细胞坏死、重症多形红斑性药疹、剥脱性皮炎型药疹、大疱性表皮坏死松解型药疹等。

别嘌醇使用注意事项：①小剂量起始，逐渐加量：不但能预防痛风发作，也可以规避严重的别嘌醇相关的超敏反应。②肾功能下降时，如肌酐清除率（Ccr）< 60 mL/min，别嘌醇推荐剂量为 50~100 mg/d，Ccr < 15 mL/min 禁用。儿童治疗继发性高尿酸血症常用量：6 岁以内每次 50 mg，一日 1~3 次；6~10 岁，一次 100 mg，一日 1~3 次。③密切监测别嘌醇常见的超敏反应：别嘌醇超敏反应多发生在使用后的 1~728 天（平均 47 天），最常见的为剥脱性皮炎，比较严重的有 Stevens-Johnson 综合征、中毒性表皮坏死松解症等。文献报道死亡率达 20%~25%，在美国发生率为 0.1%，在我国的发生率未见报道。

超敏反应的主要危险因素有使用噻嗪类利尿剂、肾衰及 HLA - B * 5801 阳性。已有研究证明 HLA - B * 5801 与别嘌醇超敏反应密切相关（OR = 3.94）。由于 HLA - B * 5801 在亚洲人群中阳性率较高，达 6%~12%，而在白人中仅为 2%，因此，2012 年美国风湿病学会（ACR）建议亚裔人群在使用别嘌醇前，应该进行 HLA - B * 5801 快速 PCR 检测，对于结果阳性的患者禁止使用。因此，在使用别嘌醇之前，应该检测 HLA - B * 5801，防止严重过敏反应的发生。

2）非布索坦：是一种全新、高效的非嘌呤类黄嘌呤氧化酶选择性抑制剂。其降尿酸作用优于别嘌醇，不良反应少，适用于轻、中度肾功能不全（Ccr 为 30~89 mL/min）及对别嘌醇过敏者。该药于 2009 年在美国上市，常用剂量为 40 mg 或 80 mg，每日 1 次；治疗高尿酸血症患者，每日 80 mg 的疗效优于每日 40 mg 和别嘌醇 300 mg。非布索坦最常见的不良反应包括肝功能异常、恶心、食欲缺乏、腹泻等胃肠道反应、关节痛以及皮疹等，发生率与别嘌醇相当。

（2）促进尿酸排泄药物：该类药物共同的作用机制为抑制尿酸盐在肾小管的主动重吸收，增加尿酸盐从肾脏的排泄，降低血尿酸水平。代表药物为苯溴马隆、丙磺舒。主要适用于肾脏尿酸排泄减少的高尿酸血症患者。为避免用药后因尿尿酸浓度急剧增高而导致肾脏损害及尿路结石，用药时应从小剂量开始，在用药的同时口服碳酸氢钠或柠檬酸钾钠碱化尿液，并多饮水，将尿液 pH 值维持在 6.5~6.9 之间。该类药物由于促进尿酸排泄，可能引起尿酸盐晶体在尿路沉积，有尿酸结石的患者属于绝对禁忌证。也不推荐儿童使用。

1）苯溴马隆：常用剂量每日 50~100 mg，4 小时内起效，6~8 天血尿酸值可降至 360 μmol/L 以下。该药长期使用对肾功能没有影响，可用于 Ccr > 20 mL/min 的肾功能不全患者，对于肌酐清除率 > 60 mL/min 的成人无须减量，与降压、降糖和降脂药物合用没有药物相互影响。该药可对抗噻嗪类利尿剂所致的高尿酸血症，可增强苯丙酮香豆素、双香豆素乙酯等的抗凝效应。肾功能不全时疗效降低，心衰和中重度高血压患者慎用。

2）丙磺舒：初始剂量为 0.25 g，每日 2 次，2 周后逐渐增至 0.5 g，每日 3 次。最大剂量不应超过每日 2 g，只能用于肾功能正常的高尿酸血症患者，肾功能不全，对磺胺类药过敏者禁用。不宜与水杨酸类药、阿司匹林、依他尼酸、氢氯噻嗪、保泰松、吲哚美辛及口服降糖药合用。

3）其他：URAT1 抑制剂 Lesinuad（RDEA594）是正在研究的新型降尿酸药物，其作用机制与苯溴马隆相似。初步研究的结果显示，单药治疗降血尿酸作用强于苯溴马隆。

此外，氯沙坦除降压作用外，可通过促进肾脏尿酸排泄使血尿酸在原有基础上进一步下降 7% ~ 15%；非诺贝特、阿托伐他汀除降低血脂水平外，也兼有降低尿酸的作用。

（3）促进尿酸分解的药物：此类药物主要为尿酸酶（uricase），通过将尿酸分解为可溶性尿囊素（soluble allantoin）、过氧化氢和二氧化碳，排出体外，降低血尿酸水平。主要用于重度高尿酸血症、难治性痛风，特别是肿瘤溶解综合征患者的治疗。生物合成的尿酸氧化酶主要有：①重组黄曲霉菌尿酸氧化酶（rasburicase）：又名"拉布立酶"，粉针剂，目前适用于化疗引起的高尿酸血症患者。②聚乙二醇化重组尿酸氧化酶（PEG-uricase）：静脉注射使用，每 2 周 1 次，可迅速改善难治性痛风患者的关节症状，促进痛风石的溶解，2010 年 FDA 同意该药用于难治性痛风或痛风石难以溶解的痛风患者的治疗。由于该类药物均为蛋白质类药物，静脉滴注时可出现过敏、输液反应、痛风复发等，且价格昂贵，目前不作为降尿酸的一线用药。符合该药适应证的痛风患者必须经医生进行综合健康评估，然后由医生决定是否应用该类药物。

（4）如果单用一种降尿酸药物不能使尿酸降至 360 μmol/L，可考虑降尿酸药物联合使用。联合用药注意事项：

1）别嘌呤醇和非布索坦不能联合使用。

2）苯溴马隆和丙磺舒不能联合使用。

3）别嘌呤醇和非布索坦可分别与苯溴马隆或丙磺舒联合应用。

4）联合用药血尿酸达标（≤360 μmol/L）后，选择一种降尿酸药物长期维持。

（刘　兰）

第二节　痛风

痛风（gout）是长期嘌呤代谢紊乱和（或）尿酸排泄减少所引起的一组异质性慢性代谢性疾病，其临床特点为高尿酸血症、反复发作的急性痛风性关节炎、慢性关节肿胀、痛风石形成，可累及肾脏引起肾脏病变，并常诱发和加重心脑血管疾病及其他代谢性疾病，已成为严重危害人类健康的重大疾病。

该病在世界各地的发病率为 0.3% ~4%。2008 年美国痛风患病率为 3.9%，而在 80 岁以上的老年人中，其患病率高达 12.6%。1948 年以前，我国仅有 2 例痛风病例报道，1958 年以前，也只有 25 例报道，而 2010 年，我国痛风患病人数已超过 5 000 万。有关资料显示，痛风是导致 40 岁以上男性关节疼痛和畸形的最主要原因。2009 年山东沿海居民痛风流行病学调查结果显示，痛风患病率为 1.36%，已接近欧美发达国家水平。

一、诱因及发病机制

饮酒、高嘌呤食物、劳累、寒冷、感染、情绪波动、创伤及手术等为痛风常见诱因。不同地域、不同种族群体痛风常见诱因不同，例如在山东青岛，啤酒加海鲜是痛风最常见的诱因，而青海省格尔木地区，高原缺氧和动物内脏是痛风最常见的诱因；汉族是痛风高发人群，而哈萨克族和维吾尔族人群痛风的患病率明显低于汉族人群。

痛风是尿酸钠晶体在关节内及其周围组织广泛沉积所引起的急慢性炎症反应（图 5-4）。当血尿酸

水平 > 420 μmol/L 时，尿酸钠晶体将析出并沉积于关节及其周围软组织，诱导巨噬细胞趋化和吞噬尿酸钠晶体，激活巨噬细胞内的炎症复合体 NALP3，产生成熟的 IL－1β，IL－1β 通过与关节滑膜表面的受体结合，使关节滑膜细胞释放前炎性因子，进而诱导其他巨噬细胞和中性粒细胞趋化、黏附和吞噬尿酸盐晶体，大量释放 TNF－α、IL－6 等炎性介质，产生炎症反应。在此过程中，高尿酸血症是痛风发作的必要条件，单核细胞对尿酸盐晶体的吞噬是痛风发作的始动因素，细胞因子对中性粒细胞的趋化是关键环节，中性粒细胞对尿酸盐晶体的吞噬和大量炎性因子的释放是痛风发作的直接原因。

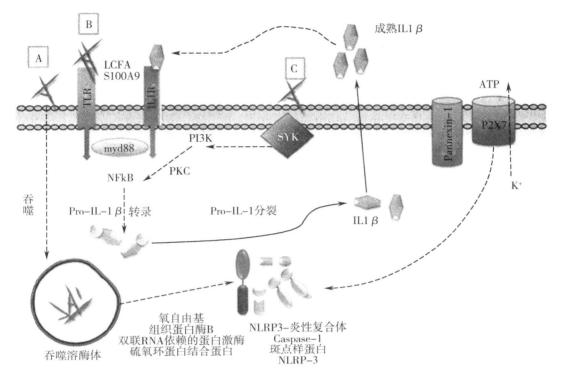

图 5－4　痛风发病机制示意图

原发性高尿酸血症与痛风均属于多基因遗传性疾病，其发病是遗传因素和环境因素相互作用、共同作用的结果，其中约 60% 与遗传因素有关，40% 与环境因素有关。但目前对其遗传易感性尚缺乏深入的认识。目前所知的痛风易感基因如 SLC2A9、ABCG2、SLC17A1、S/C22A11、SLC22A12、SLC16A9、GCKR、LRRC16A、PDZK1 等只能解释少部分患者高尿酸血症的病因，不能解释大部分患者痛风的发病原因。

二、临床表现

临床上原发性痛风分为五期，即无症状期、急性关节炎期、间歇期、慢性关节炎期及痛风石、肾病期。

1. 无症状期　该期仅表现为血尿酸一过性或持续性升高，无其他临床症状。在原发性高尿酸血症患者中，10% ~20% 将发展为痛风。从血尿酸增高至症状出现可达数年甚至数十年。

2. 急性关节炎期　急性痛风性关节炎往往起病急骤，24 小时内炎症反应达到高峰。初发时往往表现为单关节受累，继之可累及多个关节，以第一跖趾关节为好发部位，其次为足背部、踝、足跟、膝、腕、指和肘关节。常为夜间发作，数小时内出现患处关节及周围软组织明显肿胀、发热、活动受限及剧烈疼痛，疼痛常影响行走及睡眠。可伴有体温升高、白细胞增多、血沉增快等全身症状。一般急性关节炎期经数小时至数日可自行缓解。急性关节炎缓解后，常无明显临床症状，有些患者存在局部皮肤瘙痒脱屑，甚至仅表现为高尿酸血症。

3. 间歇期　从急性痛风性关节炎发作终止，到急性痛风性关节炎再次发作，这一段时间为痛风间歇期。该期除存在高尿酸血症外，患者无痛风的其他临床表现。间歇期可持续数月到数年不等，初次发作有较长间歇期（1~2年），约60%患者1年内复发，约78%患者2年内复发，仅7%患者10年内仅发作1次，少数终生1次。随着痛风病程的延长及痛风发作次数的增多，受累关节增多，间歇期逐渐缩短，甚至消失。

缓解期是痛风有别于其他类型关节炎的典型临床特征，也是预防痛风发作的最佳干预阶段。缓解期降尿酸治疗，使尿酸达标是预防痛风发作的最有效措施。但目前许多医生和患者忽视了该阶段的治疗，这也是目前我国痛风反复发作的重要原因。

4. 慢性关节炎及痛风石期　若痛风未经治疗或者治疗不规范，导致痛风反复发作，将进入慢性关节炎及痛风石期。该期有以下临床特点：

（1）发作频繁，缓解期缩短甚至消失，疼痛加剧。

（2）受累关节增多，表现为多个关节同时发作。可伴有发热，一般为低热，偶见高热。

（3）出现关节畸形、功能受限。

（4）痛风石形成，常出现在耳廓、手足、胫前、尺骨鹰嘴等处，如痛风石破溃，可导致无菌性溃疡。分泌物中可检测出白色粉末状的尿酸盐结晶。

（5）骨质破坏甚至骨折，痛风引起的骨质破坏影像学多表现为虫蚀样、斧凿样的骨质缺损，后期可表现为骨皮质的不连续甚至骨折。

痛风石为位于四肢关节周围质地偏硬、状如石子的硬结，主要是尿酸盐晶体在皮下沉积引起无菌性炎症所致。痛风石不断聚集扩大可使皮肤绷紧，最终导致皮肤破裂。可见豆腐渣样尿酸盐晶体流出，长期迁延不愈。当血尿酸浓度超过 535 μmol/L 时，约 50% 的患者会出现痛风石；而血尿酸低于 475 μmol/L时，只有约 10% 的患者出现痛风石。病程越长，血尿酸水平越高，痛风石发生率越高，痛风石的数目越多，体积越大。另外，经饮食控制和药物治疗后，长期将血尿酸控制在 300 μmol/L 以下，可使痛风石逐渐缩小，甚至消失。

如图 5-5 所示，在慢性痛风治疗过程中由于血管中尿酸浓度急剧降低，关节腔及其周围尿酸盐晶体溶解，关节腔及其周围尿酸浓度升高，尿酸反渗入血，血管中尿酸浓度急剧升高，尿酸由血管反渗透入关节腔，引发痛风发作，称之为"转移性痛风"，也叫"二次痛风"。有关资料显示，慢性痛风急性发作患者中约一半以上的患者为转移性痛风，小剂量秋水仙碱使转移性痛风的发生率明显降低。

转移性痛风的临床特点：

（1）多发生在降尿酸治疗过程中，血尿酸水平明显好转时。

（2）主要表现为痛风突然发作，如果未及时治疗，痛风将反复发作。

（3）可累及单个及多个关节。

（4）疼痛较以往轻，红肿一般不明显。

（5）偶尔出现高热、关节剧烈疼痛等症状。

（6）小剂量秋水仙碱治疗有效。

5. 肾病期　大量尿酸盐在肾脏沉积所导致的肾脏损伤称之为"痛风性肾病"，也叫"高尿酸性肾病"。临床表现为尿酸结石，小分子蛋白尿、水肿、夜尿增加、高血压、尿尿酸升高及肾小管功能损害等。该病多发生在痛风病史 10 年以上患者，进展缓慢。与其他慢性肾脏疾病不同，该病如能早期诊断并给予恰当的治疗，肾脏病变可减轻或停止发展，否则，将进入尿毒症期。临床上 20%～60% 的痛风患者有不同程度的肾损害，在降尿酸药问世前，有 10%～25% 的痛风患者将进展为终末期肾衰。

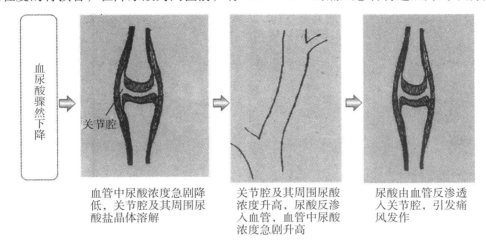

图 5 - 5　二次痛风的发作原理

（1）痛风性肾病的病理特点：与其他原因引起的肾病和肾间质病变不同，痛风性肾病是尿酸盐晶体在肾脏沉积，诱发单核细胞和中性粒细胞聚集，释放炎性因子，对肾脏造成损伤所致，不存在免疫复合物损伤机制。由于尿酸盐更易在酸性环境中形成晶体，因此尿酸盐晶体特别容易沉积在远端肾小管和集合管部位，其典型的病理特征表现为肾间质和肾小管内出现尿酸盐沉积或痛风石，可见双折光的针状尿酸盐结晶，这些结晶造成其周围单个核细胞浸润，导致肾小管上皮细胞坏死、肾小管萎缩、管腔闭塞、间质纤维化，进而肾单位毁损。

（2）痛风性肾病的临床分型

1）慢性尿酸性肾病：为尿酸盐结晶在肾间质沉积引起。起病隐匿，早期可仅表现为轻度腰痛及间歇性蛋白尿和镜下血尿；随着病程进展，可发展为持续性蛋白尿、肉眼血尿、高血压，如处理不当，一般 10～30 年后可进展为氮质血症甚至尿毒症。

2）急性尿酸性肾病：起病急骤。是大量尿酸盐结晶沉积于肾间质及肾小管内，肾小管管腔被尿酸填充、阻塞所致。患者可突然出现少尿、无尿，如处理不及时会造成急性肾衰竭。主要见于骨髓增生性疾病、恶性肿瘤放化疗后或应用噻嗪类利尿剂后，亦可发生于短期内尿酸显著升高的原发性高尿酸血症及痛风患者。

3）尿酸性肾结石：为尿酸盐结晶沉积在肾脏形成的泥沙样、砂砾状结石。男性较女性多见，多发于青壮年。细小泥沙样结石可以通过尿液排出，较大结石常引起肾绞痛、血尿、尿路感染及尿路梗阻等症状。

（3）痛风性肾病的临床分期

1）无临床表现的痛风性肾病：这类痛风患者一般症状都比较轻，平时也很少有痛风性关节炎发作，没有肾脏病的临床症状，尿常规检查正常，各项肾功能检查也在正常范围内。所以，临床上难以确诊，只有做肾穿刺活检进行病理检查才可确立诊断。

2）早期痛风性肾病：一般也不会有明显的临床症状，大多是在做尿常规检查时发现微量蛋白尿，而且呈间歇性特点，此时尿中白蛋白与 β_2 - 微球蛋白明显增加，表明有早期肾小球与肾小管功能受损。

部分患者可出现夜尿增多、尿比重低等临床表现。

3）中期痛风性肾病：该期患者尿常规检查已有明显改变，蛋白尿变为持续性，尚可发现红细胞或者管型。患者可出现轻度水肿及低蛋白血症。部分患者还会出现高血压、腰酸、乏力、头昏、头痛等症状。相关的肾功能检查可发现轻至中度肾功能减退，但血中尿素氮与肌酐水平尚不会有明显升高。

4）晚期痛风性肾病：患者最突出的表现是肾功能不全的加重，尿量逐渐减少，尿素氮、肌酐进行性升高，出现明显的氮质血症，甚至可发展为尿毒症。

三、诊断及鉴别诊断

（一）诊断

对于中年以上的男性，有或无诱因而突然出现第一跖趾等单个关节的红、肿、热、痛、功能障碍，尤其是伴有泌尿系统结石病史或者痛风石者，均应考虑痛风可能。结合血尿酸增高及骨关节摄片，受累关节软骨骨质穿凿样缺损，滑囊液检查发现有尿酸盐结晶等，一般诊断并不困难。

1. 痛风诊断标准　目前对于痛风的诊断，参照美国风湿病学会制定的诊断标准：

（1）关节液中有特异性尿酸盐结晶。

（2）用化学方法或偏振光显微镜证实痛风石中含尿酸盐结晶。

（3）具备以下12条（临床、实验室、X线表现）中6条

1）急性关节炎发作 >1 次。

2）炎症反应在 1 天内达高峰。

3）单关节炎发作。

4）可见关节发红。

5）第一跖趾关节疼痛或肿胀。

6）单侧第一跖趾关节受累。

7）单侧跗骨关节受累。

8）可疑痛风石。

9）高尿酸血症。

10）不对称关节内肿胀（X线证实）。

11）无骨侵蚀的骨皮质下囊肿（X线证实）。

12）关节炎发作时关节液微生物培养阴性。

2. 痛风诊断标准的评价　ACR 诊断标准中的第 1、2 条均强调只要发现或证实尿酸盐结晶即可确诊痛风。但作为创伤性检查，尿酸盐结晶临床获取存在一定的难度。实际工作中，90% 以上的痛风患者通过 ACR 诊断标准中第 3 条来诊断。参照 ACR 诊断中的第 3 条即符合 12 条中的 6 条来诊断痛风的敏感性为 87.6%。误诊率为 19.5%。

3. 痛风诊断线索的价值（按价值大小排序）

（1）痛风石（证实或可疑）。

（2）应用秋水仙碱治疗后，炎症反应在 48 小时内明显缓解。

（3）不对称关节周围肿胀（X线证实）。

（4）第一跖趾关节疼痛、肿胀。

（5）单侧第一跖趾关节受累。

（6）高尿酸血症。

（7）无骨侵蚀的骨皮质下囊肿（X线证实）。

（8）单侧跗骨关节受累。

（9）四肢关节疼痛、肿胀2次以上，发病急，1～2周内自行缓解。

（10）夜间发作。

（11）明显红肿且炎症反应在1天内达高峰。

（12）关节炎发作时关节液微生物培养阴性。

（二）鉴别诊断

容易误诊为痛风的疾病主要有假性痛风、骨性关节炎、类风湿性关节炎和化脓性关节炎等。

1. 假性痛风　假性痛风是指焦磷酸钙双水化物结晶沉着于关节软骨所致的疾病。多见于甲状腺激素替代治疗的老年人。常为单关节炎，慢性时可侵犯多关节，呈对称性，进展缓慢，与骨关节炎相似。常累及膝、髋、肩、肘等大关节，四肢小关节较少受累，很少累及第一跖趾关节。临床表现与痛风相似，但症状较轻。血尿酸水平不高，关节滑液中可发现焦磷酸钙双水化物结晶，X线照片可见关节软骨成点状或线状钙化（图5－6）。

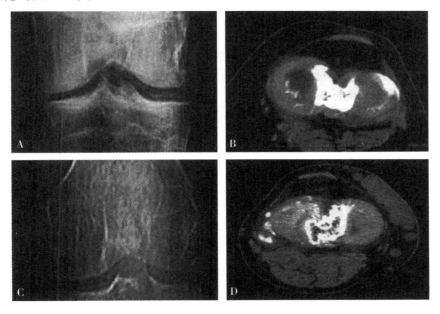

图5－6　假性痛风与痛风性关节炎的影像学改变

A. 膝关节假性痛风：X线示半月板钙化线，边缘锐利；B. 假性痛风性关节炎：CT可见半月板内斑片状、条状钙化；C. 膝关节痛风性关节炎：X线示关节间隙增宽；D. 痛风性关节炎：CT可见半月板表面见高密度的尿酸盐沉积，并与周围软组织内痛风结节相延续

2. 骨性关节炎　骨性关节炎是一种慢性关节疾病，主要病理改变是关节软骨的退行性变和继发性骨质增生。起病缓慢，多在40岁以后发病。女性发病率高于男性。常累及膝、髋等负重关节，往往伴有压痛、骨性肥大、骨性摩擦音等体征。关节痛与活动有关，休息后疼痛可缓解。血尿酸水平一般不高，X线表现为关节间隙变窄，关节面凹凸不平（图5－7）。

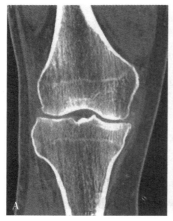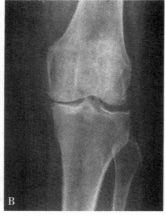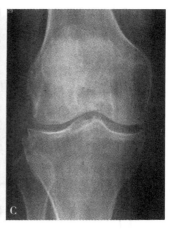

图 5 - 7　痛风性关节炎与骨性关节炎的影像学鉴别

A. 膝关节痛风性关节炎：CT 冠状位示周围软组织见高密度痛风结节，未见明显关节退变征
　象；B. 膝关节骨性关节炎：内侧关节间隙变窄，关节面边缘见骨赘形成，周围软组织无明
　显肿胀改变；C. 膝关节痛风性关节炎合并骨性关节炎：平片示弧形骨质破坏，云雾状软组
　织肿胀，髁间隆突变尖

骨性关节炎与痛风性关节炎鉴别见表 5 - 1。

表 5 - 1　骨性关节炎与痛风性关节炎的鉴别

症状	骨性关节炎	痛风性关节炎	骨性关节炎合并痛风
软骨破坏	有（早期）	少见（早期）	有
关节间隙变窄	常见	少见	常见
骨赘	有	无	有
关节面下囊变	常见	少见	常见
骨质破坏	无	常见	常见
高密度结节	无	有	有
软组织肿胀	少见	常见	常见

3. 类风湿性关节炎　类风湿性关节炎是一种以关节滑膜炎为特征的慢性全身性自身免疫性疾病。发病年龄为 20~45 岁，女性多见。好发于手、腕、足等小关节，反复发作，呈对称分布。近侧的指间关节最常发病，呈梭状肿大。早期有关节红肿、热痛和功能障碍，晚期关节出现不同程度的僵硬、畸形。晨间关节僵硬，肌肉酸痛，适度活动后僵硬现象可减轻。类风湿因子多为阳性，血尿酸水平正常。X 线显示关节面粗糙，关节间隙变窄、融合，但骨质穿凿样缺损不如痛风明显（图 5 - 8）。

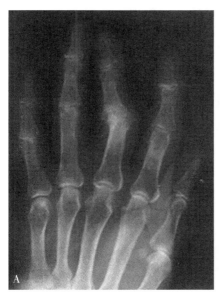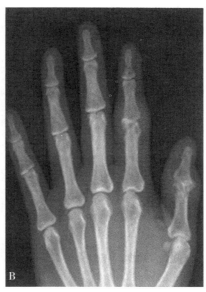

图 5 - 8　类风湿性关节炎与痛风性关节炎的影像学改变

A. 手部类风湿性关节炎，第 3 近节指关节半脱位，周围软组织肿胀。多个指间关节间隙变窄，伴有广泛骨质疏松；B. 手部痛风性关节炎，第一指间关节、第二近节指间关节骨缘见虫蚀样骨质破坏，未见明显脱位，周围软组织肿胀，内见云雾状高密度，无骨质疏松改变

类风湿性关节炎与痛风性关节炎鉴别见表 5 - 2。

表 5 - 2　类风湿性关节炎与痛风性关节炎的鉴别

症状	类风湿性关节炎	痛风性关节炎
好发部位	手足小关节	第一跖趾关节
肿胀	梭形对称	偏心性
关节间隙变窄	常见	无
骨髓水肿	常见	少见
骨质破坏	较小，边缘模糊	较大，边缘硬化
骨质疏松	常见	少见
高密度结节	无	有
关节脱位	常见	少见

4. 化脓性关节炎　化脓性关节炎是一种由化脓性细菌直接感染，并引起关节破坏及功能丧失的关节炎。好发于儿童、老年体弱和慢性关节疾患者。男性多见，常见于 10 岁左右儿童。90% 为单关节炎，成人多累及膝关节，儿童多累及髋关节。突发寒战、高热等中毒表现。关节红、肿、热、痛，压痛明显，活动受限。原发感染病的症状和体征。血尿酸水平正常。关节腔积液细菌培养阳性。关节滑囊液检查无尿酸盐结晶（图 5 - 9）。

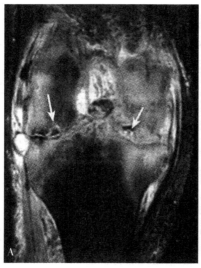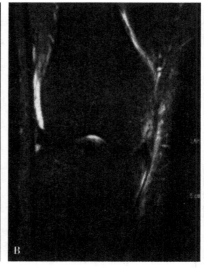

图5-9 化脓性关节炎与痛风性关节炎的影像学改变

A. 膝关节化脓性关节炎，MRI冠状位示关节间隙变窄，弥漫性软骨和软骨下骨质破坏，股骨和胫骨见大片状骨髓水肿，周围软组织肿胀；B. 膝关节痛风性关节炎，关节间隙尚正常，可见长 T_1 高压脂信号的痛风结节，相邻骨质见小片状骨髓水肿信号，周围软组织肿胀

化脓性关节炎与痛风性关节炎鉴别见表5-3。

表5-3 化脓性关节炎与痛风性关节炎的鉴别

症状	化脓性关节炎	痛风性关节炎
软组织积气	可有	无
骨质破坏	关节面下多见	关节面边缘多见
关节间隙变窄	有	少见
高密度结节	无	有
关节脱位	常见	少见
死骨	有	无
骨膜反应	有	少见
骨质疏松	有	少见
关节强直	多见	少见

四、辅助检查

1. 血液检查 血尿酸升高是痛风患者重要的临床生化特点。男性及绝经后女性正常上限为 420 $\mu mol/L$，而绝经前女性为 360 $\mu mol/L$。另外，急性痛风性关节炎发作期间可有外周血白细胞增多、血沉加快。痛风性肾病发展到肾小球功能受损阶段时，可出现血尿素氮和肌酐升高。

2. 滑囊液检查 通过关节腔穿刺抽取关节滑囊液，在偏振光显微镜下可发现双折光的针状尿酸钠晶体。此外，滑囊液的白细胞计数一般在 $1 \times 10^9 \sim 7 \times 10^9/L$，主要为分叶核粒细胞。

3. 尿液检查 尿常规及尿酸排泄分数是常见的尿液检查方法。

4. 影像学检查 早期急性痛风性关节炎仅表现为软组织肿胀，关节显影一般正常。随着病情进展，可出现关节软骨缘破坏、关节面不规则、关节间隙变窄。受累关节骨质边缘可出现吞噬样或斧凿样缺损，边缘锐利，缺损边缘骨质可有增生反应。痛风性关节炎晚期时，关节附近骨质被破坏，边缘可呈穿凿样改变，严重时可出现病理性骨折。

五、治疗原则

本病的治疗原则为：分期、分级、综合、联合，即根据痛风发病的不同时期，不同严重程度，多种治疗方式联合，综合处理痛风及其并发症。

1. 分期治疗原则

（1）痛风急性期：主要以镇痛为主，一般不主张使用降尿酸药物。

（2）间歇期：主要以降尿酸为主，根据肾脏尿酸排泄能力，合理选择降尿酸药物。

（3）慢性期：镇痛、降尿酸等治疗同步进行。

（4）肾病期：使血压、血糖、血脂、尿酸达标，辅以改善肾功能药物。

2. 分级治疗原则

（1）镇痛：根据疼痛程度不同，合理选择镇痛药物。

（2）消肿：根据肿胀程度不同，药物选择和持续用药时间不同。

（3）降尿酸：血尿酸的水平不同，降尿酸药物的选择和剂量不同。

（4）排石：肾结石的大小不同，排石方法不同。

（5）溶石：痛风石的大小和位置不同，治疗方法不同。

（6）保肝：转氨酶的种类和程度不同，保肝药物的种类和剂量不同。

（7）保肾：肾功能异常的程度不同，保肾药物的种类和剂量不同。

（8）降糖：血糖升高的程度不同，降糖药物的种类和剂量不同。

3. 综合治疗原则　在治疗痛风性关节炎的同时，兼顾痛风并发症的治疗，体现"多病同治"及"多病分治"的治疗原则。因为痛风患者特别是老年患者往往多病缠身，而不同疾病之间相互影响，因此在治疗时应根据患者的病情和身体状况，权衡利弊，综合考虑，辨证施治。

4. 联合治疗原则　在治疗痛风过程中，参照痛风的分期、分级以及药物间的相互作用，合理选择用药，组合优化治疗方案。

六、治疗

1. 痛风病的治疗目标　①迅速终止急性关节炎发作，缓解疼痛。②将血尿酸水平控制在 360 μmol/L 以内。③促进已形成的尿酸盐结晶的溶解。④延缓和阻止痛风性肾病的发生发展，保护肾功能。⑤预防痛风性关节炎复发。

2. 痛风病的治疗措施

（1）生活方式干预治疗：改变不良的生活方式和饮食习惯，避免过度紧张、劳累、受寒、关节损伤、感染等诱发因素，可避免或减少痛风发作。此内容上节已说明，此处不再赘述。

（2）镇痛、消肿治疗

1）镇痛治疗的必要性：痛风急性发作时，如果治疗不及时、拒绝治疗或治疗不当，疼痛持续时间将会延长，对局部关节的侵害也会加重，是急性痛风性关节炎转为慢性痛风性关节炎的重要原因。此外，对伴有缺血性心脑血管疾病的患者，痛风发作时，如果不能及时镇痛，将增加心肌梗死和卒中的发病风险。因此对于疼痛程度较重的痛风患者，原则上都应给予及时的镇痛治疗。

2）常用镇痛药物：目前临床上常用的痛风镇痛药物主要有秋水仙碱，非甾体类抗炎药和糖皮质激素等。

a. 秋水仙碱：秋水仙碱用于痛风急性期的治疗至今已有 2 000 多年的历史，它一直作为一种缓解痛风疼痛的特效药在临床上广泛使用。该药主要通过抑制细胞内肌动蛋白活性，抑制单核细胞和中性粒细胞趋化及炎性因子的释放，发挥镇痛作用。但由于其有效量和中毒量非常接近，约 80% 以上服用该药治疗痛风的患者将出现腹痛、腹泻等消化道中毒症状，因此限制了该药在临床的广泛使用。2009 年 FDA 批准小剂量秋水仙碱可用于痛风的预防和治疗，其用法如下：

对于急性痛风性关节炎，秋水仙碱 0.5 mg 1 日 3 次或首剂量 1.0 mg，1 小时后再服 0.5 mg。该方案特别适用于痛风初次发作、疼痛评分 >3 分或不能明确诊断者。该方案不但使秋水仙碱不良反应的发生率明显降低，而且对急性痛风性关节炎有明显疗效。治疗 3 天后，治疗方案改为秋水仙碱 0.5 mg 1 日 2 次，治疗 7 ~ 10 天，总疗程 10 ~ 14 天。

该方案在使用过程中应特别注意剂量和疗程。因为在剂量方面许多医生和患者仍然参照药品说明书用药，而目前的药品说明书所描述的秋水仙碱的用法为首剂量 1.0 mg，其后每小时 0.5 mg，每日最大用量不超过 6 mg。按照这一用法，几乎 80% 以上患者会出现中毒症状，因此目前该使用方法已经淘汰。

秋水仙碱疗程不足是目前普遍现象，这也是痛风反复发作的重要原因。这有两方面的原因：其一，患者的依从性差。大部分患者认为只要关节不痛了，就不需要再继续用药了，因此自行停药。其二，医生强调不够。许多医生对秋水仙碱需连续使用 10 ~ 14 天不理解，因此对疗程不重视。急性痛风性关节炎秋水仙碱连续应用 10 ~ 14 天的依据在于痛风从发作到自然终止一般需 7 ~ 14 天的时间。秋水仙碱治疗 2 ~ 3 天后虽然疼痛缓解、肿胀减轻甚至消失，但此时炎症并未完全消失，继续巩固治疗 7 ~ 10 天是病情和预防复发的需要。

应用秋水仙碱时应注意：①肾功能不全时剂量要减量，内生肌酐清除率低于 30 mL/min 者禁用；②与他汀类降脂药合用将增加他汀类药物的不良反应——肌溶解的机会；③与下列药物合用将增加秋水仙碱中毒机会，如钙调蛋白抑制剂、P - 糖蛋白或强 CYP3A4 抑制剂（克拉霉素、红霉素、环保霉素 A、酮康唑、氟康唑、维拉帕米、双硫醒等）。

对于预防痛风反复发作，二次痛风是慢性痛风患者治疗过程中痛风反复发作的常见原因，2012 年美国风湿病协会建议小剂量秋水仙碱长期使用，预防痛风反复发作。具体用法为：秋水仙碱 0.5 mg 或 1.0 mg/d，连续使用 2 ~ 12 个月。

b. 非甾体类抗炎药（NSAIDs）：NSAIDs 类药物在临床使用已经有 100 多年的历史。该类药物镇痛效果好，是治疗急性痛风的一线用药，也可用于痛风病的预防。该类药物主要通过抑制 COX - 1 和 COX - 2，抑制花生四烯酸转化为前列腺素而发挥作用。如图 5 - 10 所示体内的花生四烯酸，在 COX - 1 和 COX - 2 的作用下，产生不同作用的前列腺素（黑色代表坏的作用，白色代表好的作用）。COX - 1 途径产生的前列腺素，有保护胃黏膜、血小板活化、维持肾血流量、维持肾功能、巨噬细胞分化等生理作用，同时有加重炎症的病理作用。COX - 2 途径产生的前列腺素，有维持肾功能的生理作用，也有导致炎症、疼痛、发热、异常调节的增殖的病理作用。因此 COX - 2 选择性抑制剂是目前急性痛风治疗首选的 NSAIDs 类药物。

目前临床常用的 NSAIDs 类药物大部分为非选择性 NSAIDs，如吲哚美辛、布洛芬、双氯芬酸等，高选择性环氧化酶 - 2 抑制剂只有依托考昔和罗非昔布，特别是依托考昔已广泛应用于急性痛风的治疗，在临床应用中不但获得了奇效，且胃肠道不良反应明显低于其他 NSAIDs 类药物。急性痛风性关节炎是该药的绝对适应证，具体用法为：依托考昔 120 mg 每日 1 次连用 3 天，改为 60 mg 每日 1 次连用 7 天，停药。

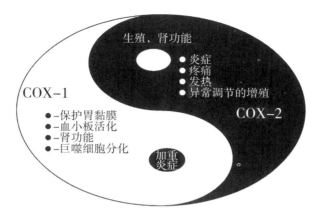

图 5 - 10　生理情况下 COX - 1 和 COX - 2 在体内的作用

对于单用 NSAIDs 类药物效果不佳者，可考虑联合用药，原则如下：①对于疼痛评分 < 3 分的急性痛风性关节炎患者，在排除该类药物使用禁忌前提下，可选择使用 1 种非甾体类消炎镇痛药，必要时可与该类药物软膏外敷联合应用；②对于疼痛评分 3 ~ 4 分者，最好与小剂量秋水仙碱联合用药；③对于疼痛评分 4 ~ 5 分者，最好选用依托考昔与小剂量秋水仙碱联合用药；④对磺胺药过敏者，非甾体类消炎镇痛药物中只能选择依托考昔。

NSAIDs 药物使用注意事项：①为减少胃肠道不良反应，尽量应用选择性环氧化酶 - 2 抑制剂如依托考昔等，消化道溃疡患者慎用。②该类药物均可诱发和加重肾缺血，导致肾功能不全，因此肾移植、慢性肾功能不全患者禁用。③该类药物抑制血小板的活化，因此血小板异常、妊娠、分娩及血液病患者禁用。④该类药物长期使用均诱发和加重心脑血管疾病，因此高血压、心脑血管疾病患者慎用。⑤尽可能短期用药，不宜长期应用。

c. 糖皮质激素：糖皮质激素可作为急性痛风的一线用药，其用药途径分为局部用药和全身用药。

局部用药：①痛风急性发作时，在密切观察的情况下，将关节腔内液体吸出，并将长效类固醇激素注入关节腔内，不但有效，而且不良反应小，患者耐受好；②痛风急性发作时，将地塞米松 10 mg 均匀涂于内含 NSAIDs 类药物的电热片上，利用超声电导仪将地塞米松和 NSAIDs 类药物导入受累关节，该方法不但镇痛效果佳，而且不良反应少，患者的依从性好。

全身用药：痛风急性发作时，将地塞米松 5 ~ 10 mg 加入液体中静脉点滴，连用 3 ~ 5 天或泼尼松 10 ~ 30 mg 顿服，连用 5 ~ 7 天，可迅速缓解症状。但停药后易复发。

糖皮质激素使用过程中的注意事项：①尽可能短期用，不要长期用，因为糖皮质激素连续应用超过 3 个月，痛风石的发生率将增加 5 倍。②尽可能局部用，不宜全身用，因为局部用药不但镇痛效果好，而且不良反应少。③尽可能与秋水仙碱 0.5 mg 1 日 2 次合用，不宜单独用，因为合用不但镇痛效果更好，而且停用糖皮质激素后痛风不复发。

3）关节肿胀的治疗原则：肿胀主要是尿酸盐晶体在关节腔及其周围沉积引起无菌性炎症所致。尿酸晶体消融，局部炎症改善后，肿胀多可消退。应当依据关节肿胀评分进行分级治疗。

关节肿胀评分：

0 分：皮肤纹理、骨突无改变，关节无积液。

1 分：皮肤纹理变浅，附近骨突清晰可见，关节积液少量。

2 分：皮肤纹理基本消失，肿胀与骨突相平，骨突标志不明显，关节积液中等。

3 分：皮肤纹理完全消失，肿胀高出骨突，骨突标志消失，关节积液多，影响功能。

对于肿胀评分在 2 分以内者，镇痛治疗后，肿胀多在 1 周内消退，一般不超过 10 天。对于肿胀评分达 3 分者，关节腔内积液较多，吸收较慢，肿胀消退较慢，可考虑关节腔内抽液及生理盐水冲洗，仅适用于较大关节。对于肿胀长期不消患者，应尽量将血尿酸长期维持在 300 μmol/L 左右，同时小剂量秋水仙碱及碱性药物长期维持。

（3）降尿酸治疗

1）降尿酸的目的

a. 阻止新的尿酸盐晶体沉积。

b. 促使已沉积的晶体溶解。

c. 逆转和治愈痛风。

d. 预防和治疗相关并发症。

2）尿酸控制目标

a. 所有痛风患者：血尿酸 <360 μmol/L，预防痛风发作。

b. 痛风石患者：血尿酸 <300 μmol/L 有助于痛风石的溶解，血尿酸 <240 μmol/L 将加速痛风石的溶解。

因此，无论是原发性痛风还是继发性痛风，均应在急性期发作后尽早开始降尿酸治疗。

（4）手术治疗：痛风石的部位不同，大小不同，治疗方法也不同。

1）位于关节腔内的痛风石对关节的损坏极大，极易导致关节的损害和畸形，应尽快手术取石。

2）位于心内、肾脏、角膜及球后的痛风石可导致心律失常、肾功能不全、闭塞性青光眼及失明等严重后果，应尽快手术取石及肾脏排石。

3）位于关节周围较大的痛风石，可导致骨破坏，诱发和加重关节畸形，应尽快手术取石，以解除对关节的压迫。

4）较小的痛风石，可应用别嘌醇、秋水仙碱和小苏打溶石治疗。

3. 痛风常见并发症的治疗　痛风患者尤其是老年痛风患者常合并多种疾病如高血压、心脑血管疾病、糖尿病等，由于疾病和疾病之间及药物和药物之间存在相互影响，因此在制定治疗方案时需综合考虑、权衡利弊，对治疗方案进行优化，才能使患者多方面受益。

（1）痛风合并高血压：在痛风患者中高血压的患病率为 50% ~60%，远高于普通人群。痛风与高血压互为因果、互相促进。痛风合并高血压降压药物选择时，应考虑以下方面：降压效果，对血尿酸的影响和价格，因此建议如下。

1）首选：氯沙坦（科素亚）或氨氯地平（络活喜）。这两种药物均有降压和降尿酸双重作用，其中氯沙坦可使血尿酸在原来的基础上进一步下降 7% ~15%。

2）次选：ACEI 类药物，如依那普利、福辛普利。

3）尽量不选：β 受体阻滞剂，如普萘洛尔、美托洛尔等。因为该类药物长期使用，血尿酸水平升高。

4）坚决不选：替米沙坦、排钾利尿剂，如呋塞米、吲达帕胺、复方降压片等。该类药物影响肾脏尿酸排泄，使血尿酸水平升高。

（2）痛风合并糖尿病：在痛风患者中，糖尿病的患病率可达 20%～30%，而且痛风病史越长，糖尿病的患病率越高。痛风合并糖尿病患者降糖治疗应遵循以下原则。

1）如果没有禁忌证，首选胰岛素增敏剂，次选双胍类药物，可选 α-糖苷酶抑制剂，尽量不选胰岛素促泌剂或胰岛素，因为胰岛素促泌剂或胰岛素抑制肾脏尿酸排泄。

2）若必须选择胰岛素促泌剂，可选择格列美脲。因为该药不但促进胰岛素分泌，而且明显改善外周胰岛素抵抗，达到同样的降糖效果，所需内源性胰岛素量最少，从而间接降低血尿酸水平。该药最好与双胍类或胰岛素增敏剂联合应用，进一步降低内源性胰岛素的用量。

3）若必须选择外源性胰岛素治疗，最好与胰岛素增敏剂、双胍类或 α-糖苷酶抑制剂联合应用，以减少胰岛素的用量。

（3）痛风合并脂代谢紊乱：痛风患者中脂代谢紊乱的发病率高达 75%～80%，因此降脂治疗也是痛风治疗的重要组成部分。治疗原则为尽量选择既能降脂又能降血尿酸的药物。

1）单纯高三酰甘油血症：首选非诺贝特，因为该药在强效降三酰甘油的同时，使血尿酸在原来的基础上进一步下降 15%～30%。

2）单纯高胆固醇血症：首选阿托伐他汀钙，因为该药在降胆固醇和三酰甘油的同时，使血尿酸进一步下降 6%～10%。尽量不选洛伐他汀，因为洛伐他汀抑制肾脏尿酸排泄，使血尿酸水平升高。

3）混合型高脂血症：若以三酰甘油升高为主，首选贝特类药物。如果两者均明显升高，则首选阿托伐他汀钙。因为阿托伐他汀钙既能降胆固醇，也能降三酰甘油。

（4）痛风合并肾结石：肾结石通常分为三类，即钙盐结石、尿酸盐结石和混合型结石。痛风患者中肾结石的发病率为 20%～30%，其中 80% 以上为尿酸盐结石。尿酸盐结石体积一般 <0.5 cm³，结构松散，可透过 X 光线，多在 B 超下发现。钙盐结石体积一般 >0.5 cm³，结构紧密，可在 X 光线下发现。根据肾结石的大小、数目和性质的不同，治疗方法建议如下：

1）直径 >2.5 cm 的肾结石需手术治疗，否则易在泌尿系统嵌顿，引起肾积水，影响肾功能。

2）肾结石直径 <2.5 cm，但 >1 cm，且伴有肾积水者，首选手术取石治疗。

3）肾结石直径介于 0.6～2.5 cm 且无肾积水者，首选体外碎石治疗。

4）直径 <0.6 cm 的尿酸性结石，可考虑使用别嘌醇降血尿酸及柠檬酸氢钾钠和大量饮水排石治疗。

5）直径 <0.6 cm 的钙盐结石，不能碱化尿液，应采用排石合剂或微波碎石治疗。

6）对于直径 <0.6 cm 的混合性结石，可使用柠檬酸氢钾钠和大量饮水排石治疗。注意在排石过程中，每日饮水量要达 2 000～4 000 mL。

4. 其他 关节畸形的治疗原则。

（1）关节僵直：关节畸形严重，关节功能丧失，一般需做关节置换。

（2）关节功能存在，行走疼痛难忍：可考虑关节腔内局部应用关节润滑剂，如玻璃酸钠，以及注射用糖皮质激素针剂，如得宝松等。

（3）关节积液，长期不消：关节局部穿刺抽液，辅以消炎镇痛药物及小剂量秋水仙碱。

（4）关节疼痛，长期不缓解：降尿酸、碱性药物及小剂量秋水仙碱联合用药。

（李倩妮）

第六章

糖尿病

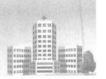

第一节　2 型糖尿病

糖尿病的基本病理生理为绝对或相对胰岛素分泌不足及胰岛素敏感性下降和胰高血糖素活性增高所引起的代谢紊乱，包括糖、蛋白质、脂肪、水及电解质等，严重时常导致酸碱平衡失常；其特征为高血糖、糖尿、葡萄糖耐量减低及胰岛素释放试验异常。临床上早期无症状，至症状期才有多食、多饮、多尿、烦渴、善饥、消瘦或肥胖、疲乏无力等症群，久病者常伴发心脑血管、肾、眼及神经等病变。2 型糖尿病（T2DM）常伴动脉粥样硬化（AS）、非酒精性脂肪肝和肥胖，此 4 种代谢性疾病可能形成代谢性炎症综合征（MIS）。严重病例或应激时可发生酮症酸中毒、高渗性昏迷、乳酸性酸中毒丽威胁生命，常易并发化脓性感染、尿路感染、肺结核等。自从胰岛素及抗菌药物问世后酮症及感染已少见，病死率明显下降。如能及早防治，严格和持久控制高血糖、高血压、高血脂可明显减少慢性并发症。越来越多的临床研究提示 T2DM 可缓解。

一、流行病学与特征

国际糖尿病联盟（IDF）的数据估计，全球糖尿病发病率 2030 年为 10.2%（5.78 亿人），2045 年上升至 10.9%（7 亿人）。我国首次糖尿病调查于 1978—1979 年在上海进行，10 万人口中发现患病率为 10.12‰（标化患病率 9.29‰），1980—1981 年在全国 14 个省 30 万人口中患病率为 6.09‰（标化患病率 6.74‰）。本病多见于中老年，患病率随年龄而增长，自 45 岁后明显上升，至 60 岁达高峰。我国糖尿病绝大多数属 2 型，1 型糖尿病患病率为万分之 0.61 到 0.83。近年研究显示青少年人群 2 型糖尿病患病率快速增加，几乎与 1 型糖尿病各占一半。2007—2008 年，中华医学会糖尿病学分会（CDS）组织全国 14 个省市开展了糖尿病流行病学调查，我国 20 岁及以上成年人的糖尿病患病率为 9.7%。2013 年，我国慢性病及其危险因素监测显示，18 岁及以上人群糖尿病患病率为 10.4%。住院和社区整群抽样糖尿病患者常伴有肥胖、脂肪肝和动脉粥样硬化，这些伴有代谢性疾病的患病率都超过 50%。上述 4 种代谢性疾病都与慢性低度炎症有关，因此如果伴有上述 4 个疾病中的 2 个或以上，可考虑诊断 MIS。

T2DM 特征为：①起病较慢；②典型病例见于中老年人，偶见于幼儿；③血浆胰岛素水平仅相对性不足，且在糖刺激后呈延迟释放，有时肥胖患者空腹血浆胰岛素基值可偏高，糖刺激后胰岛素亦高于正常人，但比相同体重的非糖尿病肥胖者为低；④遗传因素主要涉及表观遗传；⑤抗胰岛细胞抗体

（ICA）常呈阴性；⑥胰岛素效应往往较差；⑦早期时生活干预或单用口服抗糖尿病药物，一般可以控制血糖。

2 型糖尿病患者主要是胰岛素抵抗合并有相对性胰岛素分泌不足所致。有些需用胰岛素以控制高血糖症。在这类患者中，可能有一些是特殊类型的糖尿病。大部分患者伴肥胖，肥胖症本身可引起胰岛素抵抗。即使以传统体重指标鉴定并不肥胖的患者，仍可在内脏有体脂的积累。由于高血糖症发展甚慢，早期症状很轻微而不典型或无症状，故常经过许多年始被确诊，然而，患者很容易发生大血管和微血管并发症。面对胰岛素抵抗和高血糖症，尽管 β 细胞分泌更多的胰岛素，血胰岛素水平常高于正常，仍不能使血糖正常化，说明 β 细胞分泌功能有一定缺陷，不足以代偿胰岛素抵抗。

二、发病机制、病理生理与病理

2 型糖尿病发病机制十分复杂，是遗传因素和环境因素相互作用的多基因遗传复杂疾病。2 型糖尿病的基本病理生理过程为由于超重或肥胖导致胰岛素抵抗，胰岛素抵抗导致的代谢压力，促使胰岛 β 细胞代偿性增加胰岛素分泌，持续存在的胰岛素抵抗使胰岛 β 细胞从代偿逐渐演变到失代偿，即出现血糖升高，发生 2 型糖尿病。

（一）胰岛素抵抗

1. 胰岛素信号转导通路异常　T2DM 是一类最为常见的糖尿病，其特征为胰岛素抵抗与胰岛素分泌相对缺乏。2 型糖尿病的确切病因尚不清楚，与遗传和环境因素有关。T2DM 有很强的家族聚集倾向，一级亲属中存在糖尿病患者的人群易患糖尿病。其他危险因素包括增龄、肥胖、缺少体力活动等。胰岛素信号转导是维持血糖稳定的重要环节，各种危险因素，通过影响胰岛素信号转导，降低外周组织胰岛素敏感性，是 T2DM 发生最为重要的病理生理过程。

（1）胰岛素受体前异常：受体前胰岛素抵抗主要与循环中存在胰岛素抗体有关，胰岛素抗体与胰岛素结合，阻碍了胰岛素与受体的结合，从而不能激活胰岛素信号转导通路。

（2）胰岛素受体异常：由于编码胰岛素受体基因突变，导致胰岛素受体结构改变，胰岛素信号转导障碍。临床上表现为典型的胰岛素抵抗，包括矮妖精貌综合征，A 型胰岛素抵抗和 Rabson-Mendenhall 综合征。

（3）胰岛素受体后信号转导异常：受体后信号转导异常机制十分复杂，也是 T2DM 胰岛素抵抗最为常见的缺陷。受体后缺陷涉及受体自身磷酸化障碍；胰岛素受体底物（IRS）的丝氨酸位点磷酸化，抑制酪氨酸位点磷酸化；胞内磷脂酰肌醇激酶（PI3K）和蛋白激酶（Akt）活性受到抑制，蛋白酪氨酸磷酸酶 1B（PTP - 1B）活性增加等。PTP - 1B 属于蛋白质酪氨酸磷酸酶家族，通过使胰岛素受体或其底物上的激酶活化部分酪氨酸残基去磷酸化，对胰岛素信号转导进行负性调节；PTP - 1B 过表达降低酪氨酸激酶活性，胰岛素信号下传障碍，导致胰岛素抵抗。Akt2 主要表达在胰岛素敏感性组织。Akt2 基因敲除小鼠出现外周组织的胰岛素抵抗和胰岛 β 细胞减少，出现 2 型糖尿病。George 等发现 Akt2 单基因突变家系成员出现明显的胰岛素抵抗和糖尿病表型。野生型的 Akt2 活化后作用于 FOXA2 转录因子，导致 FOXA2 从胞核转位至胞质，下调 FOXA2 介导的 PEPCK 基因表达。突变型 Akt2 丧失上述功能，导致 PEPCK 基因过度表达，肝糖生成增加和外周葡萄糖利用减少，肝脏和外周组织出现严重胰岛素抵抗。

2. 胰岛素抵抗发生机制　T2DM 是复杂的遗传因素和环境因素共同作用的结果，其特征为伴有胰岛素抵抗和 β 细胞功能双重缺陷。当存在胰岛素抵抗时，如果 β 细胞能代偿性增加胰岛素分泌，则可维持血糖正常；当 β 细胞功能有缺陷、对胰岛素抵抗不能完全代偿时，就会出现血糖升高，发生 T2DM。人们普遍认为胰岛素抵抗在 T2DM 发生发展中起主要作用。大量流行病学研究提示，胰岛素抵抗在 T2DM 诊断前 5 ~ 10 年就已经存在。因此，胰岛素抵抗还是日后发生 T2DM 最好的临床预测指标。

目前已有的证据显示，T2DM 是一种慢性非特异炎症性疾病，炎症是胰岛素抵抗的触发因素，是 T2DM 的发病基础。炎症是机体消除损害因素、对局部组织损伤进行修复的过程，由非特异性免疫和特异性免疫介导。脂肪组织和肝脏分泌的多种炎症因子如肿瘤坏死因子 – α（TNF – α）、白介素 – 6（IL – 6）、C 反应蛋白（CRP）和纤溶酶原激活抑制物 – 1（PAI – 1）等可以影响机体的能量摄入储存和代谢，干扰胰岛素信号通路转导，是导致胰岛素抵抗的主要分子机制。生理情况下，胰岛素与胰岛素受体结合使受体磷酸化，导致胰岛素受体底物的酪氨酸激酶磷酸化，激活下游底物，将胰岛素信号下传。然而，炎症因子激活的一系列激酶也可以使胰岛素受体底物发生磷酸化，但是作用部位在酪氨酸附近的丝氨酸或苏氨酸上，一旦丝氨酸或苏氨酸磷酸化就会干扰酪氨酸的磷酸化，导致胰岛素受体底物和胰岛素受体的结合松散以及激活下游底物 PI3K 的能力下降，从而减弱胰岛素信号转导，引起胰岛素抵抗。受炎症因子激活而干扰胰岛素信号转导的丝氨酸/苏氨酸激酶包括 Jun 氨基端激酶（JNK）、核因子 KB（NF – KB）抑制物激酶 β（IKKβ）、蛋白激酶 Cθ（PKCθ）等。此外，还涉及细胞因子信号转导抑制因子（SOCS）和诱导型一氧化氮合酶/一氧化氮（iNOS/NO）等多种信号通路。

炎症和胰岛素抵抗互相促进，形成低度炎症恶性正反馈效应。炎症启动后分泌的 TNF – α、IL – 6 等炎症因子可通过干扰胰岛素信号通路，阻碍胰岛素信号的进一步下传，导致肌细胞、肝细胞的胰岛素抵抗的发生。同时胰岛素抵抗又可促进炎症因子的进一步分泌，因此在糖尿病患者终止炎症反应有着尤为重要的意义。

（二）胰岛 β 细胞功能缺陷

1. 胰岛 β 细胞缺陷　T2DM 导致的高血糖促使胰岛 β 细胞出现一系列病理变化，主要包括胰岛 β 细胞凋亡、胰岛 β 细胞去分化和转分化。细胞凋亡是一种细胞程序性死亡，细胞凋亡呈现出特征性形态学变化，主要包括细胞皱缩、染色质凝集、凋亡小体形成、细胞骨架解体等，其中以胞核的变化最为显著；细胞凋亡时细胞的生化改变具有复杂性和多样性，包括 DNA 片段化、多种蛋白酶控制、胞质 Ca^{2+} 持续升高、pH 的变化、线粒体在细胞凋亡中起重要作用。诱导细胞凋亡的因素有很多，大致可以分为胞内细胞因子和胞外刺激因子，而细胞凋亡的介导途径也可主要分为死亡受体/细胞膜信号传导途径和线粒体信号转导途径。

成熟 β 细胞能够敏感地感知外周环境中葡萄糖浓度的变化，并能分泌适量的胰岛素，这些成熟的胰岛 β 细胞内含有大量的分泌颗粒并表达特异性的基因，如胰岛素、肌腱膜纤维肉瘤癌基因同系物 A（MafA）等。传统的观点认为，这些成熟的胰岛 β 细胞逐渐死亡，导致胰岛 β 细胞数量减少不能分泌足够的胰岛素，进而导致 T2DM 的发生发展。而 Accili 的研究表明，胰岛 β 细胞并没有死亡，而是丢失上述特性，退回到早期、较为原始的阶段，即胰岛 β 细胞去分化。这些去分化的胰岛 β 细胞无法敏感地感知外周的葡萄糖浓度变化，不再分泌胰岛素，因而传统的胰岛素染色无法着色。撤除体内的生理或病理性应激、应用胰岛素治疗均可部分恢复 β 细胞的某些特性。

2. 葡萄糖毒性　正常状态下葡萄糖是机体主要的能量来源，T2DM 患者由于胰岛素分泌不足及胰岛素抵抗导致慢性高血糖。慢性的高血糖对胰岛 β 细胞的功能产生损害，称之为"高葡萄糖毒性"。短期的高血糖会引起胰岛 β 细胞可逆的胞吐机制异常，导致胰岛 β 细胞对葡萄糖的敏感性下降。持续的高

血糖长期促进胰岛 β 细胞分泌胰岛素，进一步导致细胞内可释放的胰岛素池耗竭。而长期的高血糖作用下则可对胰岛 β 细胞产生慢性进行性的不可逆损伤，胰岛 β 细胞凋亡增加而胰岛 β 细胞量出现减少。

3. 脂毒性　游离脂肪酸（FFA）在正常生理条件下是机体重要的能量来源，其正常浓度范围内对胰岛 β 细胞并没有毒性作用。高脂毒性是指长期超过正常范围的高浓度脂肪酸对胰岛 β 细胞的损伤作用，这一作用涉及炎症、氧化应激、内质网应激和自噬等多个生物学过程。当然"高脂毒性"这个概念本身还有一些争议，一些学者认为在血糖水平正常的情况下，游离脂肪酸水平升高并不损伤胰岛 β 细胞功能，胰岛 β 细胞通过调整自身对脂肪酸的代谢能力加强利用，并不会发生糖尿病。高脂毒性的发生必须同时存在高血糖的异常，即高血糖在高脂毒性的发生中发挥重要作用，因而提出"糖脂毒性"的概念，即没有高血糖则单纯高浓度游离脂肪酸对胰岛 β 细胞功能并没有毒性作用。这一概念的提出也可部分解释相当一部分肥胖伴随血脂异常的患者并不发生糖尿病的现象。

正常生理条件下，游离脂肪酸进入胰岛 β 细胞后参与氧化磷酸化。胰岛 β 细胞内游离脂肪酸的代谢与糖代谢和氨基酸代谢相互影响，但过量的游离脂肪酸进入胰岛 β 细胞内可干扰葡萄糖的氧化过程，改变胰岛素基因的表达，导致基础胰岛素分泌增加而葡萄糖刺激的胰岛素分泌功能下降。

分泌蛋白都需要在内质网正确的折叠，胰岛 β 细胞内胰岛素的合成和分泌很旺盛，因而其对内质网应激非常敏感。饱和脂肪酸例如棕榈酸能够促进胰岛 β 细胞的内质网应激，促进胰岛 β 细胞凋亡。

4. 炎症和自噬　除了前述细胞凋亡、去分化和转分化、糖脂毒性之外，研究表明慢些炎症在 2 型糖尿病的发生发展中也发挥着重要作用。T2DM 患者胰腺的组织学检查发现胰岛存在炎性细胞侵入、胰淀粉样蛋白沉积、细胞死亡和纤维化，这些发现提示炎性反应也许与胰岛 β 细胞功能异常相关联。无论是啮齿类 T2DM 模型（GK 大鼠、db/db 小鼠），还是 T2DM 患者的胰岛内的巨噬细胞数量都出现增加。巨噬细胞能分泌多种细胞因子（IL-1β、TGFβ1 等），而 IL-1β 能促进胰岛细胞的炎症反应。糖尿病常伴有肥胖、脂肪肝及动脉粥样硬化，这些疾病都与慢性低度炎症密切相关，因此慢性低度炎症可能是代谢性炎症综合征的共同基础。

（三）病理生理机制

T2DM 由于胰岛素抵抗、相对胰岛素缺乏，表现为血糖升高、脂代谢紊乱、氨基酸代谢紊乱、水与电解质代谢紊乱、大血管和微血管结构与功能异常、神经系统病变等。胰岛 β 细胞量下降，并出现部分 β 细胞去分化和转分化现象。

1. 葡萄糖利用减少和肝糖输出增多

（1）葡萄糖转运进入细胞减少，血糖升高。

（2）糖异生增加、糖原分解增加，肝糖输出增加。

2. 脂代谢紊乱

（1）由于肝脏极低密度脂蛋白（VLDL）输出增加，血清甘油三酯升高。

（2）低密度脂蛋白胆固醇（LDL-c），尤其小而密低密度脂蛋白胆固醇（sdLDL-c）升高。

（3）由于胰岛素作用组织的选择性胰岛素抵抗，肝脏、骨骼肌等组织脂肪含量增加。

3. 氨基酸代谢紊乱

（1）蛋白质合成减少、分解增加，呈负氮平衡。

（2）合成代谢减少，儿童生长发育迟缓，创口不易愈合。

4. 水、电解质代谢紊乱

（1）脂肪分解增加，酮体产生增加，易出现酮症酸中毒。

（2）尿量增加，当饮水不足时，易出现糖尿病高渗昏迷。

（3）钙磷代谢紊乱，骨质疏松。

5. 血管病变

（1）大血管病变：是指主动脉、冠状动脉、脑动脉、肾动脉及周围动脉等大血管的动脉粥样硬化。

（2）微血管病变：主要累及视网膜、肾脏、心脏、周围神经等体内多个重要器官的毛细血管改变。

6. 肾脏　肾小球硬化，足细胞数目和密度已减少、病变，导致大量蛋白尿发生。肾小管上皮脱落，功能异常。

7. 心脏　心肌病变、心肌细胞内肌丝明显减少，电镜下可见大量肌原纤维蛋白丧失，严重时心肌纤维出现灶性坏死。

8. 神经系统　周围神经病变最为常见，呈鞘膜水肿、变性、断裂而脱落，轴突变性、纤维化、运动终板肿胀等。自主神经呈染色质溶解，胞质空泡变性及核坏死，胆碱酯酶活力减少或缺乏。

三、临床表现

糖尿病是一种慢性进行性疾病，除 1 型特别是暴发性 T1DM 起病较急外，T2DM 起病隐匿和徐缓，难以估计起病时间。2 型糖尿病各期临床表现如下：

1. 无症状期　患者健康状况良好，往往超重或肥胖，精神体力正常，体重无明显下降，常因体检或其他疾病就诊检查发现血糖升高而确诊。高危人群行糖耐量试验筛查可在空腹血糖升高前得以诊断。近 50% 患者可伴发高血压、高血脂、高尿酸或非酒精性脂肪肝。患者可因屡发化脓性皮肤感染及尿路感染等检查发现。此期血糖往往轻度升高。

2. 症状期　随着血糖进行性升高，逐步出现症状，如乏力、口干等，典型者表现为多饮、多尿、多食和体重下降（"三多一少"）。如未及时诊治，血糖进一步升高，"三多一少"症状进一步加重甚至可出现急性并发症症状，表现为恶心、呕吐、腹痛、神志改变等；或表现为糖尿病慢性并发症表现，如蛋白尿、视物模糊视力下降、四肢麻木等。

（1）多尿、烦渴、多饮：由于糖尿，尿渗透压升高而肾小管回吸收水减少，尿量增多。多尿失水而烦渴，饮水量及次数均增多，与血糖水平成正比。

（2）善饥多食：由于胰岛素作用不足，葡萄糖未能被利用，伴以高血糖刺激胰岛素分泌，食欲常亢进，易有饥饿感。病者食欲忽然降低，则应注意有否感染、发热，或已发生酮症等并发症。

（3）疲乏、体重减轻、虚弱：由于代谢失常，能量利用减少，负氮平衡，失水和电解质，酮症时更严重，患者感疲乏、虚弱无力，体重下降程度与血糖水平成正比。部分患者进食大幅增加可无体重下降。多食特别是多饮含糖饮料可进一步升高血糖，甚至诱发急性并发症。

（4）皮肤瘙痒：多见于女性会阴部，由于尿糖刺激局部所致。有时并发白念珠菌等真菌性阴道炎，瘙痒更严重，常伴以白带等分泌。失水后皮肤干燥亦可发生全身瘙痒，但较少见。

上述与血糖升高相关的症状随着血糖的控制可以缓解和消失。早期诊断后并血糖控制良好的患者可以无上述症状。

3. 并发症期　血糖显著升高可发生急性并发症，如酮症酸中毒、非酮症高渗综合征；长期慢性高血糖则导致全身各种慢性并发症，如视网膜病变、神经病变、肾病等。部分 T2DM 未及时就诊，也可能因酮症就诊或因糖尿病慢性并发症就诊得以诊断。

四、实验室检查

1. 尿

（1）尿糖测定：尿糖阳性是诊断糖尿病的重要线索，但是尿糖阴性不能排除糖尿病，尤其是在 T2DM 患者。决定糖尿及尿糖量的因素有：①血糖浓度；②肾小球滤过率；③肾小管回吸收葡萄糖率下降：可能与钠．葡萄糖协同转运蛋白 2（SGLT2）有关。正常人肾糖阈为 160～180 mg/dL；如菊糖清除率为 125 mL/min，肾小管能回吸收肾小球滤液中葡萄糖 250～300 mg/min，故血糖正常时尿中无糖。但不少晚期病者由于肾小动脉硬化、肾小球硬化症等病变，肾血流量减少，肾小球滤过率减低而肾小管回吸收糖的功能相对尚好时，则血糖浓度虽高而无糖尿，临床上称为"肾糖阈增高"。反之，如肾小管再吸收糖的功能降至 120 mg/min 以下，则血糖浓度虽在 100 mg/dL 左右仍可有糖尿，临床上称为"肾糖阈降低"，见于肾性糖尿，为本病重要鉴别诊断之一。

（2）蛋白尿：一般无并发症病者阴性或偶有白蛋白尿，低于 30 mg/d 或 20 μg/min，白蛋白尿排泄率在 30～300 mg/d 时称"微量白蛋白尿"，表明患者已有早期糖尿病肾病；白蛋白尿排泄率 >300 mg/d 时，称"临床白蛋白尿"或"大量白蛋白尿"，常规尿检可出现蛋白尿，可达 0.5g%（相当于 ＋＋＋＋），每日丢失蛋白质可在 3 g 以上（正常人 <30 mg/d），常引起严重低蛋白血症和肾病综合征。高血压、肾小动脉硬化症、心力衰竭者亦常有少量蛋白尿，酮症酸中毒、高渗昏迷伴循环衰竭者或休克失水严重影响肾循环时亦可出现蛋白尿。

（3）酮尿：见于重症或饮食失调伴酮症酸中毒时，也可因感染、高热等进食很少（饥饿性酮症）。

（4）管型尿：往往与大量蛋白尿同时发现，多见于弥漫型肾小球硬化症，大都属透明管型及颗粒管型。

（5）镜下血尿及其他：偶见于伴高血压、肾小球硬化症、肾小动脉硬化症、肾盂肾炎、肾乳头炎伴坏死或心力衰竭等病例中。有大量白细胞者常提示有尿路感染或肾盂肾炎，往往比非糖尿病患者为多见。有肾乳头坏死者有时可排出肾乳头坏死组织，为诊断该病的有力佐证。

2. 血 无并发症者血常规大多正常，但有下列生化改变。

（1）血糖：2 型糖尿病轻症患者空腹血糖可正常，餐后常超过 11.1 mmol/L，重症及 1 型糖尿病患者则显著增高，常在 11.1～22.0 mmol/L 范围内，有时可高达 33.0 mmol/L 以上。

（2）血脂：未经妥善控制者或未治患者常伴以高脂血症和高脂蛋白血症。典型的表现主要是甘油三酯（TC）及低密度脂蛋白（LDL）升高、高密度脂蛋白（HDL）降低。尤以 2 型肥胖患者为多，但有时消瘦的患者亦可发生。甘油三酯可自正常浓度上升 4～6 倍，游离脂肪酸自正常浓度上升 2 倍余，总胆固醇、磷脂、低密度脂蛋白（LDL）均明显增高。高密度脂蛋白尤其是亚型 2（HDL2Ch）降低，ApoA1、ApoA2 亦降低。

（3）血酮、电解质、酸碱度、CO_2 结合力与尿素氮等变化将在酮症酸中毒、高渗昏迷、乳酸性酸中毒和肾病变等有关节段中叙述。

（4）胰岛自身抗体：胰岛细胞抗体（ICA）、胰岛素抗体（IAA）、谷氨酸脱羧酶自身抗体（GADAb），其中以 CADAb 的价值最大。多见于免疫介导的 T1DM 患者。

（5）糖化血红蛋白（HbA1c）：反映近 2～3 个月中平均血糖情况，正常值为 4%～6%。为临床上评估血糖控制情况的核心指标。标准化测定时尚可用于糖尿病的诊断。

（6）糖化血清白蛋白：可反映近 2~3 周平均血糖水平。

3. 对部分患者需估计其胰岛素抵抗、β 细胞功能或血糖控制情况时，尚可以做下列测定：

（1）空腹胰岛素：复旦大学附属华山医院放射免疫法测定空腹血浆胰岛素正常范围为 2.6~11.1 mU/mL，1 型患者往往在 5 mU/mL 以下。T2DM 患者血浆胰岛素浓度一般正常，早期胰岛素抵抗明显者常高于正常，晚期胰岛功能衰竭则降低。

（2）胰岛素释放试验：T1DM 患者除空腹水平很低外，糖刺激后胰岛素水平仍很低，呈低扁平曲线，尤其是计算同时的葡萄糖（G）与胰岛素（IRI）的比值，提示胰岛素分泌偏低。T2DM 患者空腹水平可正常或偏高，刺激后呈延迟释放。葡萄糖刺激后如胰岛素水平无明显上升或低平，提示 β 细胞功能低下。

（3）C 肽测定：C 肽是从胰岛素原分裂而成的与胰岛素等分子肽类物，不受肝酶的灭活，仅受肾作用而排泄，故血中浓度可更好地反映胰岛 β 细胞储备功能。测定 C 肽时不受胰岛素抗体所干扰，与测定胰岛素无交叉免疫反应，也不受外来胰岛素注射的影响，反映 β 细胞分泌功能。

（4）按患者临床征象估计胰岛素敏感性：高血压或心肌梗死、T2DM 家族史各为 2 分，腰围/臀围（WHR）＞0.85、高血压＞140/90 mmHg（1 mmHg = 0.133 kPa）]、高甘油三酯（＞1.9 mmol/L）、高尿酸血症（＞386.8 mmol/L）和脂肪肝（$\gamma - GT$＞25 U/L 或 B 超密度异常）各判为 1 分。若总分≥3 时疑为有胰岛素抵抗可做糖耐量试验（OGTT），如证实为糖耐量减低（IGT）或糖尿病（DM）即可考虑胰岛素抵抗。如血糖正常可测定血胰岛素水平，如≥15 μU/mL 则也可认为胰岛素抵抗。如总分＜3 时胰岛素抵抗的可能性不大。

（5）稳态模型（Homa model）的胰岛素抵抗指数（Homa - IR）及胰岛素作用指数：胰岛素抵抗的"金标准"是正常血糖高胰岛素钳夹试验，但体重指数（BMI）、腰围（W）、腰臀比（WHR）、空腹胰岛素（FINS）、空腹血糖/空腹胰岛素（FPG/FINS）、胰岛素作用指数（IAI）和 Homa - IR 因操作简单、价格便宜对患者几乎无损伤而受广泛欢迎。其中胰岛素抵抗（Homa - IR）是基于血糖和胰岛素在不同器官的相互影响而建立的数学模型，该模型仅用空腹血糖和胰岛素值来评估机体的胰岛素抵抗和 β 细胞功能（胰岛素分泌指数 Homa - IS）：Homa - IR =（FINS × FPG）/22.5，并对结果行对数转换或 Homa - IR = FINS/22.5elnFPG，Homa - IS = 20 × FINS/（FPG3.5），其中胰岛素单位为 μU/mL，葡萄糖为 mmol/L。Homa - IR、Homa - IS 仅涉及空腹状态下血糖和胰岛素值。在糖耐量异常和糖尿病患者运用 Homa - IR 时，应同时了解患者的病程、治疗情况，作综合分析。计算空腹血糖与胰岛素乘积的倒数 [1/（FPG × FINS）]，并取其自然对数即为胰岛素作用指数。计算公式：IAI = In [1/（FINS × FPG）]。研究结果显示，在糖耐量正常、糖耐量减低和 2 型糖尿患者群 IAI 与 Clamp 测定的胰岛素敏感性的相关系数高度显著相关，分别为 0.78（n =150）、0.71（n =62）和 0.71（n =29）。

糖尿病的实验室检查和辅助检查还应包括针对分型鉴别、合并症评估如血压、血脂等和慢性并发症筛查。

五、诊断和鉴别诊断

1. 诊断 中国的糖尿病患病率逐年升高，对高危人群要开展糖尿病的筛查，在临床工作中更应关注血糖。

世界卫生组织（WHO）标准（1999 年）依旧为目前国际通用糖尿病诊断标准和分类。中华医学会糖尿病分会 2017 年指南引用其标准。

2011 年，WHO 建议在条件具备的国家和地区采用 HbA1c 诊断糖尿病，诊断切点为 HbA1c≥6.5%。2017 年 CDS 对于采用标准化检测方法并有严格质量控制的医院，可以开展用 HbA1c 作为糖尿病诊断及诊断标准的探索研究。国内一些研究结果显示，在中国成人中，HbA1c 诊断糖尿病的最佳切点为 6.2%~6.4%，以 6.3% 的依据为多。

2. 糖尿病鉴别诊断　虽然参照诊断标准，糖尿病的诊断并不难。但仍然要关注以下影响诊断的因素：

（1）应激性血糖升高或糖尿：见于脑出血、大量消化道出血、脑瘤、颅骨骨折、窒息、高热及麻醉时，血糖可呈暂时性过高伴糖尿，可于病情随访中加以鉴别，HbA1c 多为正常。

（2）药物：一些药物可影响糖代谢，特别是糖皮质激素常降低胰岛素的敏感性，导致血糖升高。

（3）饥饿性糖尿：当饥饿数日后，忽进食大量糖类食物，胰岛素分泌一时不能适应，可产生糖尿及葡萄糖耐量异常，鉴别时注意分析病情，注意饮食史、进食总量，空腹血糖常正常甚可偏低，必要时可给糖类每日 250 g 以上，3 日后重复糖耐量试验。

（4）食后糖尿：糖尿发生于摄食大量糖类食物后，或因吸收太快，血糖浓度升高暂时超过肾糖阈而发生糖尿，但空腹血糖及糖耐量试验正常。

（5）非糖尿病性葡萄糖尿：如肾性糖尿，由于肾小管再吸收糖的能力减低，肾糖阈低下，血糖虽正常而有糖尿，见于少数妊娠妇女有暂时性肾糖阈降低时，必须进行产后随访，以资鉴别。肾炎、肾病等也可因肾小管再吸收功能损伤而发生肾性糖尿，应与糖尿病性肾小球硬化症鉴别。真正的肾性糖尿如范科尼综合征为肾小管酶系缺乏，颇为罕见。空腹血糖及糖耐量试验完全正常，还可进行肾糖阈测定，肾小管最大葡萄糖吸收率测定等以资鉴别。

（6）对于因症状就诊的患者，需要评估血糖水平与症状间的关系，以免遗漏导致症状的真正病因。如患者有显著口干多饮或体重下降或乏力，但空腹和餐后血糖水平不能解释其症状，应进一步进行相应的检查，明确是否因甲状腺功能亢进或干燥综合征等其他疾病导致相应症状。

六、治疗

控制血糖是糖尿病治疗的基本内容。降糖治疗主要采用饮食控制、合理运动、适时选用各类药物、血糖检测和糖尿病自我管理教育。糖尿病患者多并发动脉粥样硬化、高血压、肥胖、脂肪肝、高血脂，故糖尿病患者也需降压、调脂和减肥。动脉粥样硬化、肥胖、脂肪肝及都是与不良生活习惯及慢性低度炎症密切相关，因此，如果患者合并上述 4 个疾病中的 2 个，可考虑诊断代谢性炎症综合征（MIS）。MIS 的诊断有利于动脉粥样硬化的早期诊断和治疗并提供异病同防、异病同治的整合防治的依据。近年来国外已推出胆酸螯合剂及多巴胺受体激动剂治疗 2 型糖尿病并获较好疗效，钠－葡萄糖同向转运蛋白抑制剂也已经上市，甚而还可采用手术治疗肥胖型 2 型糖尿病。另外，糖尿病及其并发症在相当程度上是可以预防的，甚至有部分患者经上述综合治疗后病况可缓解的（如一段时间内可不用降糖药），认为一旦诊断 2 型糖尿病需要终身药物治疗的依据不足，对于轻度新诊断的患者，经过生活干预血糖可长期保持正常，有的患者 32 年停用降糖药血糖保持正常。因而各级医疗结构要关注和加强糖尿病的预防工作及增加患者战胜疾病的信心。

（一）饮食治疗

饮食治疗是糖尿病的基本治疗方法，各种类型的糖尿病患者都应该坚持科学合理的饮食［建议以平衡饮食（balance diet）替代饮食控制］，至少让患者知道油炸食物、腌制品、红肉等不宜食用，而应该多食蔬菜粗粮等多纤维食品。使之配合运动和药物的作用，良好控制血糖、血脂。

1. 饮食治疗的原则

（1）调控每日摄入的总热量。

（2）均衡饮食，合理安排各种营养成分。

（3）规律、定量饮食，少食多餐。与运动、药物治疗密切配合。

（4）戒烟、限酒。

（5）饮食治疗个体化，满足生长发育，妊娠、哺乳妇女的特殊需要。

（6）严格遵守，长期坚持。

2. 每日总热量的估计　以成人为例，控制每日热量摄入，以维持成人理想体重，保证儿童正常的生长发育，对妊娠和哺乳的妇女要保证充足的营养，对合并其他慢性消耗性疾病的患者应有利于其康复。

（1）对每日总热量的限制以维持标准体重为原则，可按下列公式粗略计算：

热量（Kcal）＝［身高（cm）－100］×0.9×30

（2）营养状况的评价：实际体重在标准体重上下10%范围内为正常体重，超过标准体重20%为肥胖，超过10%～20%为超重，低于标准体重10%～20%为体重不足，低于20%为消瘦。也可以用体重指数 $BMI=［体重（kg）/身高^2（m^2）］$ 评价。

3. 各种营养物质的分配和摄入量

（1）碳水化合物：占总膳食热量的50%～55%，多用米面和一定杂粮，女性以200～250 g/d 大米，男性以300～350 g/d 大米为宜。

（2）蛋白质：占15%～20%。推荐每日摄入0.8～1.2 g/kg 标准体重，处于生长发育阶段的儿童或糖尿病合并感染，妊娠、哺乳、营养不良以及慢性消耗性疾病者这一比例应当适当增加。可每日1.2～1.5 g/kg体重计算；儿童每日2 g/kg 体重。糖尿病肾病患者减至0.6～0.8 g/kg 体重。其中动物蛋白占到1/3 以上。

（3）脂类：脂类＜30%。每日0.6～1.0 g/kg 体重。单不饱和脂肪酸占10%～15%，多不饱和脂肪酸＜10%，避免反式不饱和脂肪酸，胆固醇＜300 mg/d；若血清 LDL≥100 mmol/dL，则饱和脂肪酸＜7%，胆固醇＜200 mg/d。

（4）维生素、无机盐与微量元素：维生素和矿物质充足，尤其是维生素 B 类和钙。食盐小于3～6 g/d。如无心脏和肾，肝病变，进水不限量。

（5）膳食纤维：20～35 g/d。

（6）戒烟、限酒：红酒每天少于150 mL，白酒每天不超过30 mL。酒精可增加低血糖的危险性，应与食物同时摄入。

4. 膳食设计　每克碳水化合物、蛋白质均产热16.7 kJ（4 kcal），每克脂肪产热37.7 kJ（9 kcal）。按照每日所需总热量和各营养素的比例，将热量换算为食物重量。膳食设计时先计算碳水化合物，然后计算蛋白质量，再计算脂肪需要量，最后用炒菜油补足脂肪的需要量。三餐能量一般按1/5、2/5、2/5或1/3、1/3、1/3分配。可根据个人饮食习惯、病情和配合药物治疗的需要适当调整。

血糖指数（GI）和血糖负荷（GL）的概念及其在饮食治疗中的应用：GI 是指食入含50g 碳水化合物的食物后在一定时间（一般为2 小时）体内血糖反应水平，与食入相当量的葡萄糖后血糖反应水平的百分比值，反映食物与葡萄糖相比升高血糖的速度和能力。通常将葡萄糖的 GI 值定为100。一般

GI < 55 为低 GI 食物，55 ~ 70 为中 GI 食物，> 70 为高 GI 食物。食物摄入后血糖水平还与食物中碳水化合物的含量有关。将摄入碳水化合物的质量和含量结合起来，就产生了一个新的概念，即"血糖负荷"（GL）。GL 值的大小为食物 GI 值与其碳水化合物含量乘积的百分比。GL 值 < 10 为低 GL 食物，10 ~ 20 为中 GL 食物，GL > 20 为高 GL 食物。

例如，西瓜有相对高的葡萄糖指数（72），但每个单位西瓜中含有相对低的碳水化合物（6），所以糖负荷相对较低，72 × 6 ÷ 100 = 4.3，对血糖的影响也相应较低。而烤土豆的葡萄糖指数是 85，每个单位中包含 30 g 碳水化合物，对血糖的影响就高得多，85 × 30 ÷ 100 = 25.5。GL 已是心肌梗死的一个独立危险因素。研究结果显示综合考虑血糖指数和血糖负荷有助于餐后血糖波动的控制，并能减少心血管病的危险因素。

（二）运动疗法

1. 糖尿病运动疗法的作用和意义　①可增强组织对胰岛素的敏感性；②调节糖代谢、降低血脂；③有利于血糖的控制，加速脂肪分解，降低体脂和控制肥胖；④改善心肺功能，降低血压；⑤改善凝血功能，降低心血管危险；⑥促进心理健康、改善睡眠，提高机体的适应性。

2. 适应证和禁忌证　主要适用于轻中度 T2DM 患者，尤其是肥胖者，T1DM 患者接受胰岛素治疗病情稳定者亦可。

合并各种急性感染，伴有心功能不全或心律失常，患有严重糖尿病慢性并发症，新近发生的血管栓塞，空腹血糖大于 16.7mmol/L，立位低血压，糖尿病急性并发症等情况下不宜进行运动疗法。

3. 实施

（1）运动项目：有氧代谢运动特点是强度低、有节奏、不中断和持续时间较长，但简单易坚持，此类运动包括：步行、慢跑、骑车、游泳、太极拳、徒手体操、羽毛球、扭秧歌、做健身操等。

（2）运动量：运动量 = 运动强度 × 运动时间，运动强度可以用运动后心率来衡量，如实际运动后心率（靶心率）（次/min）= 170 − 年龄（岁），则这样的运动量属于中等。一般以达到靶心率后持续 20 ~ 30 分钟为好。运动后精力充沛、不易疲劳，心率常在运动后 10 分钟内恢复至安静时心率数说明运动量比较适合。也可测定心率指数（运动后心率除以运动前心率）来判断是否到达有氧代谢运动。如果心率指数介于 1.3 ~ 1.5 之间可以认为达到有氧代谢运动。每周至少运动 3 ~ 5 次，累计时间 150 分钟为好。

（3）运动时间的选择推荐餐后 30 分钟 ~ 1 小时后运动为宜。

（4）几种常用的运动方法

1）步行：走平路速度在 80 ~ 100 m/min 比较适宜，每天走 3 000 m，如果体力不能耐受或时间不允许，可以走 10 分钟，休息 5 分钟再走，或者稍放慢速度，不急于求成，循序渐进。

2）慢跑：可自 10 分钟开始，逐步延长至 30 ~ 40 分钟，慢跑速度 100 m/min 比较合适，可以跑步和走路交替进行，也可穿插必要的间歇时间。运动时间和运动强度共同决定了运动量，两者可协调配合。

3）骑自行车：可用功率自行车在室内锻炼，运动强度为 450 ~ 700 kg/（m·min）。也可在室外，但应注意安全，最好在晨间或运动场内进行，速度以 8 ~ 15 km/h 为宜。

4）有氧运动：复旦大学附属华山医院研究显示，有氧运动降低空腹血糖和血糖波动。判断有氧运动的方法有三种：每分钟 60 步以上并持续 10 分钟以上；运动后心率较运动前增加 30% ~ 50%；运动时心率达到 170 - 运动者年龄。

（三）口服抗糖尿病药治疗

目前临床使用的口服抗糖尿病药主要包括非促胰岛素分泌剂和促胰岛素分泌剂（磺酰脲类、格列奈类）。上述药物的作用机制是针对 T2DM 各种不同的病理生理过程，并有不同的常规剂量和剂型。临床医师应根据降糖效应、安全性、副作用、耐受性、依从性，降糖外的作用及患者胰岛损伤和胰岛素抵抗的程度、经济状态等，综合平衡多方面因素后选择适当的口服抗糖尿病药，常能获得比较满意的效果。最近专家强调在设计降糖时必须考虑和观察低血糖和心血管危险因素是否下降。

1. 双胍类　双胍类主要改善胰岛素敏感性，减少肝葡萄糖的生成，抑制葡萄糖在肠道的吸收，轻度改善外周组织对葡萄糖的利用等多种作用，降低空腹和餐后血糖，减轻胰岛素抵抗，改善血脂谱及适当地减轻体重，但对胰岛素分泌并无刺激作用，故不引起高胰岛素血症，被公认为胰岛素增敏剂之一。如单用本剂，对正常人或患者不致引起低血糖症。近年的研究发现双胍类通过调控信号转导及转录激活因子（STAT）抑制巨噬细胞的 M1 极化，抑制炎症。二甲双胍餐时服用，从小剂量开始，初始剂量为 500 mg/d，每日 1 次或 2 次，每 1~3 周增加 500 mg，2~3 次/d，最有效的剂量是 2 000 mg/d，最大剂量是 2 550 mg/d。

二甲双胍适用于经单纯饮食治疗和体育锻炼不能满意控制的 T2DM，尤其是肥胖患者疗效更佳；用磺酰脲类药物效果不理想者，可联合此药物；胰岛素治疗的 1、2 型糖尿病患者，加服双胍类药物可减少胰岛素用量。二甲双胍是目前唯一一个既兼顾多个疗效（异病同治），又兼顾费用及安全的降糖药物，几乎各个糖尿病指南均将二甲双胍推荐为 T2DM 治疗的一线用药。

二甲双胍单药治疗不会导致低血糖的发生，但长期的剧烈运动后可发生低血糖。二甲双胍可增加乳酸酸中毒的危险，但非常罕见，其发生率低于 1/100 000，故不应在肾功能不全、任何形式的酸中毒、充血性心力衰竭、肝病和严重缺氧患者中使用，在男性血肌酐 >1.5 mg/dL 或女性 >1.4 mg/dL 者禁用，如肌酐清除率不正常亦禁用，定期检查肾功能。其最常见的胃肠道不良反应是腹泻、厌食、恶心、金属味等，通过调节剂量可以有效避免。在危重、不能进食、接受放射显影造影剂的患者应停用，并使用胰岛素一直到再次服用二甲双胍。由于该类药在肝代谢，故不应在肝疾病或重度酒精摄入的患者中使用。临床用药证实二甲双胍不仅降血糖、体重，改善脂肪肝，而且减少心血管事件的危险性，提示二甲双胍具有防治代谢性炎症综合征的作用。同时为异病同防提供经验和方法。

2. 磺酰脲类

（1）作用机制：磺酰脲类药物是通过与胰岛 β 细胞膜上的磺酰脲受体结合，关闭 β 细胞 ATP - K$^+$ 通道，导致 β 细胞去极化，促进钙离子内流增加，促进胰岛素释放，发挥降糖作用。其降糖作用有赖于尚存的相当数量（30% 以上）有功能的胰岛 β 细胞组织。此外，目前认为磺酰脲类药物不是单纯的胰岛素促分泌剂，有一定的胰外降糖作用，包括增强靶组织对胰岛素的敏感性，改善胰岛素受体和/或受体后缺陷等作用。

（2）适应证和禁忌证。磺酰脲类适用于：①饮食治疗和体育锻炼不能获得良好控制的非肥胖 T2DM 患者；②肥胖 T2DM 患者应用双胍类降糖药血糖控制仍不满意，或因胃肠道反应不能耐受，可加用或改用磺酰脲类降糖药；③磺酰脲类继发性失效后可与胰岛素联合；④每日胰岛素需要量在 0.3 U/kg 体重以下者。下述情况禁用磺酰脲类药物而应予胰岛素治疗：①T1DM 患者；②糖尿病急性并发症者；③T2DM 合并严重慢性并发症；④急性严重感染、手术、创伤等应激；⑤严重肝、肾功能不全。

（3）磺酰脲类失效：糖尿病患者初用磺酰脲类药物，应用足量（如每天格列齐特 240 mg），1 个月后未见明显的降糖效应（ > 14 mmol/L），称为"原发性失效"，其发生率为 20% ~ 30%，可能与缺乏饮食控制，严重的胰岛 β 细胞功能损害等有关，此时应加用或改用 α - 葡萄糖苷酶抑制剂或胰岛素等治疗。使用磺酰脲类药物已取得良好疗效，但在使用过程（1 个月以上，多数在 1 年以上）中突然或逐渐疗效消失，虽使用至足量（次足量）仍不能达到良好的血糖控制（空腹血糖仍然高于 11.1 mmoL/L，餐后 2 小时血糖高于 14 mmol/L），称"继发性失效"，发生率为 20% ~ 30%，其发生率随使用时间的延长而增多。继发性失效与胰岛 β 细胞功能下降和外周组织的胰岛素抵抗等密切相关，应重新审查适应证及可能存在的可消除性诱因。继发性失效者宜联合应用其他类型的抗糖尿病药物或改用胰岛素治疗。

（4）不良反应：低血糖反应、体重增加、高胰岛素血症，其中低血糖反应常在夜间、空腹或餐后 4 ~ 6 小时发生，通常与过量服用、饮食不配合、体力活动增加、酒精摄入或肾功能不全等有关，尤其在老年患者多见。其他少见的副作用有胃肠道反应、皮肤反应（皮肤瘙痒、红斑、剥脱性皮炎等）、血液系统反应（白细胞减少、粒细胞缺乏、贫血、血小板减少等）、中毒性肝炎等，一旦出现，应立即停药，并给予相应处理。

（5）注意事项：应从低剂量开始，根据血糖结果调整药量。餐前半小时服用疗效最佳，因为服后 1.5 小时药效最强，而餐后 1 小时又是血糖最高，故两个高峰重叠就可以取得更好疗效。磺酰脲类药都在肝内代谢，建议定期评估肝功能。应用时还要注意与其他药物的相互作用，如水杨酸制剂、磺胺类药物、保泰松等。

（6）第二代磺酰脲类药物副作用较小，可提供更佳的预期疗效。其次应根据患者的一般情况如年龄、并发症、患者的依从性、肝肾功能及药物的临床特点等选用不同的药物。如对老年、合并糖尿病并发症尤其是肾并发症或肝肾功能较差的患者，应选用短半衰期的速效药物，防止低血糖的发生；而依从性差的患者，则可选用使用方便，作用时间较长的药物，以达到良好的血糖控制；肾功能较差的患者可选用格列喹酮，以防止药物蓄积引起的低血糖反应。再次选择时还要考虑到药物的缺血预适应，对有心、脑等缺血性疾病的 T2DM 患者，应选用对 β 细胞膜 ATP - K+ 有高亲和力和高选择性的磺酰脲类。临床研究证实格列齐特、格列吡嗪缓释片等在治疗浓度下不阻断心、脑 ATP - K+ 开放所激发的舒血管效应。

（7）第二代磺酰脲类有格列本脲、格列吡嗪、格列齐特、格列喹酮及格列美脲等药。格列本脲的降糖作用在口服降糖药中最强，最大副作用是较容易引起低血糖，甚至导致严重或顽固性低血糖及低血糖昏迷。故老年糖尿病，肝、肾功能不全和有心脑血管并发症的患者，应慎用或禁用。格列吡嗪 24 小时内经肾排泄达 97%。一般不易发生体内蓄积，不会发生持续的低血糖。在肾功能减退者优先选用，剂量大于 15 mg 时，应分次服用。格列齐特 60% ~ 70% 从肾排泄，10% ~ 20% 自胃肠道排出，比较适用于老年糖尿病患者。大多数患者对此药耐受性好，偶有腹痛、恶心、头晕及皮疹，剂量过大者也可引起低血糖反应。格列喹酮 95% 从胆道经肠随粪便排泄，仅 5% 由肾排出。适用于老年糖尿病、糖尿病伴轻、中度肾功能减退及服用其他磺酰脲类药物反复发生低血糖的患者。

3. 格列奈类

（1）作用机制：格列奈类药物是一种非磺酰脲类的促胰岛素分泌剂，是苯甲酸或苯丙氨酸的衍生物，与胰岛 β 细胞膜 ATP 敏感钾离子通道上的受体结合后，关闭 β 细胞膜上的 ATP 依赖性钾通道，使细胞膜去极化，造成钙离子内流，细胞内钙离子浓度增加而引起胰岛素的释放，降低餐后血糖。但与磺酰脲类药物的结合位点完全不同，格列奈类药物结合于 ATP 依赖性钾通道 36kD 的磺酰脲类受体，不影响 β 细胞的胞吐作用。此类药物可有效增强胰岛素基础和第一相分泌，增强胰岛素脉冲分泌的振幅，对胰岛素第二相分泌元影响或影响很小。因其起效快，作用时间较短，通常应在进餐当时服用。格列奈类还能保护 β 细胞数量，不诱导 β 细胞凋亡。

（2）临床应用：目前应用于临床的有瑞格列奈和那格列奈。适用于饮食控制、降低体重及运动治疗尚不能有效控制的 2 型糖尿病患者。可单独使用，也可与双胍类、噻唑烷二酮类联合用药。瑞格列奈 92% 经胆汁途径排出，不加重肾负担，无因肾功能不全引起的药物蓄积。妊娠期及哺乳期妇女、T1DM 患者、糖尿病酮症酸中毒、严重肝功能不全及对本品产生变态反应者禁用。

（3）不良反应及注意事项：瑞格列奈的不良反应有低血糖反应、体重增加和高胰岛素血症，肝、肾功能减退者慎用。那格列奈发生低血糖的可能性小，无明显禁忌证，但中重度肝疾病应慎用，需定期评估肝功能。

4. 噻唑烷二酮类 噻唑烷二酮类降糖药是过氧化物酶体增殖物活化受体 γ（PPARγ）激动剂，通过结合和激活 PPAR - γ，从而改善胰岛素抵抗，促进葡萄糖吸收和脂肪分化，轻度降低肝葡萄糖输出，保护 β 细胞功能，减轻血管炎症反应。

目前在临床上可使用的有吡格列酮和罗格列酮。罗格列酮单次或分次剂量开始为 4 mg/d，必要时 12 周内增加至 8 mg/d，最大剂量为 8 mg/d；吡格列酮开始剂量为 15 ~ 30 mg/d，单药治疗最大剂量为 45 mg/d，联合治疗为 30 mg/d。

噻唑烷二酮类药物增加胰岛素敏感性，同时降低空腹和餐后血糖，防治糖尿病血管并发症。单一药物治疗糖尿病时，罗格列酮比二甲双胍或格列本脲在延缓药物失效方面的效果更加显著，罗格列酮能延缓进行性高血糖优于二甲双胍或格列本脲。因此，此类药物适用于 T2DM 的胰岛素抵抗及糖耐量减低的治疗，此外，肥胖、高血压、血脂异常、多囊卵巢综合征等常伴有胰岛素抵抗，也可使用本类药。

该类药物可引起轻度体重增加（1 ~ 2 kg），轻中度外周性水肿，血细胞比容下降和血容量增加。研究显示该类药物应用后心衰发生率增加，但心衰病死率没增加，提示心力衰竭与水钠潴留有关。另外如果谷丙转氨酶（ALT）大于正常上限 2.5 倍应避免使用，ALT 大于正常上限 3 倍应停用。因此肝病或充血性心力衰竭患者禁忌使用噻唑烷二酮类。国家药品监督管理局将罗格列酮的适应证修改为其他降糖药物无法达到血糖控制目标的 T2DM 患者。该类药物也可通过调控 STAT 抑制巨噬细胞的 M1 极化，具有抑制炎症作用。

5. α - 葡萄糖苷酶抑制剂 α - 葡萄糖苷酶抑制剂是通过抑制小肠绒毛中分解寡糖为单糖的葡萄糖苷酶活性，延缓复杂碳水化合物和双糖的分解和消化，延迟并减少肠腔对葡萄糖的吸收，主要降低餐后血糖的作用，而不影响葡萄糖利用和胰岛素分泌。阿卡波糖主要抑制 α - 淀粉酶，伏格列波糖主要抑制麦芽糖酶和蔗糖酶。长期应用可以降低空腹血糖，这是由于持续抑制餐后高血糖而减少了胰岛素的需要量和消除了高葡萄糖毒性，因此减轻了胰腺 β 细胞的负荷。该药还可以增加外周组织对胰岛素的敏感性、减轻对胰岛素抵抗的作用。本类药物常用有阿卡波糖（acarbose）、伏格列波糖、米格列醇等。适用于单纯饮食治疗和体育锻炼不能满意控制的 T2DM，尤其是肥胖者更优，可单独使用，也可与双胍类、磺酰脲类、胰岛素联合用药；糖耐量减低的干预治疗；T1DM 患者的餐后高血糖，不能单独用 α - 葡萄糖苷酶抑制剂，应与胰岛素联合应用。该类药要和第一口糖类食物同时服用，饮食成分中有一定碳水化合物时才能发效。因此，比较适合于传统中国饮食结构的人群。

单用此药一般不会引起低血糖，但若与磺酰脲类或胰岛素联合应用时，可能出现低血糖。此时应使用葡萄糖来纠正，而不能给蔗糖口服，因为复合糖的降解和吸收迟缓，且该类药可抑制蔗糖吸收。主要的副作用有肠胃胀气、腹胀、腹泻，可能与寡糖排至大肠增加有关。采用小剂量开始，逐渐加量法，可减轻胃肠道反应。如果同时存在胃肠道疾病，不宜应用本药，并且应避免与消化酶制剂、抗酸剂同时治疗。此类药物部分从肾排泄，故血肌酐大于 2 mg/dL 应避免使用。阿卡波糖可引起肝损伤，因此服药第 1 年每 3 个月检查血清转氨酶。

6. 二肽基肽酶 4（DPP-4）抑制剂　IGT 和 T2DM 患者餐后 GLP-1 下降，应用 GLP-1 的类似物明显改善血糖，其机制涉及增加胰岛素分泌，抑制胰高血糖素分泌，减少肝糖输出，抑制肠道葡萄糖吸收，及改善 β 细胞的功能。GLP-1 从肠道 L 细胞分泌至血液循环很快降解。DPP-4 抑制剂阻断 GLP-1的降解，DPP-4 抑制剂（西格列汀，沙格列汀等）已获批准临床应用并获得好评。在二甲双胍基础上加用西格列汀的疗效与加用磺酰脲类药物格列吡嗪相当，而且前者具有耐受性良好的优点，低血糖发生率也降低（5% 对 32%）。最常见的不良反应是鼻塞或流涕，以及咽喉痛、上呼吸道感染和头痛。因其 79% 以原形从尿排出，故在肾功能减退的患者应减量。DPP-4 抑制剂不适用 1 型糖尿病及糖尿病酮症酸中毒的治疗。在利格列汀治疗过程中，无须因患者肾功能或肝功能的下降而进行剂量调整。

7. 胆汁酸螯合剂　胆汁酸螯合剂通过在胃肠道交换胆汁酸中的氯离子，将其从肠肝循环中螯合出来，阻断胆汁从肠道的再吸收。一般用于降低胆固醇，胆汁酸螯合剂（每次 4 g，每天 3 次）可改善血糖控制，减少肝糖合成并抑制糖原分解，激活 GLP-1 受体；通过激活棕色脂肪和肌肉中 G 蛋白耦联受体 TGR5，诱导 GLP-1 释放，改善胰腺功能，减少肝糖输出，提高葡萄糖耐量。副作用主要表现为便秘、腹泻和腹胀等胃肠道不良反应。

8. 溴隐亭　2009 年，美国食品药品监督管理局（FDA）批准速效溴隐亭可以作为饮食运动控制不佳的 T2DM 患者的辅助治疗。与以往降糖药物作用机制完全不同，溴隐亭属于一种麦角类生物碱，主要是通过作用于中枢多巴胺 D2 受体影响营养物质代谢的昼夜节律达到调控血糖的目的。速效溴隐亭（每天 2.5~5 mg）与安慰剂相比，能够降低糖化血红蛋白 0.5%~0.7%，能够显著降低空腹及三餐后游离脂肪酸和甘油三酯浓度，减少心血管事件。除此之外，对于体重无明显影响，而且有轻度降低血压作用。副作用主要是轻度的恶心，低血糖发生率极低。

9. 钠-葡萄糖同向转运蛋白抑制剂　钠-葡萄糖同向转运蛋白（SGLT）是一种广泛分布的膜蛋白。SGLT2 抑制剂通过增加肾脏葡萄糖的清除率降低血糖，可减弱肾脏对葡萄糖的重吸收，使多余的葡萄糖从尿液排出，从而降低血糖，为糖尿病的治疗提供了新降糖药物。达格列净可改善单用二甲双胍治疗控制不良患者的血糖水平，还具有降低血压和减轻体重的作用，通过多种机制对心血管系统产生有益作用，且安全性和耐受性较好。其作用机制不依赖于胰岛素，且能降低体重，不增加低血糖风险。可增加尿道感染的机会。恩格列净也具有降低心血管风险的作用，能够显著降低心血管死亡、心肌梗死和卒中的发生率。

（四）胰岛素治疗

1921 年，Banting 和 Best 成功地发现胰岛素并应用于临床取得显著疗效，自此开创了人类胰岛素治疗的历史。随着现代科学技术的进步，胰岛素制剂及其应用技术均得到不断完善和发展，胰岛素应用越来越广泛。1 型糖尿病患者需外源性胰岛素控制血糖，并依赖胰岛素而生存。对 2 型糖尿病而言，胰岛素抵抗和胰岛素分泌不足均存在。尽管胰岛素抵抗是其发病的主要原因，但随着病程进展，胰岛素分泌不足便成为主要矛盾，最终大部分患者亦需外源胰岛素治疗控制血糖。因此，胰岛素治疗几乎是所有类型糖尿病控制血糖的重要手段。

1. 胰岛素应用指征

（1）1 型糖尿病。

（2）2 型糖尿病：根据病情及 β 细胞功能测定，可分长期适应证及短期适应证两类。

1）长期适应证包括：①胰岛 β 细胞功能衰竭。目前趋向于对 2 型糖尿病患者在合理饮食控制、体力活动并排除各种应激因素时，若联合足量的口服药应用血糖仍不能达标（空腹血糖 >7.8 mmol/L 和/或血糖化血红蛋白 HbA1c >7%），提示有胰岛素应用的指征。同时，糖负荷后 C 肽或胰岛素释放水平亦有较强的指导意义。尤其对体重正常或消瘦的糖尿病患者，使用胰岛素的态度应该更加积极。②由于肝、肾功能不全及药物的副作用，而无法坚持口服药物治疗。③存在严重的糖尿病慢性并发症，如 3 期及以上的视网膜病变、临床糖尿病肾病等。

2）短期适应证包括：①严重急性代谢并发症，如糖尿病酮症酸中毒、非酮症高渗性昏迷和乳酸性酸中毒等。待病情稳定后，可根据其胰岛功能决定是否改用口服降糖药或联合或单独胰岛素应用。②急性或慢性应激状态。急性应激状态如：严重感染，急性脑卒中，急性心血管事件，开胸、开腹、截肢或骨科大手术的围术期等。慢性应激状态如：慢性活动性肺结核，慢性活动性肝炎等。③"糖毒性"状态，尤对于空腹血糖高于 15 mmol/L 者（也包括初发的患者）。目前认为，此类患者普遍存在有高血糖对胰岛 β 细胞的毒性损伤，为尽快解除葡萄糖毒性作用，可立即予以胰岛素治疗。同时可结合其胰岛功能，若葡萄糖负荷后胰岛素、C 肽均低（有建议以 2.5 倍左右作为参考），则提示有胰岛功能不足存在，胰岛素治疗的指征强。若胰岛功能并不太差，则建议至少须和胰岛素敏感剂合用。

（3）糖尿病合并妊娠或妊娠糖尿病。

（4）其他因素引起的糖尿病：如垂体性糖尿病、胰源性糖尿病等。

2. 胰岛素制剂分类

（1）按照其来源不同，可分为动物胰岛素（牛胰岛素、猪胰岛素、牛 - 猪混合胰岛素）、半合成人胰岛素、生物合成人胰岛素（即基因工程胰岛素如诺和灵、精蛋白锌重组人胰岛素混合注射液等）、胰岛素类似物（速效类似物：赖脯胰岛素、门冬胰岛素；特慢类似物：甘精胰岛素、地特胰岛素）等。

（2）根据其纯度不同，又可分成结晶胰岛素、纯化胰岛素、单组分胰岛素、人胰岛素。

（3）根据其作用时间，不同胰岛素可分为超短效、短效、中效和长效 4 种。速效（超短效）胰岛素类似物目前在临床上应用的主要有 2 种：其一是赖脯胰岛素，是用基因工程技术将人胰岛素 B28 位与 B29 位氨基酸互换；其二是门冬胰岛素，是通过基因工程技术将人胰岛素 B28 位的脯氨酸替换为门冬氨酸，主要特点是吸收快，作用集中而短，注射时间可在餐前 15 分钟或餐前即刻。可溶性长效胰岛素类似物制剂目前临床应用的主要也有 2 种：其一是甘精胰岛素，其通过胰岛素分子内氨基酸的置换（A21位门冬氨酸被甘氨酸替代，且在人胰岛素 B 链末端增加 2 个精氨酸）；其二是长效胰岛素类似物地特胰岛素，其去除了人胰岛素 B30 位的氨基酸，并在 B29 位的赖氨酸上增加了一个肉豆蔻酸侧链。在有锌离子存在的药液中，胰岛素分子仍以六聚体形式存在，而 C14 - 脂肪酸链的修饰会使六聚体在皮下组织的扩散和吸收减慢。在单体状态下，含有 C14 - 的脂肪酸链又会与白蛋白结合，进一步减慢吸收入血液循环的速度。在血浆中，98% ~99% 的地特胰岛素与白蛋白结合，因此，向靶组织的扩散也较未结合白蛋白的胰岛素要慢。另外，把不同作用时间的胰岛素按一定比例混合又衍生出新的制剂，即预混胰岛素。

（4）目前国际医药市场上胰岛素制剂的品种繁多，同种制剂在不同的厂家则有不同的名称。

3. 胰岛素制剂的使用方式　传统的胰岛素制剂使用方式不外乎静脉滴注、皮下注射两种。但随着科技进步，在胰岛素制剂不断发展的同时，胰岛素应用技术亦得到不断完善。吸入胰岛素（肺吸入、鼻腔吸入、颊黏膜吸入等）、口服胰岛素、胰岛素泵等不断进入临床试验。埋植式人工内分泌胰岛、胰岛移植、基因治疗等亦在不断研制中。

4. 胰岛素的治疗方案及选择　胰岛素治疗方法可因所应用的制剂不同、每天注射的次数不同而产生显著的差异，最终的效果也有明显的区别。

（1）胰岛素联合口服药治疗方案：2 型糖尿病患者口服降糖药物失效后与胰岛素联合治疗是首选方案。因为只要患者仍有部分内生胰岛功能，内源胰岛素的作用方式更符合生理状况。空腹血糖升高的原因有 3 种情况：药物在夜间作用不足（无论是胰岛素缺乏或肝对胰岛素抵抗严重）；黎明现象；Somogyi 现象（低血糖后的高血糖反应）。如果能排除 Somogyi 现象，均应加强夜间药物作用的强度。因此，建议当空腹血糖 >7 mmol/L，应在原治疗基础上联合治疗，空腹血糖 >10 mmol/L，应使用胰岛素进行强化治疗。

1）睡前联合 NPH 或长效胰岛素方案：优点是：①无须住院；②使用 NPH 剂量相对偏小，由于 NPH 睡前注射 6～8 U 后达峰时恰在黎明时分，降低空腹血糖作用最强，前半夜很少发生低血糖；③血浆 INS 水平升高轻微；④体重增加少；⑤空腹血糖下降后，白天口服降糖药物作用加强。使用方法：①睡前 22：00 左右使用 NPH 或长效胰岛素。②若晚餐后 2 小时血糖 >10 mmol/L，则可使用预混胰岛素，在晚餐前皮下注射。

2）早餐前和睡前 2 次 NPH 注射方案：在睡前 NPH 方案治疗后，如果空腹血糖达标，早餐后和午餐后血糖下降明显但晚餐后血糖仍高，可在早餐前加用 NPH 注射，改成 NPH 2 次注射方案，如果患者需要 2 次胰岛素注射才能满意控制血糖，表明患者内生胰岛功能较差，可停用磺酰脲类或其他胰岛素促分泌剂。

（2）替代治疗：2 型糖尿病在口服药物联合胰岛素治疗后，随病程延长，如果联合外源胰岛素的日剂量接近生理剂量时，口服促胰岛素分泌剂作用很差，可停用。如果胰岛素日剂量 >40 U，肥胖者可联合二甲双胍等加强胰岛素作用的药物。

1）2 次预混胰岛素治疗方案：将胰岛素 2/3 量用在早餐前，1/3 用在晚餐前，注射预混胰岛素（一般为 30 R 或 50 R），并因人而异地调整剂量。优点是简单，患者依从性好。缺点为：①如果患者内生胰岛功能较差，此方案不符合生理要求；②10：00～11：00 易出现低血糖；③午餐后血糖很难满意控制，一般须口服 α-糖苷酶抑制剂或双胍类药物帮助改善餐后血糖。

2）3 次胰岛素注射方案：即 R－R－R，3 餐前注射。此方案较 2 次给予预混胰岛素注射更趋近生理需求。

3）4 次胰岛素注射方案：即 R－R－R－NPH，3 餐前和睡前注射。优点：①3 餐后血糖及 FPG 均能控制满意，剂量调整易行；②使用得当，不容易发生低血糖。缺点：较麻烦。

4）5 次胰岛素注射方案：即 R＋NPH－R－R－NPH，早餐前和睡前 NPH 和 3 餐前 R 注射方案。2 次（早 8：00 左右，睡前 22：00 左右）NPH 注射覆盖24 小时补充基础胰岛素，3 餐前 R 补充餐后胰岛素，是目前强化治疗模拟生理性胰岛素分泌模式的最理想方案。优点是：与生理性胰岛素分泌模式最接近，2 次 NPH 注射，24 小时内基础胰岛素控制餐前及过夜空腹血糖，3 餐前 R 控制进餐后血糖峰值。缺点为：注射次数较多。

5. 胰岛素剂量调整及注射部位　胰岛素临床应用时，要提倡个体化的原则。血糖控制的成功与否与许多因素有关，其中最主要的是与患者的进食量、活动量及胰岛素用量三者间的平衡密切有关。此外，胰岛素注射部位和深度的不同，以及所使用的胰岛素制剂品种和浓度的不同，都会使药物的吸收发生改变，降糖效果各异。因此胰岛素治疗时剂量应尽量准确，在使用中效或预混制剂时，要进行适当混匀摇晃，切忌振荡，同时注意剂型及药物外观，固定就餐时间和饮食量。

各次注射量的分配原则为：早餐前30%～45%，中餐前20%～25%，晚餐前25%～30%，睡前中效胰岛素20%。胰岛素剂量调整的基础是严密监察血糖的控制情况。如餐前血糖高应增加前一餐前的短效胰岛素剂量，餐后血糖高则增加本次餐前的胰岛素剂量，睡前血糖高，应增加晚餐前胰岛素剂量；如血糖偏低，则可相应地减少胰岛素剂量。若早晨高血糖又不能判断原因时，应加测凌晨3～5点的血糖，如属"黎明现象"则增加中效胰岛素1～2 U；如属"Somogyi 效应"，应减少睡前中效胰岛素1～2 U；为减少胰岛素用量和增加体重等原因，可加用口服药物，如二甲双胍或阿卡波糖等；胰岛素全天用量在20～30 U者，可改用口服药物治疗。

注射部位可短期轮流选择上臂、臀部、大腿或腹部皮下。各部位吸收速率如下：腹部＞上臂＞大腿＞臀部。

6. 胰岛素治疗的主要并发症

（1）低血糖反应糖尿病患者丘脑腹内侧核葡萄糖感知及信号系统受损，因此糖尿病患者易并发严重的低血糖。如果经常出现低血糖，须减少胰岛素用量，还应重视低血糖反应引起的"Somogyi 现象"。

（2）变态反应少数患者在注射部位发生各种变态反应，表现为局部痒、红斑、各种皮肤损害或皮下结节，甚至发生注射局部的脂肪萎缩性增生。

（3）胰岛素性水肿常出现于血糖控制后4～6日，可能与胰岛素促进肾小管回吸收钠有关。继续应用胰岛素后常可自行消退。

（4）屈光失常此种屈光变化多见于血糖波动较大的幼年型患者。由于治疗时血糖迅速下降，影响晶状体及玻璃体内渗透压，使晶状体屈光率下降，发生远视。此属暂时性变化，一般可随血糖浓度恢复正常而迅速消失，不致发生永久性的改变。

（五）胰高血糖素样肽－1 类似物治疗

胰高血糖素样肽－1（GLP－1）是肠促胰岛素分泌激素之一，主要是肠道L细胞受营养物质刺激后分泌，经血液循环到达胰腺刺激胰岛 β 细胞分泌胰岛素。由于天然 GLP－1 很快就被体内的二肽基肽酶所灭活，半衰期很短，因此 GLP－1 类似物改变了其天然结构使其半衰期明显延长以便于临床使用。目前上市的艾塞那肽和利拉鲁肽均是这类药物。GLP－I 类似物平均能够使 HbA1c 下降0.97%与其他降糖药物效果相当。另外，GLP－1 类似物具有减轻体重，促进 β 细胞增殖，改善血脂，收缩压的作用，还在抑制炎症反应、保护内皮细胞、改善心肌葡萄糖代谢、减少心肌梗死面积等方面发挥直接或间接的心血管保护效应，为心血管疾病的治疗提供了新的选择。最近的研究证明 GLP－1 类似物可一级预防心血管疾病。因此在糖尿病早期使用 GLP－1 的益处可能会更大。GLP－I 类似物最常见的副作用是恶心、腹泻、呕吐。

（六）减肥手术治疗

减肥手术能够明显降低伴肥胖的 2 型糖尿病患者的血糖控制，甚至可以使一些患者糖尿病完全缓解。主要的类型有胃限制术、胃肠旁路术、十二指肠转置术以及小肠切除术。这些手术对于体重和血糖控制均有效，以胃肠旁路术效果最好，应用最为广泛。一般推荐 BMI 大于 35 患者可行手术治疗，使大约55%～95%的2型糖尿病患者缓解。BMI30～35之间的2型糖尿病患者减肥手术能够使80%的患者糖尿病缓解（血糖恢复正常并且不用药物控制），而且这种效果可以持续5年以上。减肥手术术后30天手术相关的死亡率为0.28%，长期的并发症主要是营养不良、维生素和微量元素缺乏以及严重低血糖，这些因素是患者远期死亡的危险因素。因此无论采用何种手术都需要一个综合性团队来制定患者的治疗措施和严格掌握手术指针。一般认为体重指数（BMI）大于27.5、糖尿病病史小于15年、胰岛细胞有代偿功能，男性腰围大于90 cm，女性腰围大于85 cm，可以考虑手术。手术治疗肥胖型2型糖尿病血糖达标率较高，提示某些2型糖尿病患者病况是可逆转的，甚至有些患者是可能治愈。

（七）糖尿病的预防

糖尿病的预防包括一、二、三级3个层面：一级预防是预防糖尿病的发生；二级预防是预防糖尿病并发症的发生；三级预防就是减少糖尿病的致残率和死亡率，改善糖尿病患者的生活质量。严格地控制好血糖可以降低糖尿病患者慢性并发症的发生及其病死率和致残率。通过有效的治疗，可能终止或逆转早期慢性并发症的发展。以下简述糖尿病的一级预防：

1. 宣传糖尿病的防治知识　包括在一般人群中宣传糖尿病的防治知识，如糖尿病的定义、症状、体征、常见的并发症以及危险因素，提倡健康的行为，如合理饮食、适量运动、戒烟限酒、心理平衡等。首部糖尿病教育电视连续剧《抗糖路上爱相伴》将糖尿病防治知识融化在日常生活中，比较贴近实际，提高糖尿病教育的效率，受到糖尿病及其家属的喜爱，值得推广。

2. 糖尿病筛查

（1）糖尿病高危人群中加强糖尿病筛查建议采用简易糖耐量（空腹及75 g无水葡萄糖2 h）筛查。一旦发现有糖耐量受损（IGT）或空腹血糖受损（IFG），应及早实行干预，以降低糖尿病的发病率。防治糖尿病并发症的关键是尽早和尽可能地控制好患者的血糖、血压、纠正血脂紊乱和肥胖、戒烟等导致并发症的危险因素。筛查对象包括：

1）有糖尿病家族史者。

2）年龄≥45岁，BMI≥24，以往有IGT或IFG者。

3）有高密度脂蛋白胆固醇降低（≤35 mg/dL，即0.91 mmol/L）和/或高甘油三酯血症（≥250 mg/dL，即2.75 mmol/L）者。

4）有高血压（成人血压≥140/90 mmHg）和/或心脑血管病变者。

5）年龄≥30岁的妊娠妇女；有妊娠糖尿病史者；曾有分娩巨大儿（出生体重≥4 kg）者；有不能解释的滞产者；有多囊卵巢综合征的妇女。

6）常年不参加体力活动者。

7）使用一些特殊药物者，如糖皮质激素、利尿剂等。

（2）一般人群的筛查：

1）体检，如单位集中体检、产前体检、婚前体检、出国前体检等。

2）通过各级医院门诊检查。

3）对于一些因大血管病变、高血脂、肥胖及其他与糖尿病有关的疾病住院者，进行常规筛查。

4）加强对非内分泌专科医师的培训，使之能尽早发现糖尿病。筛查的方法可采用空腹血糖（FPG）或口服75 g葡萄糖负荷后2小时血糖（2hPG）。

3. 糖耐量受损的干预　饮食治疗及运动。二甲双胍及α-葡萄糖苷酶抑制剂可减少糖耐量受损者糖尿病的发生。

4. 一级预防的目标

（1）提高糖尿病的检出率，尽早发现和及时处理糖尿病。

（2）纠正或减少可控制的糖尿病危险因素，预防或降低糖尿病的发生。

（皮　仙）

第二节　1 型糖尿病

1 型糖尿病（T1DM）特指因胰岛 β 细胞破坏而导致胰岛素绝对缺乏，具有酮症倾向的糖尿病，约占糖尿病患者的 5% 。T1DM 可以在任何年龄段表现出来，但最典型的出现在儿童时期，尤其是青春期前后，是儿童及青少年期最常见的糖尿病类型，占 80% ~90% ，有 1/4 的病例发生于成人。

一、流行病学

T1DM 在全球广泛流行，且发病率在全球呈上升趋势，预计每年有 9 万儿童被确诊为 T1DM。虽然我国是世界上 T1DM 发病率最低的国家之一，但由于我国的人口基数大，T1DM 的绝对人数仍是一个庞大的群体。

儿童期 T1DM 的发病率因地域、年龄、性别、家族史和种族的不同而不同。

1. 地域差异　儿童期 T1DM 的发病率在全球范围内有差异。中国 T1DM 的患病率具有北高南低的特点。在欧洲，风险也似乎随着地理纬度的增加而增加。然而，纬度相近的相邻地区的发病率也可能存在较大差异，提示存在环境等其他危险因素及发病机制的复杂性。我国大城市如上海和北京的发病率显著高于其他非少数民族自治区的中小城市，城市市区儿童的发病率显著高于郊县和农村，这可能与城市生活水平、与污染物接触及就医条件等有关。

2. 年龄和性别　6 月龄以内婴儿很少发病，发病一般从 9 月龄开始并持续升高。儿童期 T1DM 发病年龄呈"双峰"分布，一个发病高峰出现在 4 ~6 岁，第二个高峰出现在青春期早期（10 ~14 岁），总的来说，约 45% 的患儿于 10 岁前发病。我国 T1DM 在 10 ~14 岁年龄段的发病率最高。男性和女性的发病率趋于相似，但由于发病率随着年龄的增长而增加，而发病高峰出现在青春期，因此女孩发病率高峰早于男孩。而青春期后，女性的发病率显著下降，但男性在 29 ~35 岁之间的发病率仍然较高。因此，在 20 岁及以上的人群中，男性被诊断患有 T1DM 的人数是女性的 2 倍。2013 年中国不同性别的 T1DM 校正发病率分别为男性 0. 95/（10 万·年），女性 0. 81/（10 万·年）。

3. 时间趋势　近期报道称在全球范围内，儿童期 T1DM 的发病率逐渐增高，欧洲、中东和澳大利亚的发病率以每年 2% ~5% 的速度上升。2000 年，中国儿童 T1DM（小于 15 岁）的标化发病率为 0. 57/（10 万·年），2013 年这一数据则为 1.9/（10 万·年）。在美国，大多数年龄组和种族人群中的 T1DM 整体发病率也在上升，平均每年增长大约 2% ；与非西班牙语裔白人青年相比，西班牙语裔白人青年的发病率增长更高。这种增加似乎主要见于幼儿，T1DM 发病率的增加表明环境因素起了重要作用，但具体致病因素的作用仍不明确。

4. 种族　世界各国的 T1DM 发病率不一致，北欧国家尤其以芬兰发病率最高，约占全球发病的 20% ；东亚、中国及委内瑞拉发病率最低。我国是一个多民族的国家，民族间的差异也很大，维吾尔族、哈萨克族和回族的发病率较高。

二、发病机制

1. 遗传易感性 大多数 T1DM 为多基因遗传。T1DM 的主要易感基因是主要组织相容性复合体（MHC）位点上的 IDDM1 基因，位于染色体 6p 的白细胞抗原（HLA）区域。有多个基因的多态性可影响自身免疫性 T1DM 的发生风险，包括人类 HLA – DQα 基因、HIA – DQβ 基因、HIA – DR 基因、前胰岛素原基因、蛋白酪氨酸磷酸酶非受体型 22（PTPN22）基因、细胞毒性 T 淋巴细胞相关蛋白 4（CTLA – 4）基因等。具有 HLA – DR 和 HLA – DQ 基因型（HLA – DR – DQ）的个体存在两种或两种以上自身抗体和罹患 T1DM 的风险增加。1 型糖尿病患者的近亲发生 1 型糖尿病的终生风险显著增加，患者的后代患病风险平均约为 6%，同胞为 5%，单卵双胞为 50%，而无家族史的个体患病风险仅为 0.4%。

2. 自身免疫 自身免疫性 T1DM 很可能有多种致病方式并且其中的大多数受 HLA – Ⅱ类抗原影响。这类疾病大多与对自身抗原缺乏免疫耐受而引起的免疫异常相关。携带特异的 HLA – Ⅰ 及 Ⅱ 类分子免疫异常的患者更容易将胰岛细胞作为自身抗原的靶器官。这在自身免疫性胰岛损伤的启动或进展中发挥重要作用。其中重要的自身抗原有谷氨酸脱羧酶（GAD65）、胰岛素瘤相关抗原（IA）–2 和锌转运蛋白 8（ZnT8）等。其他与 T1DM 的自身抗原包括胰岛细胞自身抗原 69kD（ICA69）、IGRP、嗜铬粒蛋白 A（ChgA）、胰岛素受体、热休克蛋白、抗原 jun – B16、CD38、外周蛋白和胶质原纤维酸性蛋白（GFAP）。细胞免疫在 T1DM 中也发挥重要作用。对于胰腺 β 细胞特异性自身免疫反应的调控，自然加工的胰岛细胞自身抗原表位是效应 T 细胞和调节性 T 细胞的靶点。特别是对于可被 CD4 + T 细胞识别的、自然加工的 HLA – Ⅱ类等位基因特异性抗原表位，它们相当于 IA –2 胞内结构域。另外 T1DM 临近发病时血液中会出现过多的树突状细胞质细胞样亚群，并且这些亚群具有捕获胰岛自身抗原性免疫复合物，以及增加自身抗原驱动的 CD4 + T 细胞活化的独特能力。这表明了 T1DM 中浆细胞样树突状细胞和 IA –2 自身抗体有协同促炎作用。

3. 环境因素 环境影响是 T1DM 发生的另一个重要因素。自身免疫性 T1DM 的发病率出现了迅速增加即是最佳证据。一些妊娠相关因素和围产期因素与 T1DM 的风险小幅增加有关。包括产妇年龄 >25 岁、子痫前期、新生儿呼吸系统疾病和黄疸；低出生体重可降低 T1DM 发生的风险。

4. 其他 感染已被证实与 T1DM 发病率升高相关。环境因素中的病毒感染、包括风疹病毒、巨细胞病毒、柯萨奇 B 病毒、腮腺炎病毒、腺病毒以及脑炎心肌炎病毒等与 T1DM 发病关系较为密切。免疫接种、膳食习惯、社会经济地位、肥胖、维生素 D 缺乏、母亲年龄、围生期因素及出生体重均可能与 T1DM 风险增加相关，但这些相关性均未得到证实，有些甚至在不同研究中结果相矛盾。

三、病因分类

根据病因，可将患者分为自身免疫性和特发性 T1DM。

T1DM 患者的胰岛素缺乏最常见的原因是胰岛 β 细胞的自身免疫破坏，称为"自身免疫性 T1DM"，占 70% ~90%。大部分 T1DM 患者 β 细胞的破坏迅速，但也有部分进展较为缓慢，即成人隐匿性自身免疫性糖尿病（LADA），其临床表现、诊断和治疗均具特殊性。

有 T1DM 临床特征但检测不到自身抗体的患者被归类为特发性 T1DM，约占 15%，在这些患者中，没有自身免疫 β 细胞破坏的证据，也未识别出其他病因，如爆发性 T1DM。出于迄今单基因糖尿病仍未被充分认识的基础上，特发性 T1DM 的诊断应慎重，包括那些在幼年诊断的糖尿病病例，基因检测是有必要的。

四、诊断依据

T1DM 目前尚无确切的诊断标准，主要根据临床特征和起病初期的胰岛功能来诊断。支持 T1DM 诊断的临床特征包括：①起病年龄：大多数患者 20 岁以前起病，但也可以在任何年龄发病；②起病方式：起病较急，多数患者"三多一少"症状较为典型，部分患者直接表现为脱水、循环衰竭或昏迷等酮症酸中毒的症状；③治疗方式：依赖胰岛素治疗。一般在临床上青年起病，发病较急，"三多一少"症状明显，且伴有酮症或酮症酸中毒者，应警惕 T1DM 可能，先给予胰岛素治疗，定期观察患者对胰岛素治疗的依赖程度，同时注意与其他类型的糖尿病相鉴别，最终根据治疗后的临床表现特别是对胰岛素治疗的依赖程度确定分型。

临床上常用的评价胰岛功能的方法为测定空腹及餐后（或其他刺激后）的 C 肽水平，这尤其适用于使用外源性胰岛素治疗的糖尿病患者。目前尚无界定 T1DM 患者的 C 肽节点，但国内外学者倾向于认为多数经典 T1DM 患者发病 1 年后，其血清 C 肽水平多低于检测下限值。

T1DM 与 T2DM 的鉴别诊断具有很大的挑战性，特别是在肥胖和成年人中。目前鉴别这两种疾病的最佳标准在于胰腺自身抗体。胰腺自身抗体是 β 细胞遭受免疫破坏的标志物（并非具有致病性），是诊断自身免疫性 T1DM 的关键指标，特征性自身抗体主要为抗谷氨酸脱羧酶（GADA）、抗胰岛素瘤相关抗原2（IA2A），抗锌转运蛋白8（ZnT8A）等，其中以 GADA 的敏感性最高。胰腺自身抗体在非 T1DM 患者中的阳性率通常不到 1% ~ 2%，这些自身抗体的存在提高了 T1DM 的诊断敏感性。随着胰腺自身抗体检测技术的推广，部分既往临床诊断为 T2DM 患者被重新诊断为 LADA。在中国 18 岁以上新发初诊 2 型糖尿病患者中 LADA 的比例约为 6.0%。这提示某些特定人群中实际的 T1DM 病例数量可能被严重低估。然而，没有胰腺自身抗体并不能排除 T1DM，可考虑为特发性 T1DM 的可能。

五、自然病程

自身免疫性 T1DM 的发展过程可从具有遗传易感性及环境危险因素开始到胰岛 β 细胞完全破坏结束，人为将其分为三个阶段：第一阶段为 T1DM 前期，特点是存在自身抗体及 β 细胞质量下降，但没有血糖异常；第二阶段同时存在自身抗体和血糖异常，但无明显的高血糖症状（如多尿、口渴、饥饿和体重减轻）；第三阶段为症状性 T1DM，存在自身抗体且患者出现明显的高血糖症状。β 细胞导向性自身免疫，以存在针对 β 细胞自身抗原的自身抗体为标志，通常在 β 细胞丢失前数月至数年出现。

六、临床表现

儿童 T1DM 有几种不同的表现形式。在大多数人群中，高血糖不伴酸中毒是最常见的临床表现，患者通常会出现多尿、烦渴、体重减轻。其他临床表现还包括会阴部假丝酵母菌病，这是一种在幼儿和女孩中相对常见的主诉症状。视物模糊很常见，长期高血糖的儿童可能会发生白内障。因为感染会促进始发症状，所以症状可能也包括感染的征兆，如发热、咽痛、咳嗽或排尿困难等。

糖尿病酮症酸中毒是 T1DM 第二常见的临床表现形式，其症状与无酸中毒的患者相似，但通常更严重。据报道，儿童期 T1DM 首发表现为 DKA 的概率约为 30%，波动于 15% ~ 67% 之间。

在儿童，通常始发症状持续一个很短的时间，所以家人大多数能确定具体的发病日期。有些儿童甚至在出现临床症状之前就被诊断为 T1DM，这种情况很少见，通常发生于有血缘关系密切的家族成员患有 T1DM 而被密切监测的儿童。成人发病的 T1DM，始发症状可比较隐匿，在数周至数月才出现症状。

值得注意的是，T1DM 患者也可以表现出胰岛素抵抗，即 T1DM 患者的空腹胰岛素或 C 肽水平高，这是 T2DM 最常见的特征，但不同于 T2DM 的是，T1DM 葡萄糖刺激性胰岛素分泌减少。没有一套标准或诊断试验能够完全鉴别 T1DM 和 T2DM。因此，这两类糖尿病的鉴别需要结合临床表现和病史，常辅以实验室检查。

七、特殊类型的 T1DM

1. 成人隐匿性自身免疫性糖尿病　属于自身免疫性 T1DM 的一种亚型。LADA 常见临床特征：①年龄 >30 岁；②有自身免疫性疾病家族史或个人史；③与 T2DM 相比，较少代谢综合征表现；④在心血管结局方面与 T2DM 无差异性；⑤C 肽水平下降比 T1DM 慢；⑥GADA 抗体阳性是最敏感的指标，其他自身抗体相对阳性率较低；⑦在起病时并不依赖胰岛素，但在数月至数年后发展为胰岛素依赖。基因分型分析发现，LADA 与 T1DM 和 T2DM 具有一些相同的遗传特征。例如，LADA 患者与 T1DM 患者一样具有 HLA - DQB1 基因型的风险频率增加，以及与 T2DM 患者一样具有转录因子 7 样 2（TCF7L2）基因变异型的风险频率增加。因此，LADA 的胰岛素缺乏程度介于 1 型和 2 型糖尿病之间。LADA 的胰岛素缺乏程度介于 T1DM 和 T2DM 之间。LADA 患者是异质性群体，个体在抗体滴度、BMI 和进展至胰岛素依赖的发生率方面存在差异。与 GADA 滴度低的患者相比，GADA 滴度高的患者通常 BMI 较低，内源性胰岛素分泌较少，并且更迅速地进展至胰岛素依赖。

2. 暴发性 T1DM　属于特发性 T1DM 的一种亚型。该病来势凶猛，常有感染、药疹或妊娠等诱因，进展迅速，预后极差。诊断标准：①出现高血糖症状 1 周内发生酮症或酮症酸中毒；②血清空腹 C 肽 <0.1 nmol/L，而餐后 2 小时（胰高糖素释放试验）C 肽 <0.17 nmol/L；③初诊时血糖 >16 mmol/L 而 HbA1c <8.5%。以上三条需同时具备方能诊断。如果在临床上见到患者血糖极高、进展迅速、病情危重的患者，伴有胰酶升高，要考虑暴发性 T1DM。

3. 1 型自身免疫性多发性内分泌病　罕见，这种综合征包括 T1DM、黏膜皮肤念珠菌病、甲状旁腺功能减退症、艾迪生病（Addison disease）及肝炎。患者大多有 21 号常染色体自身免疫调节子（AIRE）基因突变。

4. X 染色体连锁的多发性内分泌腺病、肠病伴免疫功能失调综合征　X 染色体连锁的多发性内分泌腺病、肠病伴免疫功能失调综合征（IPEX）罕见，该综合征的特征为淋巴细胞浸润多器官，侵犯胰岛导致胰岛炎及 β 细胞破坏，侵犯消化道引起淋巴细胞肠炎，伴扁平绒毛增生及严重的吸收不良。这是一种 X 连锁的隐性遗传性疾病，只发生于男性患儿。该病是由编码叉头框蛋白 P3（FOXP3）的基因突变引起的。

八、治疗

（一）治疗原则

1. 治疗目标

（1）避免症状性高血糖和低血糖症。

（2）尽早对升高的 HbA1c 水平进行干预。

（3）预防家长或孩子由于糖尿病产生的心理问题。

（4）预防青春期代谢恶化。

（5）提供积极的医疗服务和糖尿病管理知识。

（6）维持正常的生长和发育。

2. 血糖控制目标　降低高血糖和防止低血糖是 T1DM 血糖控制的两大目标，因此目前公认的血糖控制标准是，在最少发生低血糖风险的情况下应使患者的血糖尽可能接近正常水平。对于儿童和青春期患者，HbA1c 目标值 <7.5%，对于大多数 T1DM 成人患者，HbA1c 目标值为 7%，对于老年人以及有严重低血糖病史、无症状性低血糖、合并症多或期望寿命有限的患者，HbA1c 目标值一般会更宽松。某些积极配合的 T1DM 患者以及妊娠期患者可能需要更严格的血糖控制。

3. 临床管理原则　T1DM 患者标准治疗包括膳食、运动干预和生理性胰岛素替代治疗相配合，需要频繁监测血糖。除糖尿病专科医师的指导以外，T1DM 或其亲属需要掌握饮食、运动、生长发育、血糖监测、胰岛素注射方法、急慢性并发症识别和预防以及心理调整等多个方面的知识，即应给予患者和至少一名家庭成员进行糖尿病自我管理教育（DSME）。由于 T1DM 患者多为儿童或青少年，因此应特别强调父母或监护人在糖尿病管理中的作用。DSME 的基本原则包括：①应根据需要随时给予个体化、有针对性的自我管理教育指导，尤其应关注学龄期、青春期、婚育期等时期生理、心理的教育和辅导。②定期组织开展小组式的管理经验交流有助于患者的社会交流和信心培养。③重视家庭成员对 DMSE 知识的掌握，对于年轻患者的糖尿病管理有重要的支持作用和意义。④应建立由多专业医务人员组成的糖尿病教育和支持团队。建议由内分泌科、儿科、心理科、营养科、眼科、肾内科、产科等多个专科医师以及糖尿病专业教育护士等组成，并根据患者不同时期，不同疾病状态的需要给予相关的、持续的专业辅导。

（二）胰岛素治疗

T1DM 患者由于胰岛功能基本丧失，必须终身采用胰岛素治疗维持生命和控制高血糖。胰岛素治疗目标是提供符合生理特点的胰岛素，方法包括给予基础胰岛素（包括胰岛素泵）以及在餐时给予速效或短效胰岛素。选择每日多次注射（MDI）还是通过泵持续皮下给予速效胰岛素制剂（CSII），主要取决于患者偏好、生活方式和费用。

1. 胰岛素的治疗方案及选择　推荐所有 T1DM 患者尽早使用强化胰岛素治疗方案，通过强化胰岛素治疗，控制体重和自我管理教育等方式，可以降低患者多种慢性并发症的发生。常见的强化方案包括以下几种：

（1）基础加餐时胰岛素治疗（MDI 方案）是目前 T1DM 最常用的强化方案。根据正常人的胰岛素分泌模式，一般三餐前用短效胰岛素或胰岛素类似物，提供随进餐所需的胰岛素高峰浓度，睡前用中效胰岛素（有些患者需要早餐前也注射一次）或长效胰岛素类似物，提供夜间及次晨基础状态下胰岛素血浓度。餐前胰岛素剂量相对灵活，即可根据即将进餐的食量事先调整下一餐前胰岛素的剂量。对于进食不规律的学龄前患儿可在餐后根据进食量立即注射速效胰岛素类似物。

（2）持续性皮下胰岛素输注（CSII 方案），也称为"胰岛素泵治疗"，是采用人工智能控制的胰岛素输入装置，通过持续皮下输注胰岛素的方式，模拟胰岛素的生理性分泌模式从而控制高血糖的一种胰岛素治疗方法，更有利于 HbA1c 控制和生活质量的提高，减少严重低血糖的发生风险。胰岛素泵治疗适合 MDI 控制不佳的 T1DM，尤其是血糖波动大，反复发生酮症酸中毒，频繁的严重低血糖和/或低血糖昏迷及"黎明现象"明显的患者。胰岛素泵治疗时可选用的胰岛素为短效胰岛素或速效人胰岛素类似物，NPH、长效及预混胰岛素不可使用。与 MDI 相比，CSII 的治疗相关花费明显增高。CSII 只有在有很好的糖尿病自我管理能力和很强的良好控制血糖意愿的患者中使用才能发挥出其独特的优势。

非强化胰岛素治疗方案包括每天 2 次预混胰岛素及每天 1 次中效或长效胰岛素方案，但在 T1DM 患者中不推荐使用这些方案，仅在少数蜜月期患者可短期使用。

2. 胰岛素的剂量与调整　一般来说，缓解阶段 T1DM 患者每日胰岛素总量通常 <0.5 IU/（kg·d），青春期前儿童通常需要 0.7~1.0 IU/（kg·d），青春期需求可能使胰岛素量大幅上升，超过 1.0 IU/（kg·d），甚至高达 2.0 IU/（kg·d）。对于儿童和青少年而言，胰岛素的"正确"剂量是达到最佳血糖控制而不引起明显低血糖反应，同时能保障其正常发育。在初始胰岛素剂量的设定时，MDI 治疗方案中，中效或长效胰岛素可能占日总剂量的 30%~50%，其余的 50%~70% 的常规或超短效胰岛素分配在餐前给药。初始时可以按照 3 餐 1/3，1/3，1/3 或者 1/5，2/5，2/5 分配。使用胰岛素泵治疗方案的患者，可根据平时血糖水平以及体重情况确定初始推荐剂量，一般为 0.4~0.5 IU/（kg·d）。按照全天胰岛素总量的 40%~60% 设定基础量，根据血糖控制的需要可设置为一个或多个时间段，在运动或某些特殊情况时，可相应地设定临时基础输注率。剩余胰岛素可按照 1/3，1/3，1/3 或者 1/5，2/5，2/5 分配至 3 餐前注射。临时进餐前可根据食物中碳水化合物含量和碳水化合物系数（即该患者每 1 单位胰岛素所能平衡的碳水化合物克数）计算临时胰岛素注射量，血糖高于目标血糖值时可以通过校正胰岛素注射量来加强血糖的控制。每天 2 次预混胰岛素治疗方案中，通常早晨需要的胰岛素量较多（约 2/3）而晚上较少（约 1/3）。这个方案中约有 1/3 的胰岛素剂量为短效胰岛素，大约 2/3 为中效胰岛素，但该比例会随着年龄增长和生长发育而改变。

胰岛素剂量调整的原则是根据血糖监测结果进行个体化的调整。血糖控制的成功与否与许多因素有关，其中最主要的是与患者的进食量、活动量及胰岛素用量三者间的平衡密切有关。如餐前血糖高应增加前一餐前的短效胰岛素剂量，餐后血糖高则增加本次餐前的胰岛素剂量，睡前血糖高，应增加晚餐前胰岛素剂量；如血糖偏低，则可相应地减少胰岛素剂量。餐前大剂量的准确计算要根据饮食种类、数量、特别是碳水化合物含量，以及进食后体力活动量的大小来确定。若早晨高血糖又不能判断原因时，应加测凌晨 3~5 点的血糖，如属"黎明现象"则增加睡前中效或长效胰岛素 1~2 U；如属"Somogyi 效应"，应减少睡前中效或长效胰岛素 1~2 U。黎明现象在青春期 T1DM 患者最为常见，较难处理，如黎明现象不影响糖化血红蛋白达标则可以不做处理。

（三）血糖监测

血糖监测是将血糖安全地控制在目标范围的重要手段之一。自我血糖监测（SMBG）是 T1DM 强化治疗的必要组成部分，是指导胰岛素给药的依据，并且帮助了解各种食物对血糖波动的影响，减少低血糖或高血糖的风险，帮助患者应对其他疾病或应激等对血糖的影响，调节自我行为干预，利于与医师共同制定个体化生活方式干预和优化药物治疗方案。循证证据已证实在采用胰岛素治疗的患者中应用 SMBG 能改善血糖控制、并可能减少糖尿病相关终点事件。

连续血糖监测（CGM）是通过监测皮下组织间液葡萄糖浓度反应血糖水平，提供连续、全天的血糖信息，有助于了解连续数天血糖波动的趋势，对 T1DM 患者有帮助，尤其是有频繁或严重低血糖且发生过无症状低血糖的患者。由于存在可靠性问题且某些仪器需要校准，使用 CGM 时至少偶尔仍需检测指尖血糖。

CSII 可与 CGM 结合，向患者提供更多血糖信息，帮助他们更好地根据情况决定胰岛素用量。这种方法被称为传感器增强型胰岛素泵治疗。闭环式胰岛素给药系统（混合式"人工胰腺"）即为胰岛素泵/CGM复合系统，使用该系统的"自动"模式，会应用算法确定每5分钟自动给予或不给予微量速效胰岛素，但患者仍需确定并给予餐前胰岛素剂量。此外全自动双激素系统（"人工胰腺"）而在临床试验阶段。这是一种基于连续血糖感应的全自动闭环式胰岛素给药系统，一个泵给予胰岛素，另一个泵给予胰高血糖素。

（四）胰腺移植与胰岛移植

胰腺移植和胰岛移植是目前唯一可部分或完全恢复生理性胰岛素分泌的治疗方法。胰腺移植最常在某些糖尿病合并终末期肾病的患者中与肾移植同时进行，肾移植后胰腺移植和单独胰腺移植较少实施。接受移植的目的是为了不再依赖胰岛素、提高生存质量并减少继发性并发症。

推荐胰腺移植用于治疗T1DM的指征为：①糖尿病合并尿毒症或即将进展为尿毒症准备接受肾移植术患者，这类患者可以行胰肾联合移植或肾移植后胰腺移植。②单纯胰腺移植仅适用于以下情况：频繁出现严重的急性并发症包括低血糖、严重高血糖、酮症酸中毒；由于临床或精神原因导致外源性胰岛素无法使用者。胰腺移植术后并发症的发生率高，包括术后血栓形成、移植局部感染、移植胰腺炎、吻合口漏和排斥反应等，占胰腺移植失败原因的9%。急性排斥反应和慢性排斥反应是引起移植胰腺功能丧失的主要原因。

胰岛移植是将供着胰腺中的胰岛经体外提取和纯化后通过门静脉移植到肝脏，以弥补严重胰岛功能丧失，改善脆性糖尿病状态，稳定糖代谢，胰岛移植用于治疗T1DM的指征包括：①年龄18~65岁；②血清C肽<0.3 ng/mL或100 pmol/L；③需要强化胰岛素治疗（血糖测定≥3次/天，注射胰岛素≥3次/天，或需装置胰岛素泵）；④近12个月内发生1次以上严重低血糖事件；⑤糖尿病患者因肾功能不全行肾移植时间≥3个月，目前采用免疫抑制剂治疗，肾功能稳定，胰岛移植前3个月肌酐不超过正常上限的1.3倍。

（童慧昕）

第三节　特殊类型糖尿病

特殊类型糖尿病是糖尿病病因研究中进展最快的部分。一些被隐藏在1型糖尿病（T1DM）、2型糖尿病（T2DM）和妊娠糖尿病中的特殊类型糖尿病因为病因被阐明而重新划分至特殊类型糖尿病，使得特殊类型糖尿病的种类数不断增长。特殊类型糖尿病的病因明确，体现了高血糖分子病因机制的极度异质性。

一、分型

目前所确认的特殊类型糖尿病分为8个亚型：

1. β细胞功能基因缺陷　如青年人中的成年发病型糖尿病（MODY）、线粒体DNA。

2. 胰岛素作用遗传性缺陷　如胰岛素基因突变；胰岛素受体缺陷A型胰岛素抵抗，妖精综合征，脂肪萎缩性糖尿病等。

3. 胰腺外分泌病　如胰腺炎症、外伤、手术、肿瘤、血色病、胰腺囊性纤维病。

4. 内分泌疾病　如肢端肥大症、库欣综合征、胰高糖素瘤、嗜铬细胞瘤和甲状腺功能亢进症等。

5. 药物或化学品所致糖尿病　如杀鼠药、烟酸、糖皮质激素、甲状腺激素、噻嗪类药物、苯妥英钠等。

6. 感染所致糖尿病　如风疹、巨细胞病毒等。

7. 罕见的免疫介导糖尿病　如 Stiffman 综合征，抗胰岛素受体抗体（B 型胰岛素抵抗）等。

8. 伴糖尿病的其他遗传综合征　如唐氏综合征、克兰费尔特综合征（Klinefelter syndrome）、特纳综合征（Tumer syndrome）、Wolfram 综合征、Lawrence Moon Beidel 综合征、普拉德·威利综合征（Prader-Willi syndrome）和亨廷顿病（又称亨廷顿舞蹈症，Huntington chorea）、卟啉病等。

二、发病机制

1. β 细胞基因缺陷　有些特殊类型伴有 p 细胞的单基因缺陷。如 MODY，发病年龄常在 25 岁之前，伴轻度高血糖症，是常染色体显性遗传，在不同染色体上的基因位点发生异常。MODY 1 – 11 相关基因如下：①染色体 12 上的肝细胞核因子（HNF – 4α）；②染色体 7p 上的葡萄糖激酶基因；③染色体 20q 的 HNF – 1；④染色体 13 的胰岛素启动因子（IPF – 1）；⑤染色体 17 上的肝细胞核因子 1β（HNF – 1β）；⑥第 2 染色体的神经源性分化因子/β 细胞 E – 盒转录激活物 2（Neuro DI/BETA2）；⑦KLF 11（Kruppel-like factor 11）；⑧CEL（Carboxyl-ester lipase）；⑨成对盒基因 4，（paired box gene4，PAX4）；⑩胰岛素基因；⑪B 淋巴细胞酪氨酸激酶基因（BLK）。新的 MODY 类型不断被发现。MODY12 和 MODY13 分别是编码 B 细胞钾通道的 ABCC8 基因和 KCNJ11 基因突变，线粒体 DNA 点变异引起糖尿病伴耳聋，最常见的变异发生在 tRNA leucine 基因的 3243 位，导致 A 至 G 的转变。

2. 胰岛素作用的基因缺陷　如胰岛素受体的变异，有些患者可伴有黑棘皮病，女患者可有男性化和卵巢囊肿，称为 A 型胰岛素抵抗。在儿童中，胰岛素受体基因变异可引起严重胰岛素抵抗，称为"妖精综合征"（leprechaunism）和"Rabson-Menden-hall 综合征"。Akt2/PKB 基因等胰岛素受体后信号转导通路异常。

3. 药物或化学品所致糖尿病　如鼠药（Vacor）和喷他脒能永久性破坏 B 细胞；烟酸和糖皮质激素可降低胰岛素的功能；IFN – α 可通过自身免疫机制诱发糖尿病。排钾利尿剂造成细胞内缺钾影响 B 细胞分泌胰岛素，并且由于骨骼肌血流量减少引起胰岛素抵抗。Vacor、喷他脒、生长抑素、可乐定、二氮嗪、α 干扰素、苯妥英钠、L – 门冬酰胺酶、去羟肌苷导致糖尿病的主要作用机制是胰岛素分泌减少；钙调磷酸酶抑制剂（他克莫司、环孢素）、排钾利尿剂、B 肾上腺素受体拮抗剂、甲状腺激素等则导致胰岛素分泌减少伴胰岛素抵抗。糖皮质激素、生长激素、口服避孕药、抗精神病药、HIV 蛋白水解酶抑制剂等主要通过导致胰岛素抵抗造成糖尿病。

4. 外分泌胰腺病　如胰腺炎、外伤、感染、胰腺手术、肿瘤、胰腺囊性纤维病、纤维钙化性胰腺病、血色病等。主要为胰腺的各种损伤或结构的改变损及 β 细胞。急性胰腺炎时胰腺广泛炎症、水肿、缺血坏死，损伤可累及胰岛。慢性胰腺炎为慢性炎症纤维化破坏胰岛组织。这种弥漫性胰腺病变不仅损伤胰岛 β 细胞，同时也可伴有胰岛其他细胞的累及。慢性胰腺炎时胰岛胰多肽细胞功能缺陷，胰多肽不足也涉及糖尿病的发生机制。囊性纤维化病为常染色体隐性遗传病，与囊性纤维化跨膜电导调节因子（CFTR）基因突变有关。血色病时胰岛中过量铁沉积可引起氧化应激，造成 β 细胞损伤。

5. 内分泌疾病　一些激素（生长激素、皮质醇、胰高血糖素、肾上腺素）可以对抗胰岛素作用。肢端肥大症并发糖尿病主要是由于生长激素过量拮抗胰岛素作用，其中胰岛素受体数量、受体亲和力改变及受体后缺陷均可能参与此过程。如果未得到治疗，胰岛 β 细胞功能亦逐渐受损下降。糖皮质激素拮抗胰岛素作用，使周围组织葡萄糖利用减少是主要发病机制。糖皮质激素还可促进肝糖分解和异生，增加肝糖输出。并可直接降低葡萄糖跨膜转运。胰高糖素瘤过量分泌胰高糖素促进糖原分解，增强糖异生，抑制肝糖原合成，增加肝糖输出。过量的胰高糖素拮抗胰岛素作用；使体内胰岛素/胰高糖素比值降低，胰岛素与胰高糖素的互相平衡被打破。生长抑素瘤过量分泌生长抑素通过抑制胰岛素分泌引起糖尿病，因其同时抑制胰高糖素、胰高糖素样肽－1、生长激素、TSH 等其他激素，故对糖代谢影响程度不一。由于儿茶酚胺、醛固酮、甲状腺激素过多既可引起胰岛素分泌减少又可造成胰岛素抵抗，嗜铬细胞瘤、原发性醛固酮增多症、甲状腺功能亢进症均可伴发糖尿病。

6. 感染　有 β 细胞趋向性的病毒可以通过直接损伤 β 细胞或者改变抗原性致病。不具有 β 细胞趋向性的病毒可以通过激活自身免疫反应导致糖尿病。也有病毒通过非 β 细胞趋向性的病毒损伤的途径导致糖尿病。例如风疹病毒和巨细胞病毒均有胰岛趋向性，可以感染 β 细胞；而丙型肝炎病毒所致的糖尿病是由于 HCV 核心蛋白引起胰岛素抵抗和肝脏脂肪变性。

7. 新生儿糖尿病　出生后 6 个月内发病的糖尿病称"新生儿糖尿病"，是一种少见的特殊类型糖尿病，临床上分为短暂性新生儿糖尿病和永久性新生儿糖尿病。永久性新生儿糖尿病出现后持续存在。Kir6.2 杂合子激活性突变是永久性新生儿糖尿病最常见的病因。30%～58% 的新生儿糖尿病由 Kir6.2 基因突变引起，突变多聚集在跨膜结构域内短的 ATP 结合区，提示 ATP 不敏感致钾通道关闭缺陷是 Kir6.2 基因突变引起永久性新生儿糖尿病的主要机制。

三、临床表现与诊断

（一）慢性胰腺炎伴糖尿病

急性胰腺炎时胰腺广泛炎症、水肿、缺血坏死，损伤可累及胰岛。慢性胰腺炎为慢性炎症纤维化破坏胰岛组织。这种弥漫性胰腺病变不仅损伤胰岛 β 细胞，同时也可伴有胰岛其他细胞的累及。慢性胰腺炎时胰岛胰多肽细胞功能缺陷，胰多肽不足也参与到糖尿病的发生机制。

（二）囊性纤维病相关糖尿病

在胰腺以及肺、小肠等的管道上皮细胞中囊性纤维病跨膜调节物调节氯离子转运，使分泌液碱化和水化。囊性纤维病时管道分泌物水化碱化障碍，以致分泌的蛋白质堵塞管腔引起多种脏器功能障碍。其中，胰腺外分泌功能不全导致吸收障碍和营养不良。胰腺内分泌功能不全引起糖尿病。囊性纤维病相关糖尿病（CFRD）起病方式可与 T2DM 相仿，病程中会发展到胰岛素明显缺乏但酮症酸中毒少见。患者在疾病早期血糖尚在正常范围内时，即可见糖负荷后胰岛素分泌减少及高峰延迟。患者多伴有营养不良表现，体重低、生长发育及青春期延迟，且肺功能较差。胰岛素治疗有助于在降糖同时维持体重，饮食上注意保证热量。

（三）肢端肥大症伴糖尿病

肢端肥大症导致的血糖升高水平不仅与生长激素水平和病程有关，也和胰岛素抵抗程度及胰岛 β 细胞趋向性的病毒细胞功能减退程度有关。肢端肥大症导致的糖尿病患者血糖较一般糖尿病更高且更难控制。肢端肥大症患者应当常规检测血糖及糖耐量试验。治疗主要是原发病治疗。

（四）库欣综合征伴糖尿病

库欣综合征的诊断基于皮质醇测定及地塞米松抑制试验。患者应当常规检测血糖及糖耐量试验以确定是否合并糖尿病或糖耐量异常。治疗主要是原发病治疗。

（五）胰高糖素瘤伴糖尿病

胰高糖素瘤表现为特征性的移行性松解坏死性红斑，糖耐量异常或糖尿病常在皮损出现前 4～5 年即发生，血糖升高程度较轻。原发病治疗可使糖耐量回复正常，手术前后或者不能手术的患者可使用奥曲肽或兰瑞肽治疗，抑制胰高糖素原转变为胰高糖素。

（六）青少年的成人起病型糖尿病

MODY 的特点是：家系内至少三代直系亲属内均有糖尿病患者，且其传递符合常染色体显性遗传规律；家系内至少有一个糖尿病患者的诊断年龄在 25 岁或以前；糖尿病确诊后至少在 2 年内不需要使用胰岛素控制血糖。目前已发现十余种基因突变与 MODY 有关，其中 MODY3、MODY2 和 MODY1 最常见，占单基因糖尿病的九成以上。CCK 基因突变导致的 MODY2 临床表型轻微，仅呈轻度高血糖，并发症患病率比 T2DM 患者低。常在常规体检或筛查时意外发现。HNF1α 基因突变导致的 MODY3 起病较早，常伴有并发症，胰岛素分泌障碍较明显，对磺脲类药物较敏感。HNF4α 基因突变导致的 MODY1 一般在 25 岁前发病。

（七）线粒体糖尿病

线粒体基因突变一般为母系遗传。大多数线粒体糖尿病表现类似 T2DM，也可呈类似 T1DM 表现，或在妊娠时发病。一般起病较早，体重低，发病初期单纯饮食控制或使用磺脲类药物有效，但之后常出现磺脲类药物继发失效。患者可伴有 MELUS 综合征的其他表现如心脏、骨骼肌及神经系统的改变。

四、治疗

明确诊断某种特殊类型糖尿病后，是否需要长期使用降糖药物与造成高血糖的病因是否可根除、相关病理生理异常是否可逆转有关。某些特殊类型糖尿病还会有特定的降糖治疗手段。

新生儿糖尿病发病时血糖高、伴有酮症或酮症酸中毒者常见，常需立刻启动胰岛素治疗。由 ATP 依赖性钾通道 Kir6.2 及 SUR1 两个亚单位基因突变引起的新生儿糖尿病可考虑试用磺脲类药物治疗，一般使用格列本脲，从每天 0.1～0.2 mg/kg 开始逐渐减少胰岛素用量直至停用胰岛素或加至格列本脲最大剂量每天 0.8 mg/kg。短暂性新生儿糖尿病在新生儿期后可以缓解或消失，可以终止治疗；但患者在儿童、青春期或成年后可能复发，并可持续终身。永久性新生儿糖尿病需要终身治疗。

MODY2 患者除妊娠期外常常不需要药物治疗，也不需要频繁监测血糖或 HbA1c。妊娠期是否启动胰岛素治疗取决于胎儿是否存在 GCK 突变。若胎儿也存在 GCK 突变，则不宜进行积极的降糖治疗。MODY1 和 MODY3 在发病早期常可使用磺脲类药物降糖，不需要胰岛素治疗。MODY5 患者对磺脲反应差，需尽早开始胰岛素治疗。线粒体糖尿病患者的胰岛 β 细胞功能下降且进行性发展，应给予胰岛素治疗。患者处于葡萄糖有氧分解减少而无氧酵解相对增加的状态，有乳酸升高的倾向，不宜使用双胍类药物或剧烈运动以及长时间的运动。

（张菊云）

第四节　妊娠与糖尿病

妊娠合并糖尿病包括妊娠糖尿病（GDM）、妊娠期显性糖尿病和妊娠前糖尿病（PGDM）。妊娠期显性糖尿病指孕期任何时间被发现且达到非孕人群糖尿病诊断标准。PGDM 指孕前已确诊的 1 型、2 型和特殊类型糖尿病。GDM 除原来可能存在一定程度胰岛素分泌缺陷或胰岛素抵抗外，通常是妊娠后半期 β 细胞储备功能不足以平衡胎盘激素引起的胰岛素抵抗所致，多发生于妊娠中晚期。妊娠糖尿病虽然没有症状，但会发生死产、巨大胎儿和产伤等合并症的危险。

一、妊娠糖尿病

妊娠糖尿病的定义：妊娠时发生的任何程度的糖代谢异常，但血糖未达到显性糖尿病的水平。不包括怀孕前已经诊断，或者患有糖尿病的患者。

（一）病因和发病机制

大多数妊娠糖尿病患者的致病原因类似 T2DM。妊娠糖尿病在妊娠早期胰岛素原水平升高，并持续到产后。妊娠糖尿病的发生除了胰岛素抵抗外，还有 β 细胞分泌胰岛素功能的损害。

（二）筛查和诊断

对于 GDM 的筛查，国内外指南普遍推荐对既往无糖尿病史的孕妇，在孕 24～28 周进行 75g 口服葡萄糖耐量试验（OGTT）。具有多种危险因素的高危对象应该在首次产检时就进行筛查。高危因素包括孕前肥胖；糖尿病高危种族，一级亲属有糖尿病史；年龄≥25 岁（占孕妇人群 90%～95%）；有不良孕产史；孕前患高血压；羊水过多、胎儿过大、反复霉菌性阴道炎和泌尿系统感染、早孕期尿糖（＋）等。如第一次筛查阴性者，则需要在妊娠 24～28 周之间重检，以防漏诊。

由于妊娠糖尿病以损伤糖耐量为主，空腹血糖水平一般正常。所以如果空腹血糖≥7.0 mmol/L 或随机血糖≥11.1 mmol/L 的患者，可能是孕前就发生了糖尿病。

（三）治疗

严格的血糖控制可以降低胎儿合并症的风险。但是控制目标过严，母亲有发生低血糖的危险，一些证据表明，控制过严亦有发生小孕龄婴儿的危险。ADA 建议的血糖控制目标值是空腹血糖＜95 mg/dL（5.3 mmol/L）和餐后 1 小时血糖＜140 mg/dL（7.8 mmol/L）或餐后 2 小时血糖＜120 mg/dL（6.7 mmol/L）。理想情况下，妊娠期 HbA1c 的目标是 6%，为防止低血糖，可以适当放宽到 7%。

医学营养治疗是妊娠糖尿病的中心环节。饮食方案受孕妇体形、体力活动量和体重增加程度的影响，血糖控制的目标不宜过严，以免引起酮血症或出现尿酮体。对于非低体重的患者，适宜中等程度的热量限制。体重在理想范围的妇女，摄入总热量开始为 30 kcal/kg 体重；低于理想体重 80% 的妇女，宜提供 40 kcal/kg 体重；体重为理想体重 120%～150% 的妇女应给予 25 kcal/kg 体重；体重为理想体重 150% 以上的妇女为 12 kcal/kg 体重。然后根据体重增加程度和是否有酮症进行调整。碳水化合物、蛋白质、脂肪分别占总热量的 35%～45%、20%～25% 和 35%～40%。妊娠糖尿病妇女早餐后的碳水化合物耐受最差，严格地限制早餐的碳水化合物有助于改善早餐后血糖控制。

约 50% 的妊娠糖尿病妇女经单纯的饮食控制后血糖可能仍未达标，需用胰岛素治疗。胰岛素是目前 GDM 患者的标准治疗药物。大多数妊娠糖尿病患者需要 0.7 U/（kg·d），分三次注射。与非妊娠患者一样，2/3 剂量在早餐前，1/3 剂量在晚餐前注射，短效和中效（或长效）胰岛素的比例为 1∶2。从妊娠 20～24 周至 30～32 周，胰岛素剂量约增加 50%。妊娠 30 周以后胰岛素需要量趋于稳定。美国糖尿病协会（ADA）指南提出二甲双胍和格列本脲可以通过胎盘，因此不再作为一线用药。

运动疗法可以有效增强患者对胰岛素的敏感性，促进葡萄糖的吸收和转化，进而达到降糖的目的。

GDM 患者可以在餐后进行适当的运动锻炼，控制运动时间约为 30 分钟，且在运动过程中保证心率低于 120 次/分。

　　与非糖尿病孕妇比较，妊娠糖尿病孕妇发生高血压、蛋白尿、水肿、先兆子痫或子痫的概率增高，因此围产期除了控制血糖外，还要监测这些合并症的指标。从妊娠 36 周开始，每周进行一次生物物理检查，超声检查通常在妊娠 38 周施行，原因是大孕龄胎儿准备引产和巨大胎儿准备剖宫产。正常孕龄大小胎儿可以等到妊娠 40 周时再处理，大多数产科专家建议妊娠糖尿病孕妇在妊娠 40~41 周分娩。

　　应用胰岛素治疗的妊娠糖尿病患者，分娩时间最好选在早晨，平时晚餐注射的胰岛素不变，分娩日早晨的胰岛素暂停，如果产程延长，可注射平时早餐胰岛素剂量的 25%~30%。如果母亲空腹血糖 > 110 mg/dL，可以考虑胰岛素静脉滴注，因为母亲高血糖可引发新生儿高胰岛素血症和产后低血糖。如果母亲注射胰岛素并且能自然分娩，应该输注葡萄糖并维持血糖水平在 80~110 mg/dL，以预防母亲低血糖。

　　妊娠期的高血糖在分娩后即可下降，因此可停用胰岛素。妊娠时糖尿病的发生越早和胰岛素剂量越大的患者，产后完全恢复的可能性越小。在患者出院前应该检查一次血糖，确定血糖水平已经恢复正常。出院后血糖升高者应该尽早到医院行葡萄糖耐量试验，但不必测糖化血红蛋白。妊娠糖尿病患者在产后是发生 2 型糖尿病的高危人群，应该进行干预以延缓或预防糖尿病的发生。ADA 指南推荐，有 GDM 病史的妇女即使产后 4~12 周 75g OGTT 结果正常，也应每 1~3 年筛查 1 次，以确定是否发展为糖尿病或糖尿病前期状态。

二、妊娠前糖尿病

　　妊娠前糖尿病是患者在妊娠前即存在的糖尿病。糖尿病妇女妊娠时可伴发包括视网膜病变、肾病、神经病变、非感知性低血糖、高血压和高胆固醇血症等并发症，母亲的年龄、肥胖、不良生活习惯（如吸烟）和血糖控制不良都是相关危险因素。PGDM 未经控制在孕早期可能导致胎儿自然流产、胎儿畸形和胎儿发育异常。

（一）糖尿病妇女受孕前的准备

　　1 型和 2 型糖尿病在受孕前应将血糖控制在接近正常水平，HbA1C 控制在 7% 以下，以减少先天性畸形和自然流产的危险。准备受孕的妇女应该提前到糖尿病和妊娠专科门诊咨询。咨询的内容包括母亲和胎儿风险的评估和降血糖治疗如何达标。母亲的风险评估包括眼科散瞳检眼镜检查和处理。评估其他合并症，并积极进行治疗。

（二）糖尿病妊娠期的治疗

　　ADA 推荐 1 型或 2 型妊娠前糖尿病患者的血糖控制目标同 GDM 患者：空腹血糖 < 95 mg/dL（5.3 mmol/L）和餐后 1 小时血糖 < 140 mg/dL（7.8 mmol/L）或餐后 2 小时血糖 < 120 mg/dL（6.7 mmol/L）。

　　1. T1DM 和 T2DM 患者孕期首选胰岛素治疗　每日多次注射或胰岛素泵技术都可用于伴有 1 型糖尿病的妊娠。患有 1 型或 2 型糖尿病的妇女应在妊娠前 3 个月服用低剂量的阿司匹林 60~150mg/d（通常剂量 81mg/d），以降低先兆子痫的风险。

　　2. 胎儿监测　在妊娠 15~21 周做三维扫描以评估神经管缺损和其他先天性畸形，妊娠 18 周时做胎儿径线测量。妊娠 20~22 周做超声心动图，筛查心血管缺损。妊娠后三个月开始胎儿监测，包括非

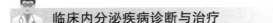

应激性试验、生物生理试验和母亲检测胎动，以降低死胎的风险。根据血糖控制状态、合并糖尿病肾病或高血压以及胎儿生长情况决定胎儿监测的次数和频率。

3. 生产和/或剖宫产前维持血糖水平正常十分重要　分娩前一天晚上，睡前胰岛素应该如常注射，待产日早晨可给予小剂量中效胰岛素，如受孕前剂量的1/3；或停用中效胰岛素，改用短效胰岛素静脉滴注，并调整剂量以维持血糖正常。胰岛素泵使用者，如果针头埋在股部或臀部皮下，可以保留基础量不变；如果血糖下降至4.4 mmol/L以下，应该减少基础量；如果血糖水平在6.1 mmol/L以上，停用胰岛素泵，改用胰岛素静脉滴注。

4. 产后血糖监测　产后胰岛素敏感性即可升高，胰岛素需要量通常下降至受孕前剂量以下。为了减少发生严重低血糖的危险，产后24小时内的胰岛素剂量应为受孕前的1/3 ~ 1/2。产后2周胰岛素需要量已稳定，宜对血糖进行精细调整。哺乳母亲的胰岛素需要量可能仍较低，应该计算碳水化合物需要量以防止哺乳期低血糖。产后6周复诊，须处理合并症和其他存在的疾病。

（宫成军）

第七章　代谢性骨病

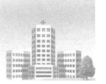

第一节　佝偻病

一、维生素 D 缺乏性佝偻病与骨质软化症

维生素 D 缺乏性佝偻病（vitamin D-deficiency rickets）和骨质软化症（osteomalacia）均是骨基质矿化障碍为主的一种代谢性骨病。发病缓慢，表现为骨组织矿物质缺乏，未钙化骨基质的骨组织过多集聚。病变发生在生长中的骨骼，称之为"佝偻病"，多发生于 3 个月至 2 岁的婴幼儿。如果发生在骨生长停止的成年人，则称为"骨质软化症"。

（一）病因与发病机制

1. 日光照射不足　日光的紫外线照射皮肤可以合成维生素 D_3。7 - 脱氢胆固醇在紫外线的作用下形成维生素 D_3 原，然后在体温作用下维生素 D_3 原转变为维生素 D_3。维生素 D_3 在肝脏形成 25 - （OH）D，在肾脏进一步形成 1, 25 - （OH）$_2D_3$。如日照不足，尤其在冬季，须定期通过膳食补充。此外空气污染也可阻碍日光中的紫外线。人们日常所穿的衣服、住在高楼林立的地区、在室内生活、使用人工合成的太阳屏阻碍紫外线等都影响皮肤合成足够量的维生素 D。对婴儿及儿童来说，日光浴是机体合成维生素 D_3 的重要途径。

2. 维生素 D 摄入不足　动物性食品是天然维生素 D 的主要来源，海水鱼如鲱鱼、沙丁鱼，动物肝脏，鱼肝油等都是维生素 D 的良好来源。从鸡蛋、牛肉、黄油和植物油中也可获得少量的维生素 D，而植物性食物中含维生素 D 较少。天然食物中所含的维生素 D 不能满足婴幼儿的需要，仍需多晒太阳。老年人维生素 D 缺乏也很常见，可能与日晒不足和饮食习惯有关。

3. 钙、磷、镁供给不足或钙磷比例不当　钙、磷、镁都是重要的骨矿物质。其中钙、磷尤为重要，若钙、磷不足则骨基质钙化不足，发生佝偻病或骨质软化病。维生素 D 缺乏可使肠道对钙、磷的吸收减少，从而发生钙与磷不足。对营养不良性佝偻病或者骨质软化症来说，维生素 D 缺乏是最主要的原因，其次是缺钙、缺磷。镁也是骨矿物质的重要成分，若镁不足则甲状旁腺分泌 PTH 不足，且 PTH 在周围组织作用欠佳，发生低钙血症，间接影响骨代谢。另外食物中钙、磷比例不当也可影响钙、磷的吸收。人乳中钙、磷含量虽低，但比例（2∶1）适宜，容易被吸收，而牛乳钙、磷含量较高，但钙、磷比例（1.2∶1）不当，钙的吸收率较低。

4. 需要量增多，未及时补充　据报道，佝偻病早产儿因生长速度快和体内储钙不足而易患佝偻病；

婴儿生长发育快对维生素 D 和钙的需要量增多，故易引起佝偻病；2 岁后因生长速度减慢且户外活动增多，佝偻病的发病率逐渐减少。妊娠和哺乳期妇女往往由于维生素 D 和钙的需要量增加而未予及时补充，从而导致胎儿或婴幼儿出现佝偻病。

5. 疾病和药物影响　血液中的 25 -（OH）从肝脏排出后有 85% 被肠回吸收，这一肝肠循环在肝胆或胃肠道疾病时会影响维生素 D、钙、磷的吸收和利用，机体从而出现维生素 D 缺乏。例如胃切除后、肠吸收不良综合征、各种原因造成的慢性腹泻，均可引起维生素 D、钙、磷和镁吸收障碍。小儿胆汁淤积、先天性胆道狭窄或闭锁、脂肪泻、胰腺炎、难治性腹泻等疾病，也可影响维生素 D、钙、磷的吸收而使婴幼儿罹患佝偻病。长期使用苯妥英钠、苯巴比妥钠等药物，可加速维生素 D 的分解和代谢而引起佝偻病。

（二）病理改变

由于膜内化骨及软骨化骨的钙化过程发生障碍，因此长骨和扁骨均同样受累。

1. 四肢长管状骨　骺板软骨、干骺端及骨干均可不同程度受累。骺板软骨是骨生长最活跃的部位，正常时软骨内化骨必须通过软骨细胞增生区内软骨细胞和基质不断退化和钙化，以及不断被破骨细胞清除、吸收，同时血管和骨母细胞侵入形成类骨组织，进而钙化成骨组织。佝偻病时，软骨细胞增生区钙化、吸收受阻，软骨组织大量堆积并突向干骺端侧，呈半岛样或舌状生长。同时软骨区内所形成的类骨组织也不能钙化或钙化明显不足，从而构成软骨组织和干骺端类骨组织相互混杂的中间带，致使在正常状态下本应呈一条整齐而狭窄的骨骺线显著增宽，而且变得参差不齐，在 X 线片上构成骺板软骨带明显增宽，钙化带模糊不清呈毛刷状。此外干骺端下的骨膜内化骨也有钙化障碍及类骨组织堆积，使干骺端膨大增宽，X 线片上呈杯口状改变。骨干的骨膜内化骨同样也有钙化障碍，因此骨皮质表面和骨皮质的近髓腔侧，都有大量类骨组织堆积，使骨髓腔变窄，长骨横径增加。由于骨质缺钙，类骨组织缺乏承受力，在重力作用下长骨骨干可变弯曲，尤以胫骨和股骨最易变形，形成膝内翻或膝外翻，即 X 形腿或 O 形腿。骨骺线不整齐、变宽，软骨呈舌状向骨干伸展。

2. 颅骨及肋骨　在婴幼儿颅骨的病变常很明显，在佝偻病的早期即可出现。婴幼儿颅骨骨缝及囟门闭合常延迟或不完全，因此头形常较大，囟门部呈结缔组织性膜样结构。此外，由于额骨前面的两个骨化中心和顶骨的两个骨化中心都在膜内骨化过程中发生钙化障碍，因此类骨组织在颅骨的四角堆积并向表面隆起，形成方形颅。颅骨由于骨化停止，严重者骨质菲薄，按压时凹陷，并有如乒乓球样的弹性感。肋骨和肋软骨结合处的改变与长骨骺板及干骺端的改变相似，由于软骨及骨样组织的堆积，致使肋骨和肋软骨的结合部呈结节状隆起。因多个肋骨同时受累，故结节状隆起排列成行，形似串珠，称为"佝偻病串珠"，是佝偻病的较早期表现之一。此外，肋骨因含钙量少，缺乏韧性，同时由于膈在呼吸时的长期牵拉，在胸壁前部左右两侧各形成横行的沟形凹陷，称为"Harrison 沟"。又因在呼吸时，肋骨受肋间肌的牵拉而下陷，使胸骨相对向前突出，形成鸡胸畸形。肋骨和肋软骨结合部呈结节状隆起，排列成行，形似串珠。除上述常见的佝偻病改变外，还有两种较少见的佝偻病，即先天性或胎儿性佝偻病，在婴儿出生时已有佝偻病表现，主要是母亲在怀孕时有严重的维生素缺乏所致；另一种是所谓的晚期佝偻病，多见于北方地区，发病多在 10 岁以后的儿童，故其改变介乎于婴幼儿佝偻病和骨软化症之间。因此时颅骨的骨化已基本完成，而肋骨生长较慢，故方形颅和肋骨串珠等均不显著。骨骼生长较慢，严重时可形成侏儒畸形。

3. 骨软化症　骨软化症发生于成年人，其改变与佝偻病相似。因成年人的骨发育已停止，故其改变限于膜性化骨的钙化障碍，致过量的类骨组织堆积在骨的表面，骨质变软，同时因为承重力减弱而导致各种畸形，常见的有骨盆畸形、脊柱侧突及长骨弯曲等。骨盆畸形表现为骨盆的前后径及左右径均变短，耻骨联合处变尖而向前突出，呈鸟喙状，称为"喙状骨盆"。

（三）临床表现

多见于冬、春季。佝偻病多发生于生长发育期的儿童，骨质软化症多发生于成年人。

1. 佝偻病表现　主要是神经精神症状、骨骼变化和发育不良 3 个方面。

（1）神经精神症状：包括不活泼，食欲减退，容易激动，睡眠不安和夜间常惊醒吵闹。多汗，尤其是头部出汗，神经呆滞，条件反射建立较慢，部分患者有手足搐搦和口唇或手足麻木，血钙下降明显时可出现喉痉挛、窒息和全身性惊厥。有些患者可表现神经、肌肉兴奋性增高，表现为 Chovstek 征阳性、Trousseau 征阳性。

（2）骨骼变化：表现为颅骨骨质软化、骨骼疼痛，各种特征性的骨畸形、骨折、骨骺增大。

（3）发育不良：表现为生长迟缓、身材矮小和畸形，严重者不能站立和行走。佝偻病轻型以神经精神症状为主，及时治疗可避免骨骼变化。中度患儿头、胸、四肢骨骼有畸形，全身症状轻；重度患儿骨骼畸形明显，全身症状显著。

2. 骨质软化症表现　见于妊娠妇女、多产妇、体弱多病老人。表现为骨痛部位不固定，活动后加重，可有骨压痛，但无红肿。坐位起立吃力、上楼困难，重者不能行走，或走路呈"鸭步""企鹅步"，蹒跚而两边摆动。伴肌无力、肌萎缩、骨折及假性骨折。妊娠、多产妇、体弱多病老人如果有日照少、营养不良的因素，并且发生骨痛、骨压痛及行动困难，都应考虑骨软化症，宜做进一步的检查确诊。

3. 主要体征　为骨畸形，发生部位以头部、胸部、骨盆和四肢多见。儿童典型体征为枕秃、方颅、鸡胸、串珠肋、Harrison 沟、腕部增大呈手镯样、O 形腿或 X 形腿。骨质软化症患者可有脊柱侧弯、驼背、身高变矮等畸形。

（四）辅助检查

1. X 线片

（1）佝偻病：主要表现为骨干和骨骺普遍性骨质疏松、皮质变薄，伴病理性骨折、骨骺骨化中心小、边缘模糊、骨骺生长板增厚，干骺边缘模糊呈毛刷状，可出现杯口状凹陷。长骨呈弯曲畸形，常伴膝内翻或外翻。

（2）骨质软化症：表现为全身普遍性骨密度降低、畸形（椎体双凹变形、妇女骨盆呈三角形等）和假性骨折（Looser 线），其中以特征性骨畸形和 Looser 线的诊断意义较大，部分病例有指骨骨膜下吸收等继发性甲状旁腺功能亢进表现。

2. 骨密度测量　可发现普遍性骨密度降低，以密质骨更为明显。

3. 骨代谢生化指标测定

（1）血清钙水平：明显降低，同时血磷水平也可能降低，血清钙、磷乘积低于正常，并可伴继发性甲状旁腺功能亢进，因此血甲状旁腺素（PTH）水平增高。

（2）血清 25 -（OH）D_3 和 1, 25 -（OH）$_2$$D_3$ 水平：在佝偻病活动早期就明显降低，为可靠的早期诊断指标。

（3）血清碱性磷酸酶水平：显著升高。

（五）诊断

主要根据病史、症状、体征、生化检查和 X 线影像作全面综合考虑。因为任何一种表现或检查结果都无特异性，但综合资料与检查可以确诊。

1. 佝偻病　　X 线检查是佝偻病的主要影像诊断方法。由于骨基质矿化的缺陷，骨骼钙化不足、硬度不足，不能正常地承受体重而变弯。软骨因不能及时钙化而生长过度，骨前质体积增大。临床见局部疼痛和特征性的骨畸形，如 O 形腿或 X 形腿，肋骨串珠，前额隆起，胸骨下凹。X 线片见钙化带毛糙，干骺端增宽呈杯口畸形，骨干末端与相邻骨骺骨化中心之间距离增宽，骨干缩短。骨皮质变薄。长骨变曲或有病理性骨折。早期佝偻病有 2 个定性诊断征象，一是干骺端"边角"突出征，表现为干骺端两侧边缘在先期钙化带外缘有类似"角"状结构自先期钙化带向外侧及骺侧端呈弯角状突出，其密度与先期钙化带密度一致。这是骺板软骨肥大细胞基质不能钙化，而新生软骨细胞又继续生长堆积，将干骺端的骨皮质推向外方所致。二是干骺端先期钙化带内出现骨小梁结构。这是钙盐不能在先期钙化带平面正常沉积，其下方骨小梁塑形又在继续进行，致先期钙化带亦出现骨小梁。

2. 骨质软化症　　发生于成年人骨样组织钙化不足，故骨硬度不足，易弯曲变形。X 线片见脊柱弯曲，脊椎双凹，椎间盘增宽。骨盆入口呈三角形或心形。两侧髋臼、坐骨和耻骨向内凹陷。四肢骨可以似佝偻病。假骨折（Looser 带）呈垂直于骨表面的骨折样透亮线，是重要特征。骨质软化症的诊断还可结合其他临床资料，如患者有营养不良的因素和病史，特别是缺少日光照射、进食不足或慢性消化系统疾病的存在。

（六）鉴别诊断

1. 软骨营养不良　　是一种遗传性软骨发育障碍，出生时即可见四肢短、头大、前额突出、腰椎前突、臀部后凸。根据特殊的体态（短肢型矮小）及骨骼 X 线做出诊断。

2. 低血磷抗生素 D 佝偻病　　多为 X - 性连锁遗传，亦可为常染色体显性或隐性遗传，也有散发病例。为肾小管重吸收磷的原发性缺陷所致。佝偻病的症状多发生于 1 岁以后，因而 2 ~ 3 岁后仍有活动性佝偻病表现；血钙多正常，血磷明显降低，尿磷增加。对用一般治疗剂量维生素 D 治疗佝偻病无效时应与本病鉴别。

3. 远端肾小管性酸中毒　　为远曲小管泌氢不足，从尿中丢失大量钠、钾、钙，继发甲状旁腺功能亢进，骨质脱钙，出现佝偻病体征。患儿骨骼畸形显著，身材矮小，有代谢性酸中毒，多尿，碱性尿，除低血钙、低血磷之外，血钾亦低，血氨增高，常伴有低钾血症症状。

4. 维生素 D 依赖性佝偻病　　为常染色体隐性遗传，可分为两型：Ⅰ型为肾脏 1α - 羟化酶缺陷，使 25 - （OH）D_3 转变为 1, 25 - （OH）$_2D_3$ 发生障碍，血中 25 - （OH）D_3 浓度正常；Ⅱ型为靶器官受体缺陷，血中 1, 25 - （OH）$_2D_3$ 浓度增高。两型临床均有严重的佝偻病体征，低钙血症、低磷血症，碱性磷酸酶明显升高及继发性甲状旁腺功能亢进。Ⅰ型患儿可有高氨基酸尿症，Ⅱ型患儿的一个重要特征为脱发。

5. 肾性佝偻病　　为先天或后天原因所致的慢性肾功能障碍，导致钙、磷代谢紊乱，血钙低，血磷高，甲状旁腺继发性功能亢进，骨质普遍脱钙，骨骼呈佝偻病改变。多在幼儿后期症状逐渐明显，形成侏儒状态。

（七）治疗

1. 维生素 D　　摄入富含维生素 D 的食物，增加日照，补充适量维生素 D 制剂等。维生素 D 缺乏的预防剂量依年龄而定，一般为 400～800 U/d。妊娠及哺乳期可酌情增加，一般的预防处理时间为 3～6 个月。治疗佝偻病：每天口服维生素 D 2 000～4 000 U，待病情明显好转后可减为预防量。不能口服者或病情严重者可 1 次肌内注射 20 万～30 万 U，3 个月后改预防量。必须注意在口服或肌内注射大剂量维生素 D 前和治疗中，补充钙剂 800～1 000 mg/d，并定期监测血钙、磷和碱性磷酸酶水平，注意随时调整钙剂和维生素 D 用量。如病情不见恢复，应与抗维生素 D 佝偻病相鉴别。选用的制剂可为维生素 D 胶丸、维生素 D（2 片）、维生素 AD 胶丸、维生素 AD 滴剂、维生素 D 胶性钙注射液、骨化三醇、阿法骨化醇等。

2. 钙剂　婴儿 0～1 岁，母乳喂养可摄入钙 225 mg/d，适宜摄入量（A1）为 400 mg/d，人工喂养往往食物含钙更低，更应补钙使 A1 达 400 mg/d。儿童 1～3 岁、4～6 岁、7～10 岁的 A1 分别为 600 mg/d、800 mg/d、1 000 mg/d。如能早、晚各喝牛奶 250 mL（每 250 mL 含钙 300 mg，早晚一共摄入钙 600 mg），加上其他食物含钙，可达 A1。青少年 11～14 岁，A1 为 1 000 mg/d。成年人≥18 岁 A1 为 800 mg/d。老年≥50 岁 A1 为 1 000 mg/d。孕中期 A1 为 1 000 mg/d，孕晚期及乳母 A1 为 1 200 mg/d。成年人饮食每天含钙量仅 400～500 mg，应补钙剂（按钙元素量）使之达到 A1。

3. 其他营养素　骨软化症（或佝偻病）患者往往同时伴有营养不良症及各种维生素缺乏症，可视需要补充足够蛋白质及多种维生素等。

4. 其他治疗　轻度骨骼畸形在治疗后或在生长过程中自行矫正，应加强体格锻炼，可做些主动或被动运动的方法矫正，如俯卧撑或扩胸动作可使胸部扩张，从而纠正轻度鸡胸及肋外翻。有严重骨骼畸形者在病情控制的前提下可考虑行矫形手术治疗。

（八）预后

经过有效的治疗后，各种临床表现均消失，肌张力恢复，血液生化改变和 X 线表现也恢复正常。仅重度佝偻病遗留下不同部位、不同程度的骨骼畸形，甚至可能影响患者的终身高。

（九）预防

我国目前膳食中钙和维生素 D 含量普遍较低，加之我国北部地区冬季较长，日照时间短，任何年龄都有可能发生维生素 D 缺乏，因此对于佝偻病和骨质软化症的预防是非常必要和需持久进行的。根据 2008 年《中国居民营养与健康状况调查报告》来看，绝大多数人在营养标准的 80% 以下，儿童有的仅为 20%～50%，因此预防方面应注意有一定的日照和改善营养状态、适当的活动。特别是以下几种易发生该疾病的人群中更应注意维生素 D、钙和磷的补充。孕妇与乳母期间给予足够的营养及维生素 D 和钙、磷，可以有效预防母子发生佝偻病和骨软化症。婴幼儿、儿童和老年人应注意适当的日照和维生素 D、钙和磷的补充，减少佝偻病和骨软化症的发生。

二、维生素 D 依赖性佝偻病

维生素 D 依赖性佝偻病的发病率远低于维生素 D 缺乏性佝偻病，但病因复杂，症状又多样化，因而很易误诊，主要是与维生素 D 的代谢障碍或作用失敏有关，而非维生素 D 的供给不足或吸收不良。维生素 D 依赖性佝偻病分为 Ⅰ 型与 Ⅱ 型，是罕见的先天性疾病。

（一）病因与发病机制

1. 维生素 D 依赖性佝偻病 Ⅰ 型（vitamin D-dependent rickets type Ⅰ，VDDR Ⅰ）　属常染色体隐性遗传。基因定位于 12q14。由于肾脏缺乏 1α - 羟化酶活性，不能合成 1，25 -（OH）$_2$D$_3$。

2. 维生素 D 依赖性佝偻病 II 型（vitamin D-dependent rickets type II，VDDR II）　　也属于常染色体隐性遗传性疾病。其突变基因也被定位于 12 号染色体，与 VDDR I 的基因靠近但不相同。是由于 1，25 - （OH）$_2$D$_3$ 受体（VDR）基因突变而导致血清 1，25 - （OH）$_2$D$_3$ 虽然正常或升高但仍表现为佝偻病（骨软化症）。激素 1，25 - （OH）$_2$D$_3$ 与受体结合的缺陷有多种形式：①结合位点减少，为正常的 10%。②结合亲和力减少，为正常的 1/30 ~ 1/20，甚至 1/1 000 即结合少或无结合。③激素 - 受体不能与视黄酸 X 受体组成激素 - 受体 - RXR 异源二聚体。④异源二聚体不能与 DNA 起效应的部位结合。上述任何一部分有缺陷都使 1，25 - （OH）$_2$D$_3$ 的生理作用部分或全部失效。

（二）临床表现

1. VDDR I　　表现和维生素 D 缺乏性佝偻病的临床表现一样，两者症状、体征、血钙磷和 X 线影像都无不同。但 VDDR I 起病更早，一般在 2 岁前发病，症状更重，进展更快，生化改变更明显。儿童期发病的佝偻病要注意询问家族遗传史，如果钙、磷乘积降低，血清 25 - （OH）D$_3$ 正常或升高，1，25 - （OH）$_2$D$_3$ 明显降低，则基本可考虑 VDDR I 的诊断。据报道，VDDR I 的患者易伴发多发性硬化症，这可能因多发性硬化症与维生素 D 缺乏有关。另外如果不能明确诊断时，可给予足够的生理量维生素 D 和良好的喂养；如仍然发生佝偻病者，或者给予通常佝偻病的维生素 D 治疗量无效时，应高度怀疑该病。

2. VDDR II　　比较少见。发病呈家族性，也有少数散发病例，男女发病概率相等。无症状且骨骼发育正常者多为杂合子，而患者则多为纯合子。患者出生时正常，不久后即开始发病，常 <2 岁。少数散发病例见于成年人，起病越早者病情越重。最主要特点是：①严重程度不等的佝偻病（骨质软化症），患者有骨痛、肌无力、肌张力下降或手足搐搦，生长发育延迟，牙齿发育停滞或牙齿数目少。皮肤可有数目甚多的粟粒疹或表皮囊肿。②无缺乏维生素 D 和钙的病史及因素。③血钙与血磷水平低，伴有 PTH 和血清碱性磷酸酶升高。④约 2/3 的患者有头发稀少，眉毛甚至睫毛缺如或者全秃。往往全秃者表示疾病严重，大剂量维生素 D 也难使骨病缓解。⑤血 1，25 - （OH）$_2$D$_3$ 水平增高。⑥生理量的维生素 D 或其衍生物不能使疾病缓解。⑦有家族发病倾向，呈常染色体隐性遗传。

（三）辅助检查

1. X 线片　　儿童表现为佝偻病，成年人表现为软骨病。X 线影像变化较维生素 D 缺乏性佝偻病和骨质软化症严重，X 线影像改变明显。

2. 骨密度测量　　可发现普遍性骨密度降低。

3. 骨代谢生化指标测定

（1）VDDR I：①血清钙水平明显降低，同时血磷水平也可能降低，并可伴继发性甲状旁腺功能亢进，因此血甲状旁腺素（PTH）水平增高。②血清 25 - （OH）D$_3$ 正常或降低或升高，1，25 - （OH）$_2$D$_3$ 明显降低，这是 VDDR I 的特征性改变。③血清碱性磷酸酶水平会显著升高。④高度怀疑此病者，如有条件可行 1α - 羟化酶基因测定分析。

（2）VDDR II：①血清钙水平明显降低，同时血磷水平也可能降低，并可伴继发性甲状旁腺功能亢进，因此血甲状旁腺素（PTH）水平增高。②血清 25 - （OH）D$_3$ 多正常或降低，1，25 - （OH）$_2$D$_3$ 则明显升高，这可与 VDDR I 进行鉴别。③血清碱性磷酸酶水平会显著升高。④高度怀疑此病者，如有条件可行维生素 D 受体基因测定分析。

（四）诊断

根据病史、症状、体征、生化检查和 X 线影像及家族史做全面综合考虑，但任何一种表现或检查结果都无特异性。如果高度怀疑该病时可行相关基因进行确诊。另外可进行诊断性治疗，如果给予足够的生理量维生素 D 和良好的喂养仍然发生佝偻病，或者给予通常的治疗佝偻病的维生素 D 量亦无疗效，而给予服用生理剂量的 1，25 - （OH）$_2$D$_3$ 或 1α - （OH）D$_3$ 的治疗后症状改善迅速，但需长期服用可认为是该种疾病。但部分 VDDR II 即使超常规剂量的维生素 D 仍可能无效，其确诊依靠基因测定分析。

（五）鉴别诊断

主要与维生素 D 缺乏性佝偻病、骨质软化症进行鉴别。VDDR I 与维生素 D 缺乏性佝偻病临床鉴别的要点主要是：①维生素 D 缺乏性佝偻病与骨质软化症临床表现轻，血钙、磷只轻度降低，有时正常；X 线影像变化不严重，而 VDDR I 病情重，骨痛、骨折、血钙、血磷低的程度明显，且 X 线影像改变明显。②一般的维生素 D 缺乏性佝偻病每天服维生素 D 37.5 ~ 125 μg（1 500 ~ 5 000 U/d）即可逐渐痊愈，而 VDDR I 使用天然的维生素 D 制剂无效，但服用生理剂量的 1，25 - （OH）$_2$D$_3$ 或 1α - （OH）D$_3$ 治疗后症状改善迅速，但需长期服用。

VDDR II 与维生素 D 缺乏性佝偻病临床鉴别点主要是约 2/3 的 VDDR II 患者有秃发，其血 1，25 - （OH）$_2$D$_3$ 水平增高。生理量的维生素 D 或其衍生物治疗不能使疾病缓解。大剂量的维生素 D 对部分患者有效，有些患者无效。

（六）治疗

1. VDDR I 天然的维生素 D 治疗无效，但服用生理剂量的 1，25 - （OH）$_2$D$_3$ 或 1α - （OH）D$_3$ 的治疗后症状改善迅速，应长期服用。但 VDDR I 治疗所用的维生素 D 剂量都是个体化的，其原则是所用的剂量能使血钙上升至正常，症状、体征好转，而又不发生高钙血症，故治疗量需逐渐摸索。开始时每数天查血钙、血磷 1 次，根据血钙、血磷情况调整剂量。剂量稳定后，每 1 ~ 2 个月查血钙、血磷，及时调整剂量。除了用活性维生素 D，还需补充适量的钙剂。

2. VDDR II 是由于 VDR 基因缺陷，使得 1，25 - （OH）$_2$D$_3$ 不能发挥正常作用，因此很难治愈。但这些患者往往是 VDR 基因部分缺陷，因此仍可用 1，25 - （OH）$_2$D$_3$ 治疗，因为患者 1，25 - （OH）$_2$D$_3$ 受体缺陷严重程度不一。而且不同的维生素 D 制剂效力不同，因此所用剂量不同，一般选用 1，25 - （OH）$_2$D$_3$ 疗效较好。治疗包括：①轻型患者用大剂量维生素 D，每天数万 U，重型患者用 1，25 - （OH）$_2$D$_3$ 或 1α - （OH）D$_3$ 每天 30 ~ 60 μg。试选剂量过程中定期查血钙，原则是不发生高钙血症。②每天给钙剂，相当于钙元素 I 2 g。③坚持治疗 3 ~ 5 个月，观察血钙、血磷及骨 X 线片。以 X 线影像有改善而血钙不超过正常为满意。有的患者随着年龄的增大，骨骼病变可自行缓解或愈合。如果停止治疗后，临床无症状，骨骼病变不发展，则可终止治疗。但任何年龄，只要有活动性佝偻病（或骨软化）继续存在，治疗就应继续。不同的维生素 D 制剂效力不同，在一般情况下，维生素 D 与 24，25 - （OH）$_2$D$_3$、1，25 - （OH）$_2$D$_3$ 的效力比约为 1：10：1 000，不同的维生素 D 剂量可按此比例计算。据报道，对 1，25 - （OH）$_2$D$_3$ 治疗效果差的患者，换用人工合成的 24，25 - （OH）$_2$D$_3$ 可使低钙血症得到纠正，而且在停止治疗后，血钙保持正常的时间长，虽然这一结果目前不能得以解释，但如有相似病例可尝试使用。

（七）预后

治疗有效者预后较好。部分 VDDR II 者如秃发重者，特别是全秃者表示疾病严重，往往应用了大剂量维生素 D 也难使骨病缓解，预后较差。

三、家族性低血磷性维生素 D 抵抗性佝偻病

低血磷性维生素 D 抵抗性佝偻病（hypophosphatemia and vitamin D resistant rickets）是一种综合征，分为家族性和继发性。家族性的也有散发病例报道。继发性低血磷性维生素 D 抵抗性佝偻病是继发于其他疾病的，如 VDDR I。1937 年 Albright 提出 "低血磷性维生素 D 抵抗性佝偻病" 这一病名，又称 "Albright 综合征"。家族性低血磷性维生素 D 抵抗性佝偻病属于 X - 性连锁显性遗传。因其主要特点是低磷血症而无低钙血症，故又称之为 "X - 性连锁低磷血症"（X-linked hypophosphatemia，XLH）。因为属于 X - 性连锁显性遗传，一般男性的临床表现要较女性严重。

（一）病因与发病机制

为 X 染色体短臂末端 Xp22.1 上的磷酸盐调节基因（phosphate regulating gene，PEHX）基因突变所致，这是该病的分子学基础，但与病情严重程度无关。主要是近端肾小管的 Na - P 共转运体受到抑制，导致肾小管磷的重吸收障碍，尿磷排出增多出现低磷血症，从而导致骨矿化障碍而引起佝偻病或骨质软化症。患者 VDR 无异常，儿童和成年人患者如未经治疗，其血中 1，25 - $(OH)_2D_3$ 水平是正常的。但在低磷血症的情况下 1，25 - $(OH)_2D_3$ 的生成按理应是增加的，即应超过正常水平的 1，25 - $(OH)_2D_3$。另外本病用常规剂量的维生素 D 治疗无效，而需补磷和大剂量的维生素 D 治疗，提示本病可能对维生素 D 作用有部分抵抗。

（二）病理改变

主要是骨矿化障碍，与维生素 D 缺乏所致的佝偻病（骨质软化症）相似，在病理学上都有不钙化的骨前质的积累。但是 XLH 的血钙是正常的，故无继发性甲状旁腺功能亢进症，因而无骨吸收增加，不会发生纤维性骨炎。这有助于鉴别诊断。

（三）临床表现

发病往往呈家族性，多在幼儿学步时发现，但也有成年人发病和散发病例报道。男女均可患病，一般男性比女性严重。有些女性无临床表现，仅有低磷血症，主要是突变基因携带者。本病起病较缓慢，开始全身状况良好，以后逐渐出现骨痛和骨畸形。临床表现主要为骨骼与牙齿矿化不足和骨外钙化。儿童在出现骨骼畸形时被发现，青春期发病者往往因身材矮小就诊，身高低于同龄正常儿童的平均身高 5 个百分点，骨损害较轻，而且少见。成年患者常诉骨痛，不发生手足搐搦症。家族性低血磷性维生素 D 抵抗性佝偻病与维生素 D 缺乏性佝偻病、骨质软化症有着同样的骨病变，常见的骨骼畸形为膝内、外翻，头部形状异常，脊柱压缩或弯曲畸形；由于下肢畸形而使步态异常。牙齿发育和矿化不良，易过早脱落和发生牙槽脓肿。再者还有骨外钙化，在肌肉的骨骼附着点及关节周围和韧带常有钙质沉着，有的还可导致神经性耳聋。肾脏也可有钙质沉着。

（四）辅助检查

1. X 线片　儿童可表现为佝偻病，成年人表现为骨质软化症。但 X 线影像变化较维生素 D 缺乏性佝偻病和骨质软化症轻，甚至在青春期发病者只有轻微骨损害。由于血钙是正常的，故无继发性甲状旁腺功能亢进症，因而无骨吸收增加，不会发生纤维性骨炎。这有助于鉴别诊断。

2. 骨密度测量　骨密度可降低。

3. 骨代谢生化指标测定

（1）血钙水平通常在正常范围，而特征性的改变为血磷水平显著降低。

（2）血清 25－（OH）D_3 和 1，25－（OH）$_2D_3$ 在多数患者中正常，PTH 水平在正常范围，但也有部分患者血清 1，25－（OH）$_2D_3$ 水平可低于正常范围。

（五）诊断

有典型的三联征。诊断根据：①家族史。②低磷血症。③下肢畸形及生长缓慢，往往表现为足畸形和生长缓慢，被诊断为佝偻病，但给予维生素 D 和钙剂无疗效，这与维生素 D 缺乏性佝偻病可鉴别。④常常发生牙齿脓肿和过早脱落，但牙齿的釉质并无发育不良，此点与低血钙性佝偻病者有釉质发育不良可予鉴别。⑤血钙正常可与维生素 D_3 缺乏或代谢异常鉴别。

（六）鉴别诊断

1. 常染色体隐性与显性低血磷性佝偻病鉴别　是基因缺陷所致。这些基因缺陷疾病的表型与家族性低血磷性维生素 D 抵抗性佝偻病的几乎完全相同，只是基因的定位和遗传方式不同，因此临床上很难鉴别。不过这两种疾病患者的肌肉软弱较明显，且可有甘氨酸尿，家族史调查对鉴别诊断有帮助。

2. 低血磷性维生素 D 抵抗性佝偻病（或骨质软化症）　即 VDDR I，是由于 1α－羟化酶缺乏以致 1，25－（OH）$_2D_3$ 生成减少而引起低钙血症，继而导致甲状旁腺功能亢进症和低磷血症。此病虽为遗传性疾病，生后不久即发病，但遗传方式非 X－性连锁遗传，血中 1，25－（OH）$_2D_3$ 水平降低，且对生理剂量的 1，25－（OH）$_2D_3$ 治疗有很好疗效，可与本病鉴别。VDDR II 虽为遗传性疾病，亦非 X－性连锁遗传。临床上除佝偻病外，很多患者往往有家族史，且伴有秃发，血清中 1，25－（OH）$_2D_3$ 水平明显升高，有继发性甲状旁腺功能亢进症，VDR 基因有突变，而尿磷酸盐排泄正常，可与本病鉴别。

3. 肿瘤引起的低血磷性抗维生素 D 骨质软化症　多见于成年人，常来源于间叶细胞，以血管瘤多见。因其临床上有骨质软化，血磷低，尿磷增多，血清 ALP 和尿羟脯氨酸增高，且对维生素 D 有抵抗，与本病有很多相似之处；但肿瘤引起的低血磷性抗维生素 D 骨软化在体内常可检出肿瘤，血清 1，25－（OH）$_2D_3$ 水平偏低，切除肿瘤后，临床症状和生化异常迅速得到恢复。

4. 表皮痣伴低血磷性维生素 D 抵抗性佝偻病　除有佝偻病（或骨质软化）外，还有许多皮肤表现和身体畸形，包括皮肤疣、血管纤维瘤、黑痣、cafean－laif 斑和皮肤色素缺失；畸形包括囊肿、脊椎右侧凸、髋内翻性半脱位、假性骨折、腭弓高、身材矮（低于同龄人平均身高的两个标准差）。此外，还可有智力发育低下及癫痫。血磷降低，ALP、尿磷和羟脯氨酸增加，血钙、PTH 正常，无氨基酸尿及糖尿。

5. 范可尼综合征　除有尿磷酸盐排出增多，还有糖尿和普遍性氨基酸尿，肾小管性酸中毒，临床有失水、低钠、低钾和高氯血症，二氧化碳结合力降低等。

6. 伴高钙尿遗传性低磷血症和低血磷性骨病　可根据该病有尿钙增高和继发性甲状旁腺功能亢进症，本病的尿钙排泄正常，与继发性甲状旁腺功能亢进症相反，可资鉴别。该病常在 16 岁以后发病，临床上有严重的肌肉软弱和萎缩，尿中排出甘氨酸和甘氨酰羟脯氨酸增加，而且有轻度的肾小管性酸中毒。

（七）治疗

目的是减轻骨骼畸形，增加成年终身高和避免并发症发生。治疗的关键在于早期诊断，并坚持长期应用磷酸盐，以及加用 1，25－（OH）$_2D_3$。

补磷至关重要，可使血磷水平恢复到接近正常，以有利于骨骼的愈合。可用磷酸氢二钠（373.1 g）和磷酸二氢钾（6.4 g）配制成 pH 为 7.0 的口服液 1 000 mL，分次口服，每天摄入磷酸盐 0.7 ~ 2.1 g，分次服，隔 4 ~ 6 小时服 1 次。特别强调的是，口服磷制剂必须白天和晚上都得服药，每 4 ~ 6 小时 1 次，以保持血磷水平稳定。补磷可使血钙下降，如果同时加用维生素 D 制剂则可避免。选用维生素 D 制剂时要关注以下几点：首先，最好选用活性维生素 D，即 1, 25 - (OH)$_2$D$_3$ 或 1α - (OH) D$_3$，已有研究显示磷酸盐加 1, 25 - (OH)$_2$D$_3$ 治疗的儿童生长加速明显好于加用其他维生素 D 制剂的。其次，剂量要大，但剂量个体间要有差异，要避免高钙血症的发生，根据密切监测的血钙变化适当调整维生素 D 的剂量，如果不及时调整则有可能发生异位钙化。一般 1, 25 - (OH)$_2$D$_3$ 或 1α - (OH) D$_3$ 剂量为每天 1 ~ 3 μg。维生素 D 或 25 - (OH) D$_3$ 虽也可应用，但疗效不及前述两种药物。如果治疗不及时，则出现骨骼畸形，如小腿弯曲、膝外翻和膝内翻或双下肢长度不相等，此时应做矫形手术以纠正畸形。成年期的主要症状是骨骼和关节痛。骨骼痛与骨质软化和假性骨折有关；关节痛多在下肢膝踝和足部关节，是由于下肢畸形所引起的退行性关节病。本病还有另一个表现是牙槽脓肿，以至于有的患者全部牙齿要拔除，故防护牙齿对他们来说至关重要。如果患者在儿童时期即得到合理的治疗，则可大大减少成年期的症状。在治疗过程中维生素 C 可使尿的 pH 降低，有利于肾小管对磷酸盐的重吸收，这一作用与维生素 C 剂量有关，可作为本病的辅助药物。

身高增加不理想者可加用基因重组生长激素（rh - GH）0.10 ~ 0.15 U/（kg·d），皮下注射。

（八）预后

通过治疗可使患者佝偻病（或骨质软化）得到愈合，生长加速，但患者成年后最终身高仍然可能低于正常健康人的平均值，但据报道，如果辅以生长激素治疗，可以增加一些患者终身高。部分患者如果治疗不及时，则可出现骨骼畸形。

（孔 媛）

第二节 骨质疏松症

骨质疏松症（osteoporosis，OP）是一种以骨量低下，骨微结构破坏，导致骨脆性增加，易发生骨折为特征的全身性骨病。美国国立卫生研究院（NIH）提出骨质疏松症是以骨强度下降、骨折风险性增加为特征的骨骼系统疾病，骨强度反映了骨骼的两个主要方面，即骨密度和骨质量。该病可发生于不同性别和任何年龄，但多见于绝经后妇女和老年男性。骨质疏松症分为原发性和继发性两大类。原发性骨质疏松症又分为绝经后骨质疏松症（Ⅰ型）、老年性骨质疏松症（Ⅱ型）和特发性骨质疏松症（包括青少年型）3 种。绝经后骨质疏松症一般发生在妇女绝经后 5 ~ 10 年；老年性骨质疏松症一般指老人 70 岁后发生的骨质疏松；而特发性骨质疏松症主要发生在青少年，病因尚不明。

随着人口老龄化，骨质疏松症的发病率逐渐增加。全国性大规模流行病调查显示，50 岁以上人群骨质疏松症的总患病率女性为 20.7%，男性为 14.4%。髋部骨折是致残和患者活动能力下降的一个主要原因，由此引发的社会问题和经济消耗已日益引起人们的重视，现已成为一个主要的公共健康问题。在高龄老人中，1/3 的女性和 1/6 的男性将会发生髋部骨折。女性一生发生骨质疏松性骨折的危险性（40%）高于乳腺癌、子宫内膜癌和卵巢癌的总和，男性一生发生骨质疏松骨折的危险性（13%）高于前列腺癌。

一、病因与发病机制

骨质疏松症是在遗传因素和环境因素的共同作用下，影响高峰骨量，以及骨量丢失并最终发展至骨质疏松。由于绝经后骨质疏松症和老年性骨质疏松症的病因不同，其发病机制也不尽相同。

1. **绝经后骨质疏松症**　是引起女性骨骼的退行性改变，为妇女更年期综合征之一。绝经前卵巢内的卵泡合成分泌雌激素、孕激素和雄激素，调节妇女生理功能，维持骨代谢平衡。一般来说，妇女自45岁开始步入围绝经期，卵巢功能逐渐衰退；50岁左右绝经，卵巢停止分泌雌激素。绝经前血液中雌二醇在 $50 \sim 120$ ng/L，绝经后减少到 $0 \sim 15$ ng/L。雌激素是影响骨代谢的因素之一，绝经后雌激素迅速减少，骨量丢失加快，形成高转换型为病理特点的骨质疏松。其主要机制如下。

（1）骨转换抑制作用减弱：成骨细胞和破骨细胞均含有雌激素受体，雌激素促进成骨细胞Ⅰ型胶原、碱性磷酸酶和 IGF - 1、TGF - β 等骨形成因子的合成分泌，因而促进骨形成，并促进成骨细胞合成分泌骨保护蛋白（osteoprotegrin，OPG），OPG 抑制破骨细胞的分化和功能。雌激素对破骨细胞的活性有直接抑制作用，并通过抑制骨髓基质细胞、单核细胞和成骨细胞分泌 GM - CSF、M - CSF、IL - 1、IL - 6 等细胞因子而间接抑制破骨细胞的分化发育和骨吸收功能。因此，雌激素是骨转换功能的抑制药。绝经后雌激素缺乏则加快骨髓基质细胞向破骨细胞的诱导分化，骨吸收因子（IL - 1、IL - 6 等）分泌增多，促进破骨细胞骨吸收功能，使骨转换率增加。

（2）肾 1α - 羟化酶活性减弱：雌激素对肾 1α - 羟化酶活性有促进作用，因而促进 $1, 25 - (OH)_2D_3$ 的合成。绝经后雌激素缺乏影响肾 1α - 羟化酶的活性，使 $1, 25 - (OH)_2D_3$ 合成减少，并伴有 PTH 分泌升高，不仅影响小肠对钙的吸收，且也是骨转换率增高的因素之一。

（3）降钙素（calcitonin，CT）合成分泌减少：降钙素由甲状腺滤泡旁细胞（C 细胞）合成，通过破骨细胞膜的 CT 受体（CTR）直接抑制破骨细胞活性，并抑制破骨细胞的成熟，因而抑制骨吸收。女性 CT 储备能力较低，对血清钙离子升高的反应也较差，雌激素增加甲状腺 C 细胞对钙的敏感性，促进 CT 的合成分泌，控制破骨细胞的骨吸收活性。绝经后雌激素减少，甲状腺 C 细胞合成 CT 的活性降低，对钙的反应性也降低，绝经后骨质疏松症患者血清降钙素浓度和对钙的反应性较绝经前和绝经后对照组明显降低。降钙素减少对破骨细胞的抑制作用明显减弱，使骨吸收功能增加，骨转换率提高。近年来的研究还发现成骨细胞内含有 CT 受体，体外试验表明 CT 对成骨细胞的增殖分化有刺激作用，因而 CT 减少也影响成骨细胞的功能。

2. **老年性骨质疏松症**　是在增龄衰老过程中，成骨细胞及相关的骨形成因素衰老改变而发生的骨骼退行性改变。病理上表现为骨皮质孔隙明显增多，骨质变脆，因而骨折发生率也明显增高。老年性骨质疏松症的发生除与性激素减少有关外，涉及的因素较多。其病理生理特点主要为低转换型骨质疏松，主要发病机制如下。

（1）骨形成功能衰退：骨形态计量学表明，老年骨基质病理表现为骨形成表面降低，骨吸收表面增加的低转换型特点。成骨细胞在增龄衰老过程中，不仅数量明显减少，其形态和合成分泌功能也发生明显的退行性改变，Ⅰ型胶原和骨形成细胞因子减少，因而骨重建中的成骨细胞数量不足和功能衰退引起新骨质生成不良。同时，老年人由于成骨细胞 OPG 的合成减少，对破骨细胞的抑制调控作用减弱，而 RANKL 的调控作用相对偏高，因而老龄期破骨细胞骨吸收功能仍较活跃，而成骨细胞骨形成功能明显减弱，表现为低转换率性骨质疏松。

（2）维生素 D 不足：维生素 D 是骨代谢的重要调节激素之一，与 PTH 协同在维持血钙稳定中发挥重要作用。维生素 D 缺乏或抵抗为骨质疏松症的致病因素。维生素 D 由胆固醇衍生而来，来自食物中（外源性）和皮肤光合作用转化（内源性）的维生素 D 需经肝、肾羟化转化成二羟基维生素 D 才具有生物活性，发挥对骨代谢的调节作用。成骨细胞含丰富的 $1，25-（OH）_2D_3$ 受体，与 $1，25-（OH）_2D_3$ 结合后可促进 Ⅰ 型胶原、ALP、BGP、IGF-1、TGF-β 等合成分泌，并促进类骨质矿化，最终促进骨形成。$1，25-（OH）_2D_3$ 可促进骨髓间充质干细胞向成骨细胞的分化增殖，增加成骨细胞数量。此外，$1，25-（OH）_2D_3$ 还可促进破骨细胞碳酸酐酶的活性，使泌酸功能增强，促进骨吸收，因此 $1，25-（OH）_2D_3$ 具有明显的骨吸收生物活性。然而 $1，25-（OH）_2D_3$ 还具有对骨吸收的明显抑制作用，其机制是通过间接（增加肠钙吸收）和直接（抑制甲状旁腺细胞增生和 PTH 合成）作用而减少 PTH 的分泌。生理剂量 $1，25-（OH）_2D_3$ 的主要效应是促进骨形成和骨基质矿化，而大剂量的 $1，25-（OH）_2D_3$ 会导致骨吸收。老年人对维生素 D 的吸收、转化和靶器官的反应出现明显的障碍，因而存在维生素 D 不足的倾向。

1）维生素 D 的摄取、吸收减少：老年人由于户外活动减少、日照不足、含维生素 D 食物摄取减少、小肠吸收功能减弱和皮肤光合作用减弱等原因，体内维生素 D 的含量降低。与 20~30 岁年轻人比较，60 岁以上血 $25-（OH）D_3$ 含量可降低30%，70 岁以上可降低50%。老年人皮肤合成维生素 D 的能力仅为年轻人的 1/3，日照不足等原因会进一步导致老年人维生素 D 缺乏。

2）肾合成 $1，25-（OH）_2D_3$ 的能力降低：肾近曲小管上皮细胞含有 $1α-$羟化酶，是 $25-（OH）D_3$ 合成 $1，25-（OH）_2D_3$ 的部位。老年人的两侧肾皮质萎缩，肾小管数量减少，80 岁时肾的重量为 180~200 g（成年人为 250~270 g），肾血流量可较成年人降低50%，肾小球滤过率和肾小管吸收功能也减退，因而 $1α-$羟化酶活性相应降低。肾 $1α-$羟化酶活性降低导致 $25-（OH）D_3$ 转化为 $1，25-（OH）_2D_3$ 的减少。

3）靶器官对维生素 D 的反应性降低：成骨细胞、小肠上皮细胞维生素 D 受体（VDR）数量随年龄增长而降低，亲和性也减弱，影响骨形成和钙的吸收。

二、临床表现

1. 骨痛　全身疼痛是骨质疏松症最常见和最主要的症状。其主要原因是由于骨转换高，骨吸收增加。在骨吸收过程中，骨小梁的破坏、消失，骨膜下密质骨的破坏等均会引起全身性骨痛，以腰背疼痛最为多见。轻者无任何不适，症状较重的患者通常有腰背疼痛或全身骨痛等主诉，严重者可出现身材变矮或发生驼背。约67%为局限性腰背疼痛，9%为腰背痛伴四肢放射痛，10%伴条带状疼痛，4%伴四肢麻木感等。骨痛常于劳累或活动后加重，导致负重能力下降或不能负重。由于患者的负重能力减弱，患者活动后常出现肌肉劳损和肌痉挛，使疼痛加重。肌肉（尤其是深部肌肉）疼痛常见于老年人肌肉萎缩、肌无力者。不伴骨折时，体格检查无法发现压痛区（点）。另一个引起疼痛的重要原因是骨折，即在受外力压迫或非外力性压迫脊椎压缩性骨折，扁平椎、楔形椎和鱼椎样变形而引起的腰背痛。四肢骨折或髋部骨折时肢体活动明显受限，局部疼痛加重，有畸形或骨折的阳性体征。因为疼痛，患者常常卧床，运动减少，常常导致随后出现的全身乏力感。

2. 身高缩短　在无声无息中身高缩短，或者驼背是继腰背痛后出现的重要临床体征之一。人体的脊椎椎体属于松质骨，由于骨量的丢失，导致骨结构松散，骨强度下降，使脊椎的承重能力减弱，即使承受体重的重量也可以使椎体逐渐变形。原有的呈立柱状的椎体，每个约高 2 cm，受压变扁后，每个椎体可以减少 1~3 mm，最终人体的身高可缩短几厘米。如果椎体前方受压，会出现楔形改变，胸$_{11}$到腰$_3$椎体最常见。多个椎体变形后，脊柱随之前倾，腰椎生理性前凸消失，出现了驼背畸形。驼背曲度加大，增加了下肢各个关节的负重，出现关节疼痛，尤其是膝关节的周围软组织紧张、痉挛，膝关节不能完全伸展，疼痛更加明显。

3. 骨折　脆性骨折是指低能量或者非暴力骨折，如直立时跌倒或因其他日常活动而发生的骨折为脆性骨折。多发部位为脊椎、髋部、桡尺骨远端和肱骨近端，但其他部位亦可发生，如肋骨、盆骨、锁骨和胸骨等。脊椎压缩性骨折多见于绝经后 OP 患者，发生骨折后出现突发性腰痛，卧床而取被动体位，但一般无脊髓或神经根压迫体征。髋部骨折以老年性 OP 患者多见，通常于摔倒或挤压后发生；骨折部位多在股骨颈部（完全性股骨颈骨折多需手术治疗，预后不佳）。如患者长期卧床，会进一步加重骨质丢失，常因并发感染、心血管病或慢性器官衰竭而死亡。髋部骨折后一年内的死亡率高达 50%，幸存者有 50%～75% 的患者伴活动受限，生活自理能力明显下降或丧失。发生一次脆性骨折后，再次发生骨折的风险明显增加。

4. 呼吸障碍　严重骨质疏松症所致胸椎、腰椎压缩性骨折，常常导致脊柱后凸、胸廓畸形，胸腔容量明显下降，有时可引起多个脏器的功能变化，其中呼吸系统的表现尤为突出。脆性骨折引起的疼痛，常常导致胸廓运动能力下降，也造成呼吸功能下降。虽然临床患者出现胸闷、气短、呼吸困难及发绀等症状较为少见，通过肺功能测定可发现呼吸功能受限程度，可表现为肺活量、肺最大换气量下降，极易并发上呼吸道和肺部感染。胸廓严重畸形使心排出量下降，发生心血管功能障碍。

三、危险因素

导致骨质疏松症的危险因素如下。

1. 固有因素　人种（白种人和黄种人患骨质疏松症的危险高于黑人）、老龄、女性绝经、母系家族史。

2. 非固有因素　低体重、性腺功能低下、吸烟、过度饮酒、饮过多咖啡、体力活动缺乏、制动、饮食中营养失衡、蛋白质摄入过多或不足、高钠饮食、钙和（或）维生素 D 缺乏（光照少或摄入少）、有影响骨代谢的疾病和应用影响骨代谢的药物。

四、风险评估

骨质疏松症是多因素疾病，且每个个体的易感性不同，因此，对个体进行骨质疏松风险评估能为尽早采取合适的防治措施提供帮助。临床上评估骨质疏松风险的方法较多，我国指南推荐敏感性较高、操作方便的简易评估方法作为初筛工具。

五、风险预测

世界卫生组织推荐的骨折风险预测简易工具（FRAX）可用于计算 10 年发生髋部骨折及任何重要的骨质疏松性骨折发生概率。该工具的计算参数包括股骨颈骨密度和临床危险因素，在没有股骨颈骨密度时可以由全髋部骨密度取代，不建议使用非髋部部位的骨密度。在没有骨密度测定条件时，FRAX 也提供了仅用体重指数（BMI）和临床危险因素进行评估的计算方法。由于我国目前还缺乏系统的药物经济学研究，所以尚无中国依据 FRAX 结果计算的治疗阈值。临床上可参考其他国家的资料，如美国指南中提到 FRAX 工具计算出髋部骨折概率≥3% 或任何重要的骨质疏松性骨折发生概率≥20%，视为骨质疏松性骨折高危患者，而欧洲一些国家的治疗阈值髋部骨折概率≥5%，临床在应用中可以根据个人情况酌情决定。

六、辅助检查

1. 实验室检查

（1）基本检查项目：血常规、尿常规、大便常规、肝功能、肾功能，以及血尿中有关矿物质含量与钙、磷代谢调节指标，以评价骨代谢状况。临床常用的指标有血钙、磷、镁，尿钙、磷、镁。

（2）骨转换标志物：是骨组织本身的代谢（分解与合成）产物，分为骨形成标志物和骨吸收标志物，前者代表成骨细胞活动及骨形成时的代谢产物，后者代表破骨细胞活动及骨吸收时的代谢产物，特别是骨基质降解产物。在正常人不同年龄段，以及各种代谢性骨病时，骨转换标志物在血液循环或尿液中的水平会发生不同程度的变化，代表了全身骨骼的动态状况。这些指标的测定有助于判断骨转换类型、骨丢失速率、骨折风险评估，了解病情进展、干预措施的选择，以及疗效的监测等。

骨转换标志物分为骨吸收标志物和骨形成标志物两大类。前者包括血清碱性磷酸酶、骨特异性碱性磷酸酶、骨钙素、骨保护素、I型胶原羧基端前肽、I型胶原氨基端前肽，后者包括血清抗酒石酸酸性磷酸酶、I型胶原羧基末端肽、I型胶原氨基末端肽、尿吡啶啉（Pyr）、尿脱氧吡啶啉（D-Pyr）、尿I型胶原羧基末端肽、尿I型胶原氨基末端肽、尿钙/肌酐值。在以上诸多指标中，国际骨质疏松基金会（IFO）推荐I型原胶原N-端肽（PINP）和血清I型胶原交联C-末端肽（S-CTX），这是敏感性相对较好的两个骨转换生化标志物。

（3）酌情检查项目：为进一步鉴别诊断的需要，可酌情选择性地进行以下检查，如血沉、性激素、$25-(OH)D_3$、$1,25-(OH)_2D_3$、甲状旁腺激素、尿钙和磷、甲状腺功能、皮质醇、血气分析、血尿轻链、肿瘤标志物，甚至放射性核素骨扫描、骨穿刺或骨活检等检查。

2. 骨量或骨密度检查

（1）X线片：骨质疏松症患者由于骨量减少、骨密度下降、X线片的透光密度增加，骨小梁减少、稀疏或消失。一般骨丢失超过30%，在X线片才能被发现。

（2）光子吸收法：常用的单光子骨密度仪（SPA）、双光子骨密度仪（DPA）由于放射源发射的射线强度低、扫描时间长、图像不清晰，故至20世纪80年代末已基本为双能X线骨密度仪（DXA）和周围型双能X线骨密度仪（pDXA）所取代。

（3）X线吸收法：常用的有单能X线骨密度仪（SXA）、双能X线骨密度仪中枢型（DXA）、双能X线骨密度仪周围型（pDXA）、定量CT（QCT）和周围骨定量CT（pQCT）、放射吸收法（RA）。DXA和pDXA由于精确度高、准确度好、速度快，所以应用广泛。WHO推荐使用双能X线骨密度仪测量髋部和腰椎。DXA测量的BMD会受椎体退变和骨质增生的影响。定量CT（QCT）采用临床CT机加QCT体模和分析软件进行测量，其测量所得的是体积骨密度，不受人体骨骼大小和体重的影响，比DXA测量的BMD更准确。QC能避免DXA因受椎体退变骨质增生影响造成的漏诊，由于QCT的这些特点，现在在国内已经开始临床应用。磁共振检查不能直接测量骨密度，主要用于骨折的显示和鉴别诊断。pDXA主要测定前臂为主骨密度，前臂骨周围软组织相对少，因此测量结果的准确性和精确性较好。pDXA的优点是测量仪器小、设备费用低、辐射剂量低、体积小便于携带和搬运、扫描程序简单实用，故此类设备适于中小医院使用和社区普查。

（4）骨形态计量法：由于此项分析技术属于创伤性检测，故一般很少用于患者的诊断，但在动物实验和药物疗效观察中经常采用。

（5）超声检查：是应用超声波在不同密度和结构的介质中传播速度（SOS）及其波幅的衰减（BUA）的差异，测定结果可代表骨量和强度的参数，从而显示骨量变化，多用于体检筛查和儿童、孕妇的骨量检查。目前临床中主要使用跟骨和周围骨超声测量仪，但超声测量仪不能用于诊断骨质疏松症。

七、诊断

完整的诊断应包括确定骨质疏松症和排除其他影响骨代谢疾病。用于诊断骨质疏松症的通用指标是发生了脆性骨折和（或）骨密度低下。目前，尚缺乏直接测定骨强度的临床手段，因此骨密度或骨矿含量测定是骨质疏松症临床诊断及评估疾病程度较客观的量化指标。

1. 脆性骨折　指非外伤或轻微外伤发生的骨折，这是骨强度下降的明确体现，故也是骨质疏松症的最终结果及并发症。发生了脆性骨折，临床上即可诊断骨质疏松症。

2. 诊断标准（基于骨密度测定）　骨质疏松性骨折的发生与骨强度下降有关，而骨强度是由骨密度和骨质量所决定。骨密度约反映骨强度的70%，若骨密度低同时伴有其他危险因素会增加骨折的危险性。因目前尚缺乏较为理想的骨强度直接测量或评估方法，临床上采用骨密度测量作为诊断骨质疏松症、预测骨质疏松性骨折风险、监测自然病程，以及评价药物干预疗效的最佳定量指标。诊断参照世界卫生组织推荐的诊断标准：基于DXA测定，骨密度值低于同性别、同种族正常成年人的骨峰值不足1个标准差属正常；降低1~2.5个标准差之间为骨量低下（骨量减少）；降低程度≥2.5个标准差为骨质疏松；骨密度降低程度符合骨质疏松症诊断标准，同时伴有一处或多处骨折时为严重骨质疏松。骨密度通常用T-SCore（T值）表示，T值＝（测定值-骨峰值）/正常成年人骨密度标准差。T值用于表示绝经后妇女和＞50岁男性的骨密度水平，对于儿童、绝经前妇女，以及＜50岁的男性，其骨密度水平建议用Z值表示，Z值＝（测定值-同龄人骨密度均值）/同龄人骨密度标准差。

八、鉴别诊断

在诊断原发性骨质疏松症之前，一定要重视排除其他影响骨代谢的疾病，以免发生漏诊或误诊。需要鉴别的疾病如影响骨代谢的内分泌疾病（性腺、肾上腺、甲状旁腺及甲状腺疾病等）、类风湿关节炎等免疫性疾病、影响钙和维生素D吸收和调节的消化道和肾脏疾病、多发性骨髓瘤等恶性疾病、长期服用糖皮质激素或其他影响骨代谢药物，以及各种先天和获得性骨代谢异常疾病等。

九、治疗

1. 药物干预　适应证具备以下情况之一者，需考虑药物治疗。①确诊骨质疏松症患者（骨密度：T值≤-2.5），无论是否有过骨折。②骨量低下患者（骨密度：-2.5＜T值＜-1.0）并存在一项以上骨质疏松危险因素，无论是否有过骨折。③无骨密度测定条件时，具备以下情况之一者，也需考虑药物治疗：已发生过脆性骨折；OSTA筛查为"高风险"；FRAX工具计算出髋部骨折概率≥3%或任何重要的骨质疏松性骨折发生概率≥20%（暂借用国外的治疗阈值，目前还没有中国人的治疗阈值）。

2. 雌激素替代治疗

（1）适应证：60岁以前的围绝经和绝经后妇女，特别是有绝经期症状（如潮热、出汗等）及有泌尿生殖道萎缩症状的妇女。

（2）禁忌证：雌激素依赖性肿瘤（乳腺癌、子宫内膜癌）、血栓性疾病、不明原因阴道出血及活动性肝病和结缔组织病为绝对禁忌证。子宫肌瘤、子宫内膜异位症、有乳腺癌家族史、胆囊疾病和垂体泌乳素瘤者慎用。有子宫者应用雌激素时应配合适当剂量的孕激素制剂，以对抗雌激素对子宫内膜的刺激；已行子宫切除者可仅用雌激素治疗。坚持至少每年进行乳腺和子宫的安全性监测，是否继续用药应根据每位患者的特点每年进行利弊评估。

3. 选择性雌激素受体调节药（selective estrogen receptor modulators，SERMs） 对某些组织表现为雌激素，而对另一些组织则表达雌激素的拮抗作用，可以有效抑制破骨细胞活性，降低骨转换至妇女绝经前水平。雷洛昔芬（raloxifen）对于子宫内膜和乳腺均无不良作用，能降低雌激素受体阳性浸润性乳腺癌的发生率，不增加子宫内膜增生及子宫内膜癌的危险。少数患者服用会出现潮热和下肢痉挛症状，潮热症状严重的围绝经期妇女暂时不宜使用。国外研究显示该药轻度增加静脉栓塞的危险，故有深静脉血栓病史及有血栓倾向者禁用。

4. 雄激素（androgen）

（1）适应证：睾酮水平低下，同时有睾酮缺乏的临床表现及对睾酮补充治疗有良好反应者。老年男性治疗前血清睾酮 <6.9 nmol/L 者，雄激素治疗后 BMD 明显增加，尚无可靠资料证明睾酮补充治疗能降低骨折发生率。主要制剂有睾酮、雄烯二酮及二氢睾酮。

（2）主要不良反应：为肝脏毒性和对前列腺的影响，与选择的药物种类相关。50 岁以上男性应用雄激素时，用药前应做前列腺检查，用药过程中需动态观察前列腺的变化及测定前列腺特异性抗原（PSA）。患前列腺增生者慎用雄激素，前列腺癌患者禁用雄激素。目前睾酮替代治疗尚未形成共识。

5. 降钙素

（1）适应证：①高转化型骨质疏松症患者。②对骨质疏松伴或不伴骨折者止痛效果好。③变形性骨炎者。④急性高钙血症或高钙血症危象者。

（2）剂量与疗程：①密盖息（miacalcic），每天皮下或肌内注射 50～100 U，每天 1～2 次，有效后减量。如需长期应用，可每周注射 2 次，每次 50～100 U。②益盖宁（elcitonim），每周肌内注射 2 次，每次 10 U。

（3）注意事项：有过敏史或有过敏反应者慎用或禁用。治疗前需补充数日钙剂和维生素 D，长期应用者易发生"逸脱"现象。欧洲药品监管机构对长期使用这类药物可引起患癌症风险小幅增加的证据进行审查之后，裁定含降钙素药物治疗骨质疏松症的利益小于其带来的风险，建议该类产品只可被长期用于 Paget 病、急性骨丢失，以及癌症引起的高钙血症。

6. 双膦酸盐 双膦酸盐与骨骼羟磷灰石有高亲和力的结合，特异性结合到骨转换活跃的骨表面上抑制破骨细胞的功能，从而抑制骨吸收。不同双膦酸盐抑制骨吸收的效力差别很大，因此临床上不同双膦酸盐药物使用的剂量及用法也有所差异。

（1）适应证：主要用于骨吸收明显增强的代谢性骨病，亦可用于治疗原发性和继发性骨质疏松症，尤其适应于高转化型绝经后骨质疏松症又不宜用雌激素治疗者，对类固醇性骨质疏松症也有良好效果。

（2）阿仑膦酸盐和利塞膦酸盐的使用会引起消化不良、腹部疼痛和食管溃疡等不良反应。为避免该类药物口服时对上消化道的刺激反应，建议空腹服药，用 200～300 mL 白开水送服，服药后 30 分钟内不要平卧，应保持直立体位（站立或坐立）。胃及十二指肠溃疡、反流性食管炎者慎用。

（3）依替膦酸钠可用于周期性治疗骨质疏松症，通常是服药 2 周后需停药 11 周，然后重新开始第 2 个周期，即每 3 个月使用 2 周，因为连续使用可能会导致骨质矿化缺陷。口服片剂，每次 0.2 g，每天 2 次，两餐间服用，服药 2 小时内，避免食用高钙食品（如牛奶或奶制品），以及含矿物质的营养补充剂或抗酸药。

（4）对难以口服双膦酸盐的患者，可静脉注射双膦酸盐类药物，如唑来膦酸和伊班膦酸钠等。国内已被国家药品监督管理局（CFDA）批准的适应证为治疗绝经后骨质疏松症。每 3 个月 1 次间断静脉输注伊班膦酸钠 2 mg，入 250 mL 生理盐水，静脉滴注 2 小时以上。唑来膦酸 5 mg，静脉滴注至少 15 分钟，每年只用 1 次。静脉滴注含氮双膦酸盐可引起一过性发热、骨痛和肌痛等类流感样不良反应，多在用药 3 天后明显缓解，症状明显者可用非甾体抗炎药或普通解热止痛药对症治疗。每次给药前应检测患者肾功能，肌酐清除率 <35 mL/min 的患者不宜使用。

（5）双膦酸盐治疗患者，如果骨质疏松轻微，可考虑在稳定 4~5 年后短期停药。如果骨折风险较高，可考虑在治疗 10 年后停药 1~2 年。在药物停用期间随访 BMD 和骨转换标志物，如果骨密度显著降低、骨转换标志物升高或骨折发生，则应重新启动治疗。

7. 甲状旁腺激素（parathyroid hormone，PTH） 甲状旁腺激素是一种促进合成的药物，它可以增加骨密度并减少椎骨和非椎骨的骨折。刺激骨的破骨细胞和成骨细胞，但对骨作用是间歇性的，如在每天皮下注射，是纯粹的合成代谢活动。临床上主要的药物为特立帕肽（rhPTH1-34），使用 3 年以上可增加松质骨量 15%~20%，合并骨质疏松症妇女椎体骨折的相对危险性减少 65%。美国临床内分泌医师学会（AACE）建议使用特立帕肽治疗双膦酸盐无效的极高危骨折风险患者。用药期间应监测血钙水平，防止高钙血症的发生，治疗时间不宜超过 2 年。患者对 rhPTH1-34 治疗的总体耐受性较好，部分患者可能有头晕或下肢抽搐的不良反应。有动物研究报道，PTH 可能增加成骨肉瘤的风险，因此对于合并 Paget 病、骨骼疾病放射治疗史、肿瘤骨转移及合并高钙血症的患者，应避免使用 PTH。

8. 雷奈酸锶（strontium ranelate） 锶是一种微量元素，参与人体许多生理功能和生化效应。体外实验和临床研究均证实雷奈酸锶可以同时作用于成骨细胞核、破骨细胞，具有促进骨组织的形成并抑制骨吸收的双重作用。在临床试验中显示雷奈酸锶可显著提高骨密度，改善骨微结构，减少脊椎和外周骨折的风险性。雷奈酸锶于 2004 年在欧盟通过批准，用于治疗女性绝经后骨质疏松症，以减少发生椎体和髋部骨折的风险。2012 年其适应证扩展至治疗骨折风险增高的男性骨质疏松症。2012 年 3 月，在发现关于静脉血栓和严重过敏性皮肤反应后，欧洲药品管理局对雷奈酸锶的获益/风险进行了回顾性分析，建议该药物禁用于有血栓性疾病、有血栓病史，以及短期或长期制动的患者。而到 2013 年 4 月，欧洲药品管理局（EMA）发布消息，因为严重的心脏问题风险增加，限制骨质疏松症治疗药物雷奈酸锶的使用。建议雷奈酸锶仅用于治疗骨折高危的绝经后女性的严重骨质疏松症，以及骨折风险增高的男性严重骨质疏松症；同时限制雷奈酸锶在患心脏疾病或循环疾病患者中的使用，以进一步减少心脏疾病风险。除此之外，不良反应还包含严重皮肤反应、意识紊乱、癫痫、肝炎、红细胞数量减少。为了保证获益和风险的平衡仍是有利的，药物警戒风险评估委员会（PRAC）认为应对该药物的应用进行适当限制，并开展进一步的获益/风险评估工作。雷奈酸锶禁用于未完全控制的高血压患者，以及当前或既往有以下任何一种病史的患者：缺血性心脏病（如心绞痛）、外周动脉疾病（动脉血流阻塞，通常是下肢）、脑血管疾病（影响脑血管的疾病，如脑卒中）。在骨质疏松症治疗方面有经验的医师应在评估患者发生心血管疾病的风险后使用雷奈酸锶进行治疗，以及此后定期检查（通常为每 6~12 个月一次）。

9. 维生素 K_2（四烯甲萘醌） 四烯甲萘醌是维生素 K_2 的一种同型物，是 γ 羧化酶的辅酶，在 γ-羧基谷氨酸的形成过程中起着重要的作用。γ-羧基谷氨酸是骨钙素发挥正常生理功能所必需的。动物实验和临床试验显示四烯甲萘醌可以促进骨形成，并有一定抑制骨吸收的作用。国内已获国家食品和药品监督管理局（SFDA）批准，适应证为治疗绝经后骨质疏松症妇女，国外已批准用于治疗骨质疏松症，缓解骨痛，提高骨量，预防骨折发生的风险。临床研究显示维生素 K_2 能够增加骨质疏松症患者的骨量，预防骨折发生的风险。成年人口服 15 mg，每天 3 次，饭后服用（空腹服用时吸收较差，必须饭后服用）。注意少数患者有胃部不适、腹痛、皮肤瘙痒、水肿和转氨酶暂时性轻度升高。禁忌用于服用华法林的患者。

十、预防

一旦发生骨质疏松性骨折，生活质量下降，出现各种并发症，可致残或致死，因此骨质疏松症的预防比治疗更为现实和重要。骨质疏松症的预防包括 3 个层次，即无病防病（一级预防）、有病早治（二级预防）和康复医疗（三级预防）。一级预防着重在两大方面、两个生理时期：青少年时期，合理营养、足量运动、避免形成不良生活习惯，以尽可能获得最高的峰值骨量；围绝经期，对加速骨丢失的危险因素及时有效给予雌激素替代治疗，以避免或延缓骨质疏松症的发生。二级预防着重于对高危人群的骨密度检查，以早期发现骨质疏松症患者，并进行针对性和有效的治疗，防止骨量继续快速丢失和骨折的发生。三级预防主要针对已发生骨折的患者进行必要的康复治疗，尽可能地改进生活质量，避免再发骨折。

1. 注重饮食的营养平衡　充分摄取钙等矿物质和维生素等营养物质，对骨质疏松症的防治至关重要。体重减少，即体重指数过低，PTH 和骨代谢指标就会增高，进而促使骨密度减少，但可通过补充营养和补钙而抑制骨密度的降低。因此，为了维持骨量，首先要改善营养不良，如充分摄取蛋白质、钙、钾、镁、维生素类（维生素 C、维生素 D、维生素 K）及 ω-3 脂肪酸，保持健康的体重。

2. 纠正不良生活习惯　通过调整生活习惯，减少对骨代谢产生不良影响。

（1）过量摄入钠：将使绝经后的妇女骨吸收增加，并使骨密度降低。如同时大量摄入钙可抑制由于钠盐过量所致的骨密度降低。中国营养学会建议我国成年人每天钠盐摄入量应 <6 g。

（2）过量摄入碳酸饮料、咖啡因、酒精：据报道，若大量摄入碳酸饮料、咖啡因和酒精，可导致骨量降低、骨折增多。

（3）吸烟：吸烟者脊椎压缩性骨折发生率增高，且使峰值骨量降低，女性吸烟者绝经后骨量减少明显，吸烟对骨密度有负面影响。另外，吸烟有抗雌激素作用，妨碍钙的吸收，促进尿钙的排泄等。

3. 合理适当的体育锻炼　对于骨骼健康的特殊影响已得到随机临床试验的证实。青少年参加体育锻炼非常有助于提高峰值骨量，抗阻性和高冲击性的运动效果更好。老年人在足够钙和维生素 D 摄入的前提下进行锻炼可明显增加肌肉体积和力量，可能会在某种程度上减缓骨量丢失。还有证据表明老年人进行锻炼也能改善机体功能状态和独立生活能力，从而提高生活质量。近年有研究显示，骨质疏松症患者进行体育锻炼可以降低跌倒发生率，跟踪调查显示经过运动干预最终可使跌倒相关的致残率下降。

4. 补钙　中国居民营养与健康状况调查结果显示，我国居民各年龄组的钙摄入量均较低，大多数居民的钙摄入水平只达到适宜摄入量的 20%~60%，处于青春发育期的儿童青少年是钙缺乏的重点人群。多数文献报道，摄取高钙食物或钙制剂可促进儿童和青少年骨量增长、抑制老年人骨量丢失和减少骨折发生率。我国营养学会推荐成年人每天钙（钙元素）摄入推荐量 800 mg 是获得理想骨峰值、维护骨骼健康的适宜剂量，绝经后妇女和老年人每天钙摄入推荐量为 1 000 mg。饮食上建议每天摄入大豆及豆制品、黄绿色蔬菜和鱼类、贝壳类海产品和乳制品，以保证每天能够摄入 800 mg 的钙元素。如果饮食中钙供给不足可选用钙剂补充，目前的膳食营养调查显示我国老年人平均每天从饮食中获钙 400 mg，故平均每天应补充的元素钙量为 500~600 mg。钙摄入可减缓骨的丢失，改善骨矿化，用于治疗骨质疏松症时，应与其他药物联合使用。目前尚无充分证据表明单纯补钙可以替代其他抗骨质疏松药物治疗。钙剂选择要考虑其安全性和有效性，高钙血症时应该避免使用钙剂。此外，应注意避免超大剂量补充钙剂，会增加肾结石和心血管疾病的风险。

5. 维生素 D 促进钙的吸收，对骨骼健康、保持肌力、改善身体稳定性、降低骨折风险有益。维生素 D 缺乏可导致继发性甲状旁腺功能亢进，增加骨吸收，从而引起或加重骨质疏松。成年人推荐剂量为 20 U（5 g/d）。老年人因缺乏日照，以及摄入和吸收障碍常有维生素 D 缺乏，故推荐剂量为 400 ~ 800 U（10 ~ 20 g/d）。维生素 D 用于治疗骨质疏松症时，剂量可为 800 ~ 1 200 U，还可与其他药物联合使用。建议有条件的医院酌情检测患者血清 25 -（OH）D_3 浓度，以了解维生素 D 的营养状态，适当补充维生素 D。此外，临床应用维生素 D 制剂时应注意个体差异和安全性，定期监测血钙和尿钙，酌情调整剂量。

（沈　鹤）

第三节　继发性骨质疏松症

继发性骨质疏松症是由于疾病、药物、器官移植等原因造成的骨量减少、骨微结构破坏、骨脆性增加和易于骨折的代谢性骨病。

一、病因

多种疾病均可通过影响钙、磷及维生素 D 代谢过程，骨细胞成分及蛋白质成分等各种机制影响骨矿含量及骨微结构，最终导致骨折风险升高。常见的病因按照受累系统可分为以下几方面。

1. 内分泌代谢疾病　甲状旁腺功能亢进症、Cushing 综合征、性腺功能减退症、甲状腺功能亢进症、垂体泌乳素瘤、糖尿病和腺垂体功能减退等。

2. 自身免疫性疾病　系统性红斑狼疮、类风湿性关节炎、干燥综合征、皮肌炎和混合性结缔组织病等。

3. 肾性骨营养不良　各种慢性肾脏疾病将导致肾功能障碍，主要通过影响肾脏 1α - 羟化酶功能，导致钙、磷代谢异常，最终造成骨质疏松。

4. 消化系统疾病　炎症性肠病、吸收不良综合征、慢性胰腺炎、慢性肝脏疾病、营养不良症和长期静脉营养支持治疗等。

5. 血液系统疾病　多发性骨髓瘤、白血病、淋巴瘤和骨髓增生异常综合征。

6. 神经、肌肉系统疾病　各种原因导致的偏瘫、截瘫、运动功能障碍、肌肉营养不良症、僵人综合征和肌强直综合征等。

7. 药物及毒物　糖皮质激素、免疫抑制药、肝素、抗惊厥药、含铝抗酸药、甲状腺激素、慢性氟中毒、促性腺激素释放激素类似物和肾功能衰竭用透析液等。

8. 其他　如长期制动或太空旅行、器官移植术后。

二、发病机制

不同病因引起的继发性骨质疏松症的发病机制不同，主要是通过影响以下几个方面，导致骨质疏松症的发生。对骨组织直接作用的因素包括降低成骨细胞的增殖与活性，增加成骨细胞和骨细胞凋亡，增加破骨细胞的寿命和活性等；对钙代谢作用的因素包括减少肠钙的吸收、增加尿钙的排泄等。对性激素，尤其是雌激素的影响，如降低垂体促性腺激素水平，抑制雌二醇和睾酮的合成与分泌，抑制雄烯二酮的合成与分泌；对钙、磷代谢调节激素的影响，如 PTH 的合成增加，活性维生素 D 的合成减少。具体发病机制如下。

1. 内分泌代谢疾病

（1）甲状腺功能亢进症：过多的甲状腺激素将对骨组织产生以下影响。①对破骨细胞的促进作用超过对成骨细胞的促进作用，使骨吸收大于骨形成。②骨重建周期缩短，骨矿化时间减少。③促进骨钙释放，血钙升高，尿钙排泄增加，高钙使甲状旁腺激素分泌受到反馈性抑制，肾脏合成的 1α - 羟化酶减少，骨化三醇合成下降。④蛋白质分解增加，骨基质（主要由胶原蛋白构成）合成减少。

（2）甲状旁腺功能亢进症：甲状旁腺激素的主要生理功能是促进骨吸收，动员骨钙入血。甲状旁腺功能亢进症时持续增多的 PTH 引起骨质广泛脱钙，出现骨质疏松症。

（3）Cushing 综合征：又称"皮质醇增多症"，其中以垂体依赖性 Cushing 综合征（Cushing 病）最常见。超生理剂量的皮质醇将抑制成骨细胞和骨细胞的分化与成熟，减少 I 型胶原合成，促进破骨细胞生成。同时抑制性腺及肾上腺性激素合成。这些作用可导致骨形成减少和骨吸收增加，引起骨质疏松。

（4）糖尿病：T1DM 与骨质疏松症的关系已得到肯定，而 T2DM 是否能够引起骨质疏松症目前尚存在争议，但已有足够的临床研究证据表明其他类型糖尿病可导致骨质疏松症。其主要机制包括饮食控制和消化功能紊乱可导致蛋白质、钙和维生素 D 摄入与吸收不足；高血糖引起渗透性利尿，尿钙排泄增多；糖基化终末产物增多将抑制骨基质胶原的形成等。

（5）性腺功能减退症：性激素在骨形成中发挥着重要作用，可通过与成骨细胞和破骨细胞表面及核内的激素受体结合直接发挥促进成骨细胞的增殖、分化，诱导破骨细胞凋亡的作用，亦可通过多种细胞因子，如护骨素、胰岛素样生长因子 - 1 等促进骨形成，因此，各种引起性激素水平降低的疾病都将导致骨质疏松，如泌乳素瘤、卵巢功能早衰退等。

2. 自身免疫性疾病　以类风湿性关节炎为例，主要机制包括类风湿性关节炎是以滑膜渗出性炎症为基础并以侵犯关节为主的一种结缔组织疾病。类风湿性关节炎患者的骨丢失有 3 种类型：①关节软骨下骨和关节边缘骨丢失。②受累关节周围骨丢失。③全身广泛骨丢失。前两种骨丢失可引起局部骨质疏松。目前认为与炎症促使多种破骨细胞分化相关的因子高表达、破骨细胞活性增加有关，而全身性骨质疏松的具体机制尚未完全阐明。除了与类风湿性关节炎导致骨吸收增加外，还可能与患者使用糖皮质激素、活动减少、全身营养状况较差等因素有关。

3. 慢性肾脏疾病　①1α - 羟化酶活性明显减弱，骨化三醇生成障碍，肠钙吸收减少。②肾脏排磷减少，血磷升高，血钙下降。③长久低钙刺激，PTH 分泌增加，引发继发性甲状旁腺功能亢进症。④代谢性酸中毒，骨钙释放入血增多。⑤机体负氮平衡，骨基质生成减少。上述综合作用将使慢性肾脏疾病患者骨形成减少，骨吸收增加。

4. 消化系统疾病　维持正常骨代谢所需的蛋白质、维生素 D、维生素 A、维生素 K 及矿物质元素都必须经消化道吸收，故各种消化系统疾病均可因上述骨组织合成原料摄入与吸收不足致骨质疏松。慢性肝病时还可因 25 - 羟化酶活性不足致活性维生素 D 合成减少而加重骨质疏松。

5. 神经系统疾病及制动　骨的生长发育和骨量累积与骨组织接受外界应力有关。各种神经、肌肉系统疾病、长期制动或太空旅行等原因均可影响骨形成。这些因素导致的骨质疏松症即为失用性骨质疏松症。

6. 药物

（1）糖皮质激素：被广泛应用于自身免疫性疾病、变态反应性疾病、器官移植等治疗，骨质疏松为其最严重的不良反应之一。除糖皮质激素的直接作用可引起骨质疏松外，还可能与泼尼松等含有与生理激素不同的结构对骨组织产生不同的作用有关。据文献报道，每天全身性应用相当于泼尼松 7.5 mg 以上剂量的糖皮质激素 2~3 个月即可导致显著的骨丢失和骨折危险性增加，长期每天使用 >2.5 mg 的泼尼松也将增加骨折风险。同时，患者相伴的系统性疾病，以及合并使用的其他药物（如环孢素等）亦可引起骨量的丢失。另外，在相同骨密度的情况下，糖皮质激素性骨质疏松较原发性骨质疏松症的骨折危险性更高。故有人建议将 T 值 ≤ -1.5 作为糖皮质激素相关骨质疏松症的诊断标准。

（2）其他药物：长期使用抗癫痫药物、肝素、左甲状腺素、芳香化酶抑制药、促性腺激素释放激素、环孢素、乙醇、甲氨蝶呤、利尿药等药物，均可引起骨量减少，甚至骨质疏松。具体机制包括长期使用抗癫痫药物者骨折风险增加 2~3 倍，平均 50% 的患者出现骨量减少或骨质疏松。抗癫痫药引起骨质疏松的机制可能为：①酶诱导作用（如苯巴比妥、苯妥英钠等），可诱导肝细胞酶 P450 功能上调，造成维生素 D 的分解代谢加速，维生素 D 羟化受抑使体内 25 -（OH）D_3 的水平下降。②癫痫药物可直接作用于骨细胞，抑制细胞生长，降低骨细胞的增殖率。③服用苯巴比妥与苯妥英钠可降低机体对甲状旁腺素的反应，引起肠钙吸收减少。抗癫痫药引起骨密度减低在密质骨最明显，多见于股骨颈和腰椎。乳腺癌患者常用的芳香化酶抑制药，如来曲唑、阿那曲唑芳香化酶抑制药（AIs）主要用于治疗激素受体阳性的绝经后乳腺癌患者。芳香化酶是一种细胞色素 P450 酶复合体，广泛存在于卵巢、肝脏、骨、脂肪等组织中，AIs 使雄激素 A 环芳香化，催化雄烯二酮和睾酮等雄激素转化为雌酮和雌二醇。芳香化酶是该生物转化过程中的关键酶和限速酶。而 AIs 就是通过抑制芳香化酶，降低雌激素的生成。由于雌激素可通过增加护骨素（OPG）和核因子 κB 受体活化因子配基（RANKL）表达来发挥对骨的保护作用，因此，AIs 可对骨代谢产生不良影响，导致骨丢失。一项评估绝经后早期乳腺癌患者接受阿那曲唑或他莫昔芬治疗 5 年的 Ⅲ 期随机对照研究显示，在随诊 68 个月时，阿那曲唑组骨折发生率高于他莫昔芬组，并具统计学意义。抗凝药物华法林也可导致骨质疏松，华法林主要通过拮抗维生素 K，阻断 γ - 羧基谷氨酸（Gla）的形成而发挥抗凝作用，被广泛应用于血栓栓塞性疾病的防治。维生素 K 不仅参与凝血因子 Ⅱ、Ⅶ、Ⅸ、Ⅹ，以及抗凝血蛋白（蛋白 C、蛋白 S）的合成，还可影响骨代谢。骨钙素是一种由成骨细胞合成的含 Gla 的蛋白质，在其分泌入血前是在成骨细胞中完成的翻译后修饰。羧化的骨钙素可通过促进钙与骨骼中羟磷灰石基质的结合而促进骨骼矿化。华法林可拮抗维生素 K，使骨钙素的羧化受抑制，减少骨钙沉积，抑制骨矿化。促性腺激素释放激素类（GnRH）药物如戈那瑞林、亮丙瑞林和戈舍瑞林等主要用于治疗女性绝经前期及围绝经期的子宫内膜异位症、乳腺癌及男性前列腺癌，其诱发骨质疏松的主要作用机制为性激素剥夺后对破骨细胞的抑制减弱，加速骨转换。随着对药物不良反应的关注和药物分子作用机制的研究进展，越来越多的药物被发现可能多用于骨代谢，引发骨质疏松，在临床中长期使用药物治疗时要注意对骨质疏松症风险的影响和防治。

三、临床表现

临床表现常常被原发疾病所掩盖，往往在出现脆性骨折时才引起重视。在疾病早期，患者常无明显症状或仅有乏力、腰背及四肢酸痛不适等非特异性表现。随着疾病的进展，可出现骨痛、骨骼畸形、身高降低、掉牙、活动能力下降，甚至发生骨质疏松性骨折。

四、辅助检查

与原发性骨质疏松症的辅助检查并无区别，主要包括骨密度测定、骨代谢指标检测、常规影像学检查等。

五、治疗

以治疗原发疾病为主。其抗骨质疏松治疗与原发性骨质疏松症的治疗相似，即以钙剂、维生素 D 为基础治疗，同时使用抗骨质疏松药物，并积极预防骨质疏松性骨折发生。

1. 基础治疗　适当补充钙剂、维生素 D 或其活性代谢物等。肠道功能正常时，每天应摄入元素钙 1 000～1 500 mg，若肠道功能下降，则应相应增加钙剂摄入量。对于可引起血钙升高的疾病，如甲状旁腺功能亢进症等，补钙应慎重。

2. 抗骨质疏松药物　均应给予抗骨质疏松药物，目前主要推荐使用骨吸收抑制药。骨形成促进剂是否适用于继发性骨质疏松症，有待于进一步研究。

（1）双膦酸盐：作为继发性骨质疏松症治疗的一线药物，首选阿仑膦酸钠，如固邦、天可等，每天 10 mg，或福善美每周 70 mg。上述药物于清晨早餐前 30 分钟口服。

（2）降钙素：可作为继发性骨质疏松症一线治疗的备选药物，适用于有使用双膦酸盐禁忌、骨痛明显的患者。常用药物包括鲑鱼降钙素和鳗鱼降钙素，如降钙素针剂每天 50～100 μg 肌内注射，或鼻喷剂每天 200 μg 喷鼻外用。

（3）雌激素及选择性雌激素受体调节药（SERMs）：雌激素类药物主要通过抑制骨转换，阻止骨丢失来发挥抗骨质疏松作用。临床研究证明激素疗法（包括雌激素补充疗法和雌、孕激素补充疗法）能抑制骨丢失，降低骨质疏松性骨折风险。但长期使用可增加患子宫内膜癌、乳腺癌、深静脉血栓和肺栓塞的风险。SERMs 不是雌激素，其特点是选择性作用于雌激素的靶器官，与不同形式的雌激素受体结合而发挥不同作用。其类雌激素的活性，可抑制骨吸收，在提高骨密度、降低骨质疏松性骨折发生率方面有很好的疗效。但对乳腺和子宫则表现为抗雌激素的活性，能克服由雌激素所导致的子宫内膜癌及乳腺癌的发生，是目前比较理想的治疗绝经后妇女骨质疏松症的有效药物。雷洛昔芬是目前应用最广的 SERMs，常用的剂量为 60 mg，口服，每天 1 次。需要注意有增加静脉血栓的危险。

（4）甲状旁腺素：甲状旁腺素及其类似物的长期慢性作用能使骨吸收增加，引起骨丢失，但短期和间断给药则能刺激成骨细胞促进骨形成。特立帕肽（rhPTH1－34）是基因重组合成的 PTH1－34 片段，已在欧洲和美国被批准用于绝经后妇女骨质疏松症的治疗，最近也被批准用于男性。疗程分别是 18 个月（欧洲）和 24 个月（美国），通常用于较为严重的骨质疏松症患者。甲状旁腺素与抗骨吸收药物联合或序贯应用，在增加骨密度和减少骨折方面强于抗骨吸收剂单药治疗。特立帕肽一般剂量为 20 g/d，皮下注射。

（5）氟化物：可直接刺激成骨细胞，引起成骨细胞有丝分裂增强、活性增加，促进骨形成。氟制剂对破骨细胞的凋亡也有促进作用，其减少骨吸收，使骨量增加，进而减少骨质疏松性骨折发生。氟对骨骼有双重作用，高浓度时对成骨细胞有毒性作用，使骨矿化减弱，导致软骨病；低浓度时能促进骨形成，提高中轴骨密度，降低骨折发生率。长期临床研究结果提示，氟制剂大剂量治疗会导致高骨量、高骨折率的矛盾现象。有研究证明，连续 3 年大剂量氟制剂治疗反而干扰骨质正常矿化，骨脆性增加，故氟制剂现已不作为防治骨质疏松症的一线药物。

六、预防

可以看出，与原发性骨质疏松症相比，继发性骨质疏松症的药物治疗可能有更显著的骨折风险，需要更早地使用抗骨质疏松症药。对影响预后更有意义的是对继发性骨质疏松症的预防。提高对骨质疏松症的认识，改变容易导致骨质疏松的不良生活习惯，积极治疗可能诱发骨骼损害的各种原发疾病，并密切监测骨密度变化。

（朱　虹）

参考文献

［1］ 拉里·詹姆逊. 哈里森内分泌［M］. 胡仁明，译. 北京：科学出版社，2018.

［2］ 任国胜. 内分泌系统疾病［M］. 北京：人民卫生出版社，2018.

［3］ 薛耀明，肖海鹏. 内分泌与代谢病学［M］. 广州：广东科技出版社，2018.

［4］ 赵家军，彭永德. 系统内分泌学［M］. 北京：中国科学技术出版社，2021.

［5］ 母义明，陆菊明. 内分泌科临床路径［M］. 北京：人民军医出版社，2018.

［6］ 廖二元，袁凌青. 内分泌代谢病学［M］. 北京：人民卫生出版社，2019.

［7］ 李继俊. 妇产科内分泌治疗学［M］. 北京：科学出版社，2018.

［8］ 郭立新，李春霖. 老年内分泌代谢病学［M］. 北京：人民卫生出版社，2021.

［9］ 邓武权，许樟荣，马渝. 糖尿病足临床治疗［M］. 北京：人民卫生出版社，2020.

［10］ 母义明，郭代红，刘皋林，等. 临床药物治疗学内分泌代谢疾病［M］. 北京：人民卫生出版社，2017.

［11］ 余学锋. 内分泌代谢疾病诊疗指南［M］. 北京：科学出版社，2016.

［12］ 吕社民，刘学政. 内分泌系统［M］. 北京：人民卫生出版社，2015.

［13］ 施秉银. 内分泌与代谢系统疾病［M］. 北京：人民卫生出版社，2015.

［14］ 童南伟，邢小平. 内科学［M］. 北京：人民卫生出版社，2015.

［15］ 葛建国. 内分泌及代谢病用药指导［M］. 北京：人民军医出版社，2015.

［16］ 杨传梅. 内分泌科疾病诊疗新进展［M］. 西安：西安交通大学出版社，2015.

［17］ 阎文柱. 消化和内分泌系统［M］. 北京：科学出版社，2015.

［18］ 邢小平. 内分泌科［M］. 北京：中国医药科技出版社，2014.